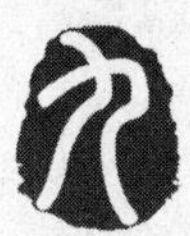

国家卫生健康委员会"十三五"规划教材配套教材
全 国 高 等 学 校 配 套 教 材
供基础、临床、预防、口腔医学类专业用

核医学
实习指导

第3版

主　编 王荣福　安　锐

副主编 王跃涛　闫　平

人民卫生出版社

图书在版编目（CIP）数据

核医学实习指导 / 王荣福，安锐主编．—3 版．—北京：人民卫生出版社，2019

全国高等学校五年制本科临床医学专业第九轮规划教材配套教材

ISBN 978-7-117-28575-9

Ⅰ.①核…　Ⅱ.①王…②安…　Ⅲ.①核医学－高等学校－教学参考资料　Ⅳ.①R81

中国版本图书馆 CIP 数据核字（2019）第 103044 号

人卫智网	**www.ipmph.com**	**医学教育、学术、考试、健康，购书智慧智能综合服务平台**
人卫官网	**www.pmph.com**	**人卫官方资讯发布平台**

核医学实习指导

第 3 版

主　　编：王荣福　安　锐
出版发行：人民卫生出版社（中继线 010-59780011）
地　　址：北京市朝阳区潘家园南里 19 号
邮　　编：100021
E - mail：pmph @ pmph.com
购书热线：010-59787592　010-59787584　010-65264830
印　　刷：天津安泰印刷有限公司
经　　销：新华书店
开　　本：787 × 1092　1/16　**印张：**12　**插页：**16
字　　数：315 千字
版　　次：2008 年 6 月第 1 版　2019 年 8 月第 3 版
2019 年 8 月第 3 版第 1 次印刷（总第 3 次印刷）
标准书号：ISBN 978-7-117-28575-9
定　　价：45.00 元
打击盗版举报电话：010-59787491　E-mail：WQ @ pmph.com
（凡属印装质量问题请与本社市场营销中心联系退换）

编　者

（以姓氏笔画为序）

于明明（青岛大学附属医院）
王荣福（北京大学第一医院）
王雪鹃（北京大学肿瘤医院）
王跃涛（苏州大学附属第三医院）
卢　霞（首都医科大学附属北京安贞医院）
申　强（北京大学国际医院）
朱小华（华中科技大学同济医学院附属同济医院）
刘　纯（兰州大学第一医院）
刘志翔（潍坊医学院附属医院）
闫　平（北京大学第一医院）
安　锐（华中科技大学同济医学院附属协和医院）
孙希刚（聊城市第二人民医院）
李　勇（哈尔滨医科大学附属第一医院）
李小东（北京大学国际医院）
李林法（浙江省肿瘤医院）
李雪娜（中国医科大学附属第一医院）
杨吉刚（首都医科大学附属北京友谊医院）
吴湖炳（南方医科大学南方医院）
邸丽娟（北京大学第一医院）
宋少莉（复旦大学附属肿瘤医院）
张万春（山西医学科学院　山西大医院）
张卫方（北京大学第三医院）
陈文新（福建省立医院）
邵晓梁（苏州大学附属第三医院）
范　岩（北京大学第一医院）
罗云霄（吉林大学第二医院）
赵　倩（宁夏医科大学总医院）
胡　硕（中南大学湘雅医院）
徐　浩（暨南大学附属第一医院）
彭志平（重庆医科大学）
褚　玉（中国科学院大学宁波华美医院）

编写秘书

邸丽娟（兼）

前 言

为全面贯彻落实“全国医学教育改革发展工作会议”及《关于深化医教协同进一步推进医学教育改革与发展的意见》(国办发〔2017〕63号)的精神，人民卫生出版社精心策划和组织全面启动全国高等学校五年制本科临床医学专业第九轮规划教材修订工作，“十三五”规划教材《核医学》主干教材，已由人民卫生出版社出版发行。这是在各医药院校的大力支持下与人民卫生出版社精心策划并组织全国高等医药院校长年从事核医学医疗、教学和科研的一线教师联合编写并被誉为中国医学教育的“干细胞”《核医学》教材，本教材充分体现了权威性、实用性和科学性。

为了广大师生能更深入地领会教和学好本教材，遵循五年制临床医学专业培养目标，体现以“5+3”(5年本科教育+3年临床规培实践)为主体的临床医学教育综合改革精神，借助现代教育手段优势，帮助学生“早临床、多临床、反复临床”，注重强化创新能力与实践能力的培养，加强培养医学生灵活运用核医学知识解决临床实际问题能力，为学生知识、能力、素质协调发展创造条件。我们在《核医学》主干教材基础上编写了配套教材《核医学实习指导》和《核医学学习指导与习题集》。

为了给任课教师的教学提供方便，使学生能更好理解和全面掌握核医学大课传授的理论知识，理论紧密结合临床实践，《核医学实习指导》教材再版，克服和改变传统的灌输式的教育方法，遵循“以问题为中心”，调动学生的积极性，营造学生自主学习的氛围。该教材内容全面而精练，概念准确、层次清晰，重点突出，注重实用。它不完全是《核医学》主干教材学生用书的翻版与压缩，而是来自全国高等医学院校奋战在教学一线的老师们多年来从事临床医学教育的集体智慧结晶，书中字字句句都凝练了老师们宝贵的临床教学经验和体会。本书是一本目前临床医学生难得的核医学教科书。

《核医学实习指导》全书共24章，其章次顺序、内容与《核医学》主干教材相匹配。每一章包括五部分内容：①实习目的与要求，以掌握、熟悉和了解的表述方式明确告知学生学习该章节的重点和难点。②实践学时，本书中列出的实践学时数供各院校参考，建议各院校根据本单位教学大纲和具体要求作相应的调整。③实习内容，是本教材的重中之重和精髓，亦是主干教材的核心部分。主要内容为相关检查的原理、方法、检查结果分析与判断、适应证和临床应用意义等。④病历分析或知识拓展。⑤为了便于学生了解和掌握本章节知识，分别进行了小结。第一章到第八章基础篇为核医学基础知识、体外分析技术和放射防护，这部分内容主要涉及相关领域应用进展与前景。第九章到第二十四章为临床篇，其中第九章到第十八章主要内容为诊断核医学，通过病例分析与思考，主要检测学生通过学习本篇内容并结合相关专业知识对疾病进行诊断、鉴别诊断的分析和解决问题的能力，部分病例分析还包括放射性核素显像的影像分析、体外分析、功能测定及相关影像学技术应用比较等；第十九章到第二十三章为治疗核医学，注重培养学生充分了解核素示踪技术在疾病靶向治疗中的临床应用价值，了解各学科之间的交叉融合，掌握各种治疗手段的综合运用是核医学放射性核素治疗的主要发展趋势；第二十四章为核医学在儿科疾病中的应用，是本版的新增内容，随着核医学受检人群的扩展，需要学生掌握核医学在儿科骨骼、消化、泌尿系统疾病中的临床应用。为了教与学的相互配合和相互促进，进一步调动学生学习兴趣与再提高，书中还编入了核医学发展历史和新进展。将《核医学》融合教材、《核医学实习指导》《核医学学习指导与习题集》配套教材有机集为一体的系统和规范教材的问世，将极大地方便教师教学，有利于学生复习与巩固，同时为核医学专业资格、核医学技术专业资格晋升考试提供了很好的复习素材。

编写过程中得到有关高等医学院校领导的鼎力支持和各位编写者的通力合作，本书编写秘书邸丽娟副主任医师在统稿过程中做了大量工作，在此一并致谢。

编写本书要求高、时间短、内容丰富精练、简明扼要。教材新编，难免存在错误和不妥之处，真诚地希望广大读者批评指正。

王荣福　安　锐

2019.1

目　录

绪　论

一、目的与要求

1. 掌握　核医学的定义、内容和特点。

2. 熟悉　现代核医学与分子影像学的新技术应用及其进展。

3. 了解　核医学发展历史与现状。

二、实践学时

0.5 学时。

三、实习内容

（一）核医学定义、内容

1. 核医学是利用核素示踪技术（radionuclide tracing technique）实现分子功能显像（molecular functional imaging）诊断和靶向治疗（targeted therapy）的最具有新时代的专业学科特色，其主要利用核素示踪进行生物医学基础理论的研究，探索生命现象本质和物质变化规律，为认识正常生理、生化过程和病理过程提供新理论和新技术，其与分子生物学技术（molecular biological technique）紧密有机结合衍生了分子核医学（molecular nuclear medicine）。分子核医学应用核素示踪技术从分子和细胞水平认识疾病，阐明病变组织受体密度与功能的变化、基因的异常表达、生化代谢变化及细胞信息传导异常等探索生命现象本质和物质变化规律，为认识正常生理、生化过程和病理过程提供新理论和新技术，为临床诊断、治疗和疾病的研究提供分子水平信息的核医学分支学科。

2. 核医学是利用核素及其标记化合物（labeled compound）用于诊断和治疗疾病的临床医学学科，包括诊断核医学（diagnostic nuclear medicine）和治疗核医学（therapeutic nuclear medicine）。

诊断核医学包括放射性核素显像（radionuclide imaging，RI）及脏器功能测定为主的体内（in vivo）诊断法以及体外放射分析为主的体外（in vitro）诊断法。

放射性核素显像是利用放射性核素及其标记化合物进行脏器或病灶功能显像的方法，是一种独特的分子功能影像，是核医学的重要特征之一。

脏器功能测定利用核素示踪方法获得机体或器官血流、生理或生化等功能参数的检测技术，若以时间 - 放射性曲线（time-activity curve，TAC）等显示形式进行脏器功能测定的方法则称为非显像检查法。

体外分析是以放射免疫分析（radioimmunoassay，RIA）为代表的体内微量生物活性物质定量分析技术，是将核医学的相关核技术应用于医学检验领域，是现代医学检验学的重要组成部分，已成为医学检验技术现代化的重要标志之一。

治疗核医学是通过高度选择性聚集在病变部位的放射性核素或其标记化合物所发射出的射程很短的核射线，对病变部位进行内照射治疗。

（二）核医学特点

核医学分子功能显像是放射性核素本身、放射性核素标记的分子探针（molecular probe）和/或显像剂（imaging agent）、示踪剂（tracer）引入机体后，探测并记录引入体内靶组织或器官的放射性示踪剂发射的γ射线或γ光子，以影像的方式显示出来。这不仅可以显示脏器或病变的位置、形态、大小等解剖学结构，更重要的是可以同时提供有关脏器和病变的血流、功能、代谢和受体密度的信息，甚至是分子水平的化学信息。

此外，放射性核素显像为无创性检查。所用的放射性核素物理半衰期（physical half life，$T_{1/2}$）短，化学量极微，患者所接受的辐射吸收剂量（absorbed dose）低，因此发生毒副作用的概率极低。

综上，核医学特点可归纳为：①灵敏度高：可以精确探测出极微量的物质，一般可达 10^{-18}~10^{-14}g；②方法简便、准确：由于探测的是核射线，不受其他物理或化学因素的影响，同时不受反应体系中其他非放射性物质的干扰，减少了许多可能导致误差的分离、提纯等步骤；③合乎生理条件：由于放射性核素技术方法灵敏度高，所需化学量很少，不至于干扰和破坏体内生理过程的平衡；④定性、定量、定位研究的相结合；⑤专业技术性强：放射性核素示踪技术涉及核物理、核化学与放射化学、数学、核医学、放射医学、生物医学工程和计算机等多学科，同时需要具有一定专业训练和素质的技术人员。

（三）核医学发展与现状

核医学的发展历经了放射性的发现、人工产生放射性核素、放射性药物研发、核医学显像仪器的研制、临床核医学与分子核医学、人工智能与影像组学应用研究等过程。

1. 放射性的发现　1896 年 Becquerel 发现铀[^{238}U]的天然放射性，从而打开了核物理学的大门。为表彰其贡献，国际制放射性活度单位就是以 Becquerel 命名（Bq）。

2. 人工生产放射性核素　1898 年 Curie 夫妇成功提炼出镭[^{226}Ra]和钋[^{218}Po]放射性核素，并用于治疗疾病，从此放射性核素 ^{226}Ra 治疗方法揭开了核医学的序幕。同样为表彰 Curie 夫妇的巨大贡献，现采用的习惯制放射性活度单位就是以 Curie 命名（Ci）。1923 年 Hevesy 应用天然的放射性同位素铅[^{212}Pb]研究植物不同部位的铅含量，后来又应用磷[^{32}P]研究磷在活体的代谢途径等，提出了"示踪技术"（trace technology）的概念。1930 年 Lawrence 发明了医用回旋加速器（cyclotron）。1934 年 Joliot 和 Curie 应用人工核反应堆生产出放射性核素。1939 年 Hamilton、Solley 和 Evans 首次用碘[^{131}I]诊断甲状腺疾病。1942 年 Fermi 等人建立了第一座核反应堆。20 世纪 70 年代，钼[^{99}Mo]-锝[^{99m}Tc]发生器（generator）的研制成功和广泛应用。

3. 放射性药物研发　随着核反应堆、医用回旋加速器、裂变产物提取和放射性核素发生器等不同途径生产各种放射性核素，诸如 ^{99m}Tc、镓[^{67}Ga]、铊[^{201}Tl]、铟[^{111}In]、^{123}I、碳[^{11}C]、氮[^{13}N]、氧[^{15}O]、氟[^{18}F]；随着核化学（nuclear chemistry）与放射化学（radiochemistry）不断合成产出新的前体（precursor）和被标记的化合物（labeled compounds）以及放射性药学（radiopharmacology）的标记方法和制药工艺改进，尤其医用回旋加速器制备超短半衰期正电子放射性核素，如[^{11}C]、[^{13}N]、[^{15}O]和[^{18}F]，配套全自动放射性药物合成仪，建立快速标记法，研制一系列新型血流、代谢、受体、基因显像剂。

4. 核医学显像仪器的研制　1951 年 Cassen 研制出第一台逐点打印获得脏器放射性分布图像的扫描机（scanner），20 世纪 70 年代初我国自主研制出长城扫描机。1952 年和 1959 年 David Kuhl

先后设计了扫描机光点打印法和研制了双探头的扫描机进行断层扫描，并首先提出了发射重建断层的技术，从而为日后 SPECT 和 PET 的研制奠定了基础。1957 年 Anger 研制出第一台 γ 照相机（γ camera）。20 世纪 80 年代，SPECT 广泛应用于临床，90 年代 PET 应用于临床，直到 21 世纪 SPECT/CT、PET/CT、PET/MR 的广泛应用。

我们国家十分重视研发具有我国自主知识产权国产化核医学显像设备，迄今，我们国家已有 7 个企业厂家生产 PET、PET/CT，其中 6 个厂家的 PET/CT 已获得国家医疗器械注册证。上海联影医疗科技有限公司（简称“上海联影”）生产的 PET/CT、PET/MR 等具有代表性核医学设备与国外厂家的同类产品可媲美。近年来，上海联影与美国加州大学 UC DAVIS 联合申报全景 PET/CT《Total-body human PET scanner（2 meters in axial）-EXPLORER》项目获美国 NIH 批准，有望 2019 年问世并即将推广临床应用。全身 PET/CT 不但解决了目前 PET/CT 的局限性，还可以提供更加符合人体生理、生化的代谢功能信息。

5. 临床核医学与分子核医学

（1）放射性核素显像和功能测定：近年来特别是 ^{18}F-FDG PET/CT、PET/MR 肿瘤代谢显像在肿瘤良恶性鉴别、分级和分期、治疗后复发和坏死的鉴别、不明原因发热探测和寻找原发灶、疗效和预后判断及辅助放射治疗生物靶区勾画等方面具有独特优势，并得到临床认可。

随着正电子放射性药物（positron radiopharmaceuticals）的广泛应用，以肿瘤代谢、乏氧、受体等为对象的肿瘤分子功能显像展示了美好的前景。代谢显像中除葡萄糖代谢显像外，核苷酸和氨基酸代谢显像等临床应用研究已彰显出重要临床价值。放射免疫显像（radioimmunoimaging，RI）临床应用至今检查患者超过数万例，尤其近年来镓[^{68}Ga]/ 镥[^{177}Lu]/ 锆[^{89}Zr]标记的前列腺特异膜蛋白抗原（prostate specific membrane antigen，PMSA）在前列腺癌诊治及早期检测淋巴结转移提供了一种新的手段。近期，抗程序性死亡分子 1（programmed death-1，PD-1）/PD-1 配体（PD-1ligand，PD-L1）单抗作为抗肿瘤新型药物备受人们关注和期待，其在晚期肿瘤的治疗中纷纷取得了突破性进展，可以预测利用放射性核素标记 PD-1 和 / 或 PD-L1 的放射免疫治疗（radioimmunotherapy，RIT）技术即将到来，为攻克晚期肿瘤治疗提供又一个新疗法。

甲状腺摄碘率（rate of thyroid iodine taken）和有效半衰期（effective half life，*Te*）测定、肾动态显像肾小球滤过率（glomerular filtration rate，GFR）、肾有效血浆流量（effective renal plasma flow，ERPF）测定和获取肾图相关参数、平衡法心室显像（equilibrium ventricular imaging）测定心室功能获得心室收缩和舒张功能参数等脏器功能测定技术的发展和应用，为临床诊治提供了重要的参考依据。

（2）放射性核素治疗：^{131}I 治疗甲状腺功能亢进症和分化型甲状腺癌术后残留、局部淋巴结转移或肺转移灶，利用 3D 打印技术开展 ^{125}I 粒子植入近距离治疗难治性恶性肿瘤的临床价值已得到肯定，^{131}I -MIBG 治疗嗜铬细胞瘤等仍然是临床治疗的有效手段。迄今已有核医学 ^{131}I 治疗甲状腺疾病的规范、临床路径和专家共识。近年来，锶[^{89}Sr]$C1_2$、镭[^{223}Ra]$C1_2$、钐[^{153}Sm]-EDTMP 和铼[^{188}Re]-HEDP 等用于治疗恶性肿瘤骨转移癌引起的骨痛取得了较为满意的效果。我国研制的 ^{99}Tc-MDP（亚甲基二膦酸盐，商品名“云克”）对类风湿性关节炎、骨转移癌骨痛治疗的疗效逐渐得到肯定。国家 I 类新药 ^{131}I- 美妥昔单抗注射液治疗原发性肝癌和 ^{131}I-chTNT 抗肿瘤坏死单克隆抗体药物治疗肺癌、宫颈癌、脑胶质瘤的临床应用在深入开展。

（3）体外放射分析：1959 年美国科学家 Berson 和 Yalow 建立了放射免疫分析法并获得诺贝尔生理学或医学奖，Berson 和 Yalow 首先用于测定血浆胰岛素浓度，后来人们将其逐步发展到能测定人体各种激素或微量物质，阐明了人体各种激素的分泌、调节及其规律。20 世纪 90 年代开始，在放射免疫分析技术基础上建立起来的化学发光、时间分辨荧光等非放射标记免疫分析技术广泛应用于临床,大大推动了免疫学和检验学科发展。

6. 人工智能与影像组学 人工智能(artificial intelligence,AI)是研究、开发用于模拟、延伸和扩展人的智能的理论、方法、技术及应用系统的一门新的技术科学。人工智能领域的研究包括机器人、语言识别、图像识别、自然语言处理和专家系统等。影像组学(radiomics)的深层次含义是指从影像(CT、MRI、PET等)中高通量地提取大量影像信息,实现肿瘤分割、特征提取与模型建立,凭借对海量影像数据信息进行更深层次的挖掘、预测和分析来辅助临床医师作出更准确的诊断。影像组学技术来源于计算机辅助诊断(computer aided diagnosis,CAD),是医工交叉协同的产物。近年来大数据技术与医学影像辅助诊断的有机融合产生了新的影像组学方法,其通过从影像中提取海量特征来量化肿瘤等重大疾病,可以有效解决肿瘤异质性难以定量评估的问题,具有重要的临床应用价值。核医学分子影像技术、算法技术、深度学习人工智能技术等必将引领未来影像学的前沿进展,深入探讨人工智能的挑战和实用价值及其人工智能加影像组学的研究进展,进而从影像组学到影像基因组学(image genomics)前沿性探索具有重要意义。

7. 学科发展与人才培养 国家卫生健康委员会临床重点专科及住院医师规范化培训基地核医学专业基地标准相关文件明确规定核医学科室为独立科室,具备放射性核素显像、功能测定、体外分析和放射性核素治疗功能,因此切实做好核医学学科建设发展和人才培养极为重要。学科应具备高层次人才和优秀团队,目前我国核医学科处于可持续性稳定发展,尤其211和985高校附属医院涌现出一批核医学学科的长江学者、国家杰出青年科学基金项目、青年千人计划项目、优秀青年科学基金项目获得者等拔尖人才;一些医院还获批教育部"放射性药物重点实验室",以及国家、省部级核医学与分子影像临床转化重点实验室;多家医院核医学科承担了国家、省部级基金项目,制定和撰写了国家和地方疾病预防和诊治标准、规范、指南和专家共识,还组建了核医学质量控制和改进中心,编写了研究生、长学制、本科、住院医师规范化培训和专科培训等教材及核医学与分子影像的专著,建立了核医学专业博士后流动站、博士点和硕士点,培养了一批优秀核医学专业青年学者,他(她)们各自在不平凡工作岗位发挥重要作用。这些多是目前我国核医学得以稳定可持续性发展的重要保证。国内多所高校及各家附属医院与相关核医学分子影像设备生产厂家或企业合作,共同建设"分子影像中心"。通过高水平基础学科研究与临床应用研究、技术转化和工业化生产的有机结合,促进医学教育、研究、开发和产业化的高效链接,推动"产、学、研、用"相结合的技术创新体系建设,形成一个分子功能影像研究、开发、应用一体化的分子影像中心,推动我国心脑血管病、肿瘤等重大疾病的精准医疗和个性化医疗的发展,彰显核医学在医学应用的重要地位和独特优势。

8. 我国核医学状况 "中国核医学之父"王世真先生于1956年在西安第四军医大学创办生物医学同位素应用训练班,标志着我国核医学的诞生。此后1958年在北京开办第一个同位素临床应用学习班、20世纪60年代我国放射性药物研发和放射性探测仪器研制成功以及SPECT和PET问世、^{99m}Tc为代表的短半衰期和具有优良的物理性能放射性核素标记药物的研发和体外放射免疫分析技术的推广应用等大大促进我国核医学的发展。目前我国从事核医学专业人员近万人;全国900多个科室,其中260个科室开设核素病房达5 000多张床位;SPECT/CT和SPECT 800多台(各自400多台),每年检查达200多万人次;PET/CT 300多台,每年检查达80万人次;PET/MR 7台,每年检查人次不断增加;医用回旋加速器及自动放药合成仪近110套,其生产的多种正电子放射性药物为临床常规检查和开展临床研究提供了基本保证;体外分析每年检测超过1亿人次。

核医学在临床工作中已成为诊治疾病和医学研究不可缺少的独立医学学科,真诚期待同学们通过绪论的学习，进一步了解核医学、学好核医学、热爱核医学和用好或从事核医学，掌握核科学技术在医学应用的基本理论知识和临床技能本领，实现人生价值观和从医历史赋予的使命。

四、思考题

请简述核医学特点。

（邸丽娟　王荣福）

基 础 篇

第一章
核医学物理基础

一、目的和要求

掌握　核物理的基本概念，核衰变的类型，射线与物质的相互作用（物理效应）。

二、实践学时

本章节实践 2 学时。

三、实习内容

（一）核物理的基本概念

1. 原子结构　物质都是由原子组成的，不同元素的原子具有不同的性质，但是原子的基本结构大致相同。1869 年门捷列夫（Mendeleev）发现元素周期表。1895 年伦琴（Roentgen）发现 X 射线，1896 年贝克勒尔（Becquerel）发现放射性物质，1901 年他发现从铀原子中发射出的高速电子流（β 射线）。1911 年，卢瑟福（Rutherford）提出了原子的核式模型，即原子是由一个原子核（带有正电荷）和若干个绕核运动的电子所组成。1913 年，玻尔（Bohr）在卢瑟福的核式模型基础上，提出了众所周知的玻尔原子模型。现在我们知道原子由处于原子中心的原子核和带负电荷的核外电子组成。

2. 核素、同位素、同质异能素

（1）核素：原子核的质子数、中子数和原子核所处的能量状态均相同的原子属于同一种核素（nuclide）。例如氢[$^{1}_{1}H$]、碳[$^{12}_{6}C$]、金[$^{198}_{79}Au$]表示不同的核素。

（2）同位素：凡原子核具有相同的质子数而中子数不同的元素互为同位素（isotope）。如碘[^{125}I]、^{131}I、^{132}I 在元素周期表中处于同一位置，是同一元素碘元素。一种元素往往有几种甚至几十种同位素。一种元素所有同位素的化学和生物性质几乎都一样，但物理性质可能有所不同。

（3）同质异能素：核内中子数和质子数都相同但能量状态不同的核素彼此称为同质异能素（isomer）。原子核可以处于不同的能量状态，最低能量状态为基态，激发态是继发于某些核反应、核裂变及放射性衰变后形成的。对于激发态的核素，在原子质量数的后面加一个小写的“m”来表示，例如锝[^{99m}Tc]是 ^{99}Tc 的激发态，二者互为同质异能素。

（二）核衰变

原子核分为两大类，一类为稳定原子核，即原子稳定存在。原子核只有当中子和质子的数目保持一定的比例，才能稳定结合，相应的核素称为稳定核素（stable nuclide）。另一类原子核则是不稳定的，会自发转变成别的原子核，或自发地发生核能态变化，并伴有射线的发射，这类原子称为放射性原子，相应的核素称为放射性核素（radioactive nuclide）。放射性核素发生上述变化的过程称为放射性核衰变（radioactive decay），常简称核衰变。用人工的方法改变质子和中子的比例，可以使稳定性原子核变成不稳定的放射性核素。

1. 放射性衰变的类型

(1) α 衰变：不稳定原子核自发地放射出 α 粒子，而变成另一个核素的过程称为 α 衰变（alpha decay）。α 粒子实际上就是氦原子核 ${}^{4}_{2}He$。

α 衰变发生在原子序数大于82的重元素核素。α 射线射程短，很容易被物质吸收，一张纸就能阻挡 α 粒子的通过，因而不能用于核医学显像。由于其对局部组织的电离作用强，而不损害远处组织，故可用于恶性组织的放射性核素内照射治疗。

(2) β 衰变：核衰变时放射出 β 粒子或俘获轨道电子的衰变称为 β 衰变(beta decay)，其分为 β^-、β^+ 和电子俘获三种。

1) β^- 衰变：放射性核素的核内放射出 β^- 射线的衰变方式称为 β^- 衰变。发生在质量较轻、中子过多的原子核。

β^- 射线的本质是高速运动的负电子流，β^- 粒子穿透力较弱，不能用于核素显像。β^- 粒子在空气中射程比 α 粒子大，但电离能力较 α 粒子弱，能被铝箔和机体组织吸收。临床上常用 β^- 衰变核素，例如 ${}^{131}I$、${}^{32}P$、${}^{89}Sr$ 等进行核素治疗。

2) β^+ 衰变：由于核内中子缺乏而放射出正电子的衰变，称为正电子衰变，也叫 β^+ 衰变。

β^+ 衰变的核素，都是人工放射性核素，天然的核素不发生 β^+ 衰变。正电子与其邻近的电子（β^-）碰撞而发生湮灭辐射（annihilation radiation），失去电子质量，转变成两个方向相反、能量皆为511keV 的 γ 光子。正电子发射断层成像（positron emission tomography，PET）能探测方向相反的511keV 光子，进行机体内的定量、定性分析和代谢显像。

3) 电子俘获衰变：原子核俘获一个核外轨道电子使核内一个质子转变成一个中子和放出一个中微子的过程称为电子俘获衰变（electron capture，EC）。EC 发生在缺中子的原子核，与正电子衰变时核结构的改变相似。

(3) γ 衰变和内转换

1) γ 衰变：激发态的原子核以放出 γ 射线（光子）的形式释放能量而跃迁到较低能量级的过程称 γ 衰变（gamma decay）。

γ 射线的本质是中性的光子流，电离能力很小，穿透能力强，适合核素显像。例如核素钼[${}^{99}Mo$]，衰变时放出 β 射线，产生子体放射性核素 ${}^{99m}Tc$，${}^{99m}Tc$ 发射能量为141keV 的纯 γ 射线回复到基态 ${}^{99}Tc$，${}^{99m}Tc$ 已广泛用来标记各种显像剂。而 ${}^{131}I$ 衰变可同时放出 β 射线和 γ 射线，故它既可用于治疗也可用于显像。

2) 内转换：核素的原子核由激发态向基态或由高能态向低能态跃迁时，将多余的能量直接传给核外电子，使轨道上的电子获得足够的能量后，脱离轨道成为自由电子，这一过程称为内转换（internal conversion）。因内转换放射出的自由电子称为内转换电子。

2. 核衰变的基本定律

(1) 衰变规律：放射性核素的衰变是遵循一定的指数规律衰减的，不同放射性核素有不同的衰变常数，以 λ 表示。放射性核素单位时间内衰变的原子核数（即衰变率 $\frac{dN}{dt}$）与现有的原子核总数 N 成正比，即 $\frac{dN}{dt}=-\lambda N$，式中负号表示原子核由于衰变而逐渐减少。将上式积分，得 $N=N_0e^{-\lambda t}$。式中 N,N_0 分别是经过时间 t 衰变后剩下的原子核数和 t=0 时的原子核数。

(2) 半衰期:半衰期在实际工作中是表示放射性核素衰变速率的指标。在核医学中常用的半衰期有物理半衰期(physical half life,$T_{1/2}$)、生物半衰期(biological half life,T_b)和有效半衰期(effective half life,T_e)。

1) 物理半衰期:系指放射性核素数目因衰变减少到原来的一半所需的时间,其是每一种放射性核素所特有的,可通过测定半衰期确定核素种类,甚至推断放射性核素混合物中核素种类。

各种放射性核素的半衰期长短不一,可长达 10^{10} 年,可短至 10^{-10} 秒;一般把半衰期短于 10 小时的核素称为短半衰期核素,短半衰期核素在临床诊断和医学研究中的应用是核医学发展的重要研究内容。

2) 生物半衰期和有效半衰期:进入生物体内的放射性核素或其化合物,由于生物代谢从体内排出到原来的一半所需的时间,称为生物半衰期;由于物理衰变与生物的代谢共同作用而使体内放射性核素减少一半所需要的时间,称有效半衰期。三者关系如下:

$$\frac{1}{Te}=\frac{1}{T_{1/2}}+\frac{1}{T_b}$$ 式(1-1)

$$Te=\frac{T_{1/2}\times T_b}{T_{1/2}+T_b}$$ 式(1-2)

许多放射性核素并非一次衰变就达到稳定,有些放射核素衰变后形成的子核仍为放射性核素,子核又以本身的规律继续衰变,直至衰变成稳定性核素,即所谓连续衰变。临床核医学使用的钼 - 锝核素发生器等是连续衰变之一。^{99}Mo($t_{1/2}$= 66.02 小时)→ ^{99m}Tc($t_{1/2}$=6.02 小时)→ ^{99}Tc($t_{1/2}$=2.12 × 10^5年)→ ^{99}Ru。

当母核半衰期很长,而子核的衰变远比母核快,经过一定时间衰变后,子体核素与母体核素的原子核数以一定的比例达到平衡,两者的衰变率基本相等,称为长期平衡。例如锡 - 铟核素发生器等属于这一类。

^{113}Sn($t_{1/2}$=115 天)→ ^{113m}In($t_{1/2}$=1.66h)→ ^{113}In。

(3) 放射性活度:放射性活度(radioactivity,A)是表示单位时间内发生衰变的原子核数。过去惯称放射性强度。

在新的国际制单位(英文全称,SI)中,放射性活度的单位是贝克(Becquerel,Bq),定义为每秒一次衰变。即 1Bq=$1S^{-1}$

放射性活度的旧制单位是居里(Curie,Ci),1 居里表示每秒 3.7 × 10^{10} 次核衰变。居里与贝克的换算关系是

$$1Ci=3.7\times10^{10}Bq$$

$$1Bq\approx2.7\times10^{-11}Ci$$

居里的单位较大,为方便使用,通常采用较小的单位,如 mCi、μCi 等;贝克相对太小,通常用 kBq、MBq、GBq 等。

$$1mCi=37MBq$$

$$1\mu Ci=37kBq$$

为了表示各种物质中的放射性核素含量,通常还采用比活度(specific radioactivity)及放射性浓度(radioactive concentration)。比活度定义为单位质量或单位摩尔物质中含有的放射性活度,单位是 Bq/g,MBq/g、MBq/mol。放射性浓度定义为单位体积溶液中所含的放射性活度,单位是 Bq/ml、mCi/ml 等。临床核医学使用放射性浓度较多。

(三)射线与物质的相互作用

射线的运动空间充满介质,射线就会与物质发生相互作用,射线的能量不断被物质吸收。这种相互作用亦称射线的物理效应,是我们了解辐射生物效应、屏蔽防护以及放射性检测、核素显像和治疗的基础。

1. 带电粒子与物质的作用

(1) 电离作用:电离作用(ionization)是指α、β等带电粒子使物质中的原子失去轨道电子而形成自由电子和正离子的过程。入射粒子的电荷量越大,电离作用越强。

(2) 激发作用:带电粒子通过物质时,如果原子的核外电子所获得的能量还不足以使其脱离原子,而只能从内层轨道跳到外层轨道,这时原子从稳定状态变成激发状态,这种作用称为激发作用(excitation)。

电离和激发作用是一些探测器工作的物质基础,是射线引起物理、化学变化和生物效应的机制之一。

(3) 散射作用:β射线由于质量小,行进途中易受介质原子核静电场的作用而改变原来的运动方向,这种现象称为散射(scattering)。

(4) 轫致辐射:快速电子通过物质时,在原子核电场作用下,急剧减低速度,电子的一部分或全部动能转化为连续能量的X射线发射出来,这种现象称为轫致辐射(bremsstrahlung)。

轫致辐射的强度和β粒子的反向散射的概率随屏蔽物质的原子序数增大而增大,还随β粒子的能量增加而增加。因此,β射线的屏蔽要用原子序数低的材料制成,如铝、塑料、有机玻璃等。α射线由于自身质量数大、运行速度慢,较少产生轫致辐射。

(5) 吸收作用:带电粒子使物质的原子发生电离和激发的过程中,射线的能量全部耗尽,射线不再存在,称作吸收(absorption)。

(6) 湮灭辐射:当β^+衰变至能量耗尽时可与物质中的自由电子结合(两个电子的静止质量相当于1.022MeV的能量),转化为两个方向相反、能量各为0.511MeV的γ光子而自身消失,称为湮灭辐射(annihilation radiation)。

2. 光子与物质的相互作用　γ射线和X射线及轫致辐射等属于电磁辐射,都是中性光子流,与物质相互作用方式相同,只与光子的能量有关,主要产生三个效应:光电效应、康普顿效应和电子对效应。

(1) 光电效应:γ光子和原子中内层(如K、L层)壳层电子相互作用,将全部能量交给电子,使之脱离原子成为自由的光电子的过程称为光电效应(photoelectric effect)。

(2) 康普顿效应:随着光子能量的增加,γ光子与原子中的电子作用时,只将部分能量传递给核外电子,使之脱离原子核成为康普顿电子发射出来,而γ光子本身能量减少,改变方向继续运行。当光子能量在0.8~4MeV之间时,对任何物质来说康普顿效应(Compton effect)的发生概率都占主导地位。

(3) 电子对形成:光子穿过物质时,光子与介质原子核电场的相互作用过程中突然消失而产生一对正、负电子,这种作用被称为电子对生成(electron pair production)。

光子与物质的这三种作用形式与光子的入射能量和物质的原子序数有关,能量低的光子和高原子序数的物质,以光电效应为主;中等能量的γ射线以康普顿散射为主;电子对效应主要发生在高能光子和高原子序数的物质的作用中。

(四)辐射剂量学基础

1. 照射量　X、γ射线与物质通过相互作用产生三种效应,形成次级电子,这些次级电子又可在物质中产生电离作用。照射量就是用来度量X、γ射线在空气中电离作用强弱的一个物理量,过去也称为照射剂量或辐照剂量。

照射量专用单位为伦琴，用 R 表示，它与国际单位库仑 / 千克（C/kg）的关系是：

$$1R = 2.58 \times 10^{-4} C/kg$$

$$1C/kg = 3.876 \times 10^{3} R$$

伦琴适于 3MeV 以下的 X、γ 射线。

2. 吸收剂量　射线和物质相互作用的结果是，一方面射线丢失能量，另一方面物质吸收能量，物质吸收越多，说明射线作用越显著，造成生物效应也越大。在一定条件下，生物效应和单位质量机体吸收能量成正比，可以把单位质量物质吸收的射线能量称为吸收剂量。

吸收剂量的单位为拉德，以符号 rad 表示。其定义为：

$$1rad = 10^{-2} J/kg$$

$$1rad = 10^{3} mrad = 10^{6} \mu rad$$

1974 年国际辐射单位和测量委员会建议吸收剂量的专用单位改为格雷（Gray），以符号 Gy 表示。

$$1Gy = 100rad = 1J/kg$$

吸收剂量率为单位时间内的吸收剂量，其单位有 rad/s，mrad/h 等。

3. 当量剂量　生物组织的吸收剂量相同而射线种类、能量及照射条件不同时，生物学效应程度上可有的明显差别。这是因为不同的情况下，射线释放的能量在组织中的分布可以明显不同。在辐射防护中，为了能够把人体所受各种电离辐射剂量所诱发的有害效应的概率或严重程度统一衡量，引入“当量剂量”。

在 SI 中，剂量当量的单位是希沃特，简称希，用符号 Sv 表示。

它与专用单位雷姆（rem）的关系是：

$$1Sv = 100rem \text{ 或 } 1rem = 0.01Sv$$

当量剂量率是单位时间内当量剂量的增量。

它的 SI 单位为希 / 小时（Sv/h）、毫希 / 年（mSv/a）等。相应的专用单位为雷姆 / 小时（rem/h）、毫雷姆 / 年（mrem/a）等。

4. 有效剂量　放射工作者的身体各部位总是受到程度不同的照射（非均匀照射），而且人体各个器官或组织的辐射效应的危险度也是不同的。所谓辐射效应的危险度是指每单位当量剂量所诱发的随机性效应的发生率。为了计算各受照部位带来的总危险度，引进有效剂量

有效剂量和当量剂量一样，也以希（或雷姆）为单位。

四、知识拓展

（一）诺贝尔奖

诺贝尔奖是全世界的科学家梦寐以求的最高荣誉。科学家们在核物理方面孜孜不倦地探索与钻研，不断获得新的突破与进展，因此诺贝尔奖几乎贯穿了核物理的发展史，以下介绍几位核物理史上最著名的科学家：

1. 威尔姆·康拉德·伦琴　1901 年德国著名实验物理学家威尔姆·康拉德·伦琴（图 1-1）有幸成为第一位诺贝尔物理学奖获得者。1895 年 11 月，伦琴在用阴极射线管做实验时，发现阴极射线中有一种穿透力很强的未知射线。这种射线能穿透 1 000 页的书

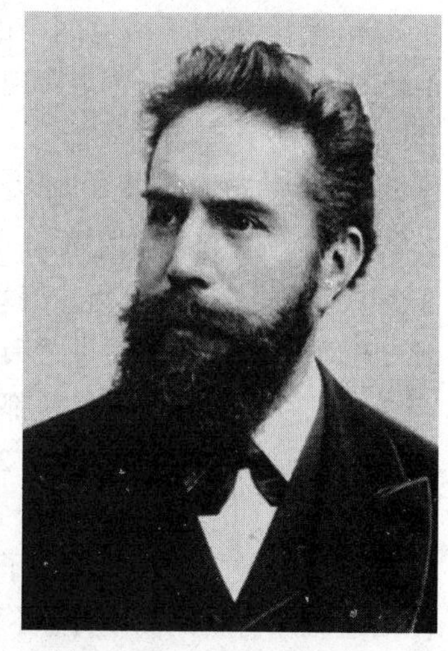

图 1-1　德国物理学家威尔姆·康拉德·伦琴

本,3cm 厚的木板或 15mm 厚的铝板。为了写出实验报告,伦琴还拍下了一张用这种射线照射他夫人手骨的照片。伦琴把它命名为 X 射线,这为人类利用 X 射线诊断与治疗疾病开拓了新途径,开创了医疗影像技术的先河,此后电子计算机 X 射线断层成像(英文缩写"CT")、发射式计算机断层成像(英文缩写,SPECT 和 PET)、磁共振成像(英文缩写"MRI")、计算机放射成像(英文缩写"CR")、数字放射成像(英文缩写"DR")等各种数字化医疗影像新技术不断涌现,组成了功能强大的放射成像信息系统(英文缩写"RIS"),成为医疗诊断必不可少的重要基石。

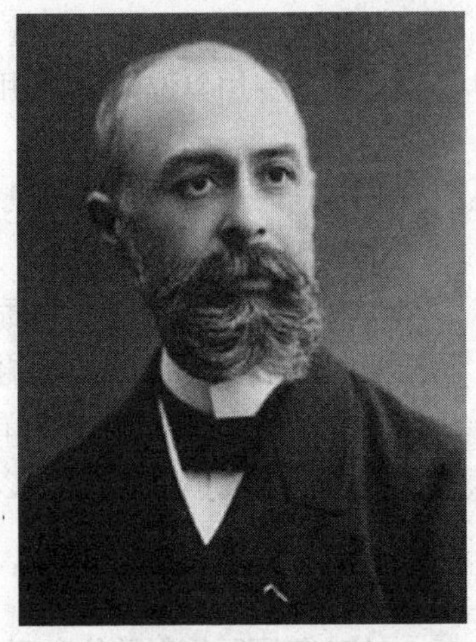
图 1-2 法国物理学家安东尼·亨利·贝克勒尔

2. 安东尼·亨利·贝克勒尔 法国物理学家安东尼·亨利·贝克勒尔(图 1-2),因发现天然放射性,获得了 1903 年诺贝尔物理学奖。1896 年 3 月,贝克勒尔发现,与双氧铀硫酸钾盐放在一起但包在黑纸中的感光底板被感光了。他推测这可能是因为铀盐发出了某种未知的辐射。同年 5 月,他又发现纯铀金属板也能产生这种辐射,从而确认了天然放射性的发现。此发现打开了微观世界的大门,为原子核物理学和粒子物理学的诞生和发展奠定了实验基础。

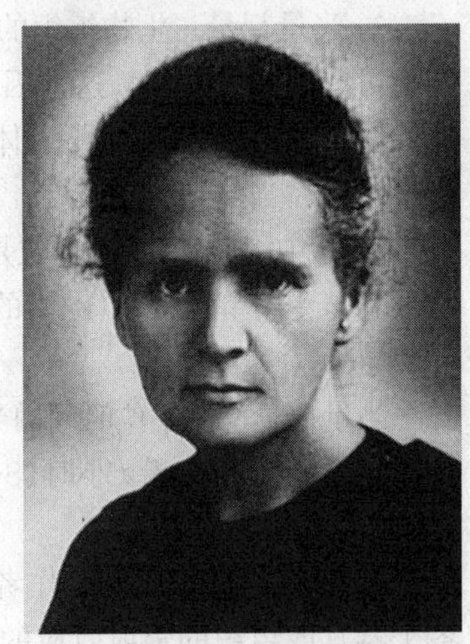
图 1-3 波兰科学家玛丽·居里

3. 玛丽·居里 波兰科学家玛丽·居里(图 1-3)是第一个荣获诺贝尔科学奖的女科学家,也是第一个两次荣获诺贝尔科学奖的科学家。在极其简陋的条件下,居里夫妇发现了放射性元素镭和钋。这种惊人的放射强度与含量成正比,而不受化合物状况或外界环境(光线、温度)的影响。她提议把这种现象称为放射性,把铀、钍等具有这种特性的物质称为放射性物质。正是由于上述重大发现,贝克勒尔和居里夫妇共同获得了 1903 年的诺贝尔物理学奖。由于玛丽·居里在分离金属镭和研究它的性质上所作的杰出贡献,1911 年她又荣获了诺贝尔化学奖。

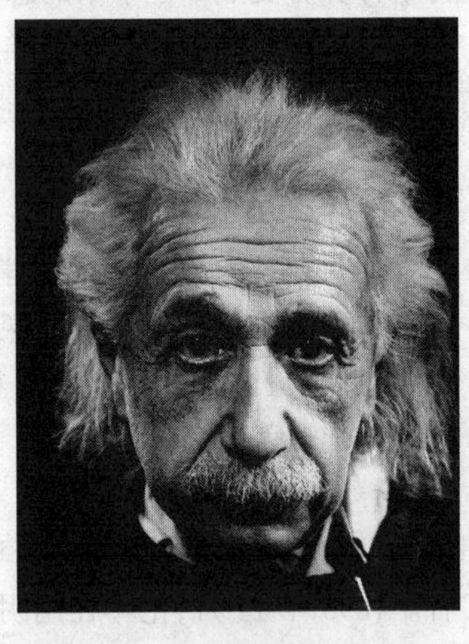
图 1-4 美国科学家爱因斯坦

4. 爱因斯坦 举世闻名的德裔美国科学家爱因斯坦(图 1-4),现代物理学的开创者和奠基人。在他的狭义相对论中,爱因斯坦提出了著名的质能公式:$E=mc^2$。此公式正确地解释了各种原子核反应,就拿氦 -4 来说,它的原子核是由 2 个质子和 2 个中子组成的。照理,氦 -4 原子核的质量就等于 2 个质子和 2 个中子质量之和。实际上,这样的算术并不成立,氦核的质量比 2 个质子、2 个中子质量之和少了 0.030 2 原子质量单位,因为当 2 个氘[dao]核(每个氘核都含有 1 个质子、1 个中子)聚合成 1 个氦 -4 原子核时,大约放出 2.7×10^{12}J 的原子能,氦 -4 原子核的质量减少了。用质能关系公式计算,氦 -4 原子核失去的质量,恰巧等于因反应时释放出原子能而减少的质量!这样一来,爱因斯坦就从更新的高度,阐明了物质不灭定律和能量守恒定律的实质,指出了这两条定律之间的密切关系,使人类对大自然的认识又深化了一步。

1905 年,爱因斯坦在狭义相对论、光电效应和布朗运动三个不同领域里取得了重大成果,而爱因斯坦因在光电效应方面的研究,被授予 1921 年诺贝尔物理学奖。

(二) 核医学最新进展

随着分子影像设备飞速发展,各种新技术、新设备相继出现,为临床和基础医学的发展提供了很好的平台。PET/CT 因可进行双模态显像,同时提供解剖与功能显像信息,极大地提高了病灶的检出率和诊断的准确性,近 10 余年来发展十分迅速,已广泛应用于临床并得到了社会认可;同时也启发人们开始了 PET/MR 的研究和临床应用,近几年随着国家卫生健康委员会的监管和推进,PET/MR 正逐步在全国各大医院推广应用。

除了硬件设备的发展,相关软件的研发和支持对核医学的发展是必不可少的,在常规影像学诊断基础上,通过深度挖掘数据,寻找出疾病的内涵特征,从而反映人体组织、细胞和基因水平的变化,将会对临床医学产生重大影响。基于这一理论,影像组学(radiomics)应运而生。它从医学影像中提取高通量特征来量化肿瘤等重大疾病,在肿瘤表型分型、治疗方案选择和预后分析等方面表现出巨大优势,是影像医学和生物医学工程的研究热点。

核医学影像组学,指从核医学影像资料中抽取大量特征(包括纹理特征参数、形态学参数及其他定量参数)加以分析,并指导临床诊疗。其潜力在于,可超越核医学医师的经验诊断或对简单参数的解释,对病灶的特性进行定量分析。20 世纪 90 年代 MRI 及 CT 影像的纹理分析受到广泛关注,2000 年以来,PET 肿瘤异质性的影像组学研究开始成为热点。最初由于 PET 影像信噪比低、空间分辨率及空间采样较差,其受关注程度远不如 MRI 及 CT,此外在临床应用中,为了便于核医学医生的视觉分析,PET 的重建中往往需要使用高斯滤波器等过滤器对影像进行平滑处理,这也减少了图像中的纹理信息。但是由于 PET/CT 一体机的发明、飞行时间(英文缩写“TOF”)技术的出现、空间分辨率的提高及多种定量衰减校正的迭代重建算法的结合,在过去 10 年里,PET 影像的保真度和定量准确性获得了很大提升。

五、小结

1. 掌握核素、同位素、同质异能素、半衰期、照射量、吸收剂量等基本概念,这是我们学习核医学的基础。

2. 不同的放射性核素其核衰变方式不同,在核医学中的应用亦不同,如 α 衰变、β^- 衰变常用于核素治疗,β^+ 衰变、γ 衰变常用于核素显像。

3. 掌握射线与物质的作用方式及产生的效应,能帮助我们理解以后各章节中放射性核素示踪、显像或治疗的原理、临床应用及其辐射防护等。

(胡　硕)

第二章 核医学仪器

一、目的和要求

1. 掌握　γ 相机的显像原理与基本结构,SPECT 的工作原理与显像特点,PET 的显像原理。

2. 熟悉　放射性探测的基本原理,固体闪烁探测计数器的基本结构和工作原理,脏器功能测定仪器和放射免疫测量仪器的基本结构。

3. 了解　活度计、表面污染和工作场所剂量监测仪、个人剂量监测仪、放射性药物合成模块系统和分装仪。

二、实践学时

本章实践 4 学时。

三、实习内容

各种核医学仪器对射线进行测量的基本原理:以射线与物质的相互作用为基础,将辐射能转化为其他可计量的物理能。目前应用的探测器多数将射线能量转变为电脉冲信号,然后用电子仪器显示和记录。

核医学仪器设备按用途分类:①显像设备:γ 相机、SPECT、PET;②脏器功能测定仪器:甲状腺功能测定仪、肾功能测定仪、多功能测定仪;③放射性计数测量仪器:γ 闪烁计数器、液体闪烁计数器、放射免疫测量仪器、活度计、表面污染和工作场所剂量监测仪、个人剂量监测仪等;④放射性药物合成、质控及分装设备:回旋加速器、药物合成模块系统、放射性高效液相色谱仪(radioactive high performance liquid chromatography)、放射性薄层扫描仪(radioactive thin layer chromatogram scanner)、放射性药物自动分装仪等。

(一) 放射性探测的基本原理

放射性探测是用探测仪器把射线能量转换成可记录和定量的光能、电能等,通过一定的电子学线路分析计算,表示为放射性核素的活度、能量、分布的过程,其基本原理是建立在射线与物质相互作用的基础上。

在核医学领域,一般利用以下 3 种现象作为放射性探测的基础。

1. 电离　各种射线无论是带电粒子或 γ 射线、X 射线,均可引起物质电离,产生相应的电荷数或电离电流。由于射线的电离能力与其活度、能量、种类有一定的关系,故收集和计量这些电荷数或电离电流,即可得知射线的性质和活度。根据此原理制成的探测器称为电离探测器,如电离室、正比计数器和盖革计数器等经典探测器。

2. 激发　带电粒子能直接激发闪烁物质(如 NaI 晶体、2,5- 二苯基噁唑等),当被激发的闪烁分子退回到低能级时发出荧光。γ射线是通过与物质相互作用的光电效应、康普顿效应或电子对生成效应产生次级电子,再由次级电子激发闪烁物质发出荧光。荧光的亮度和数量分别与射线的能量和数量成正比。通过光电倍增管将荧光转化为电信号并放大,经电子学线路处理分析,即可测得射线的性质和活度。根据该原理制成的探测器称为闪烁探测器,目前最常用的核医学仪器都是采用该类探测器。

3. 感光　核射线与普通射线一样,可使X射线胶片和核乳胶感光,其基本原理是:α、β射线等带电粒子或γ射线与感光材料相互作用产生的次级电子,可以使胶片或核乳胶中的卤化银形成潜影,显影时潜影中的感光银离子被还原成黑色的金属银颗粒,银颗粒的多少与射线的强弱成正比。经定影处理后,可以根据黑影的有无、浓淡程度(黑度)和所在位置,对放射性进行定性、定量和定位的观察。依据这一原理,放射自显影技术得以建立并发展。

(二)固体闪烁探测计数器的基本构成和工作原理

1. 固体闪烁探测计数器的基本构成　用于放射性探测的仪器种类繁多,但其基本构成是一致的,通常都由两大部分组成:放射性探测器和后续电子学单元。放射性探测器通常被称为探头,其作用是使射线在其中发生电离或激发,再将产生的离子或荧光光子收集并转变为可以记录的电信号,因此实质上它是一个将射线能量转变为电能的换能器。后续电子学单元是由一系列电子学线路和外部显示装置构成,可以将放射性探测器输入的电信号进行放大、运算、分析、选择等处理,并加以记录和显示,从而完成对射线的探测、分析过程。

2. 固体闪烁探测计数器的工作原理　射线使晶体分子激发,激发态(excited state)的分子回复到基态(ground state)时产生荧光光子,光子被紧贴着晶体的光电倍增管光阴极(photocathode)吸收并转换成电子,电子再经过十多极的连续成倍放大形成电脉冲(pulse)信号,电脉冲信号被主放大器放大、成形滤波,脉冲高度分析器选择地让需要记录的脉冲通过,输出的信号进入显示记录系统。电脉冲的数量反映放射性核素释放出的射线到达晶体的数量,电脉冲的高度反映射线能量。

(三)γ相机的显像原理与基本结构

γ相机是大晶体一次成像的医疗设备,可以完成各种脏器的静态显像,又可以进行快速连续的动态显像。若附有特殊装置,通过探头和床的配合运动,也可以进行全身显像。

1. γ相机的显像原理　将特定放射性药物注入患者体内,一定的时间后,放射性药物在体内达到显像的要求,开始进行γ照相。从人体中发射出的γ光子首先到达准直器,准直器限制入射γ光子的方向,只允许与准直器孔方向相同的γ光子透过,以便于γ光子定位,到达晶体的γ光子与晶体相互作用,被晶体吸收并产生多个闪烁光子,闪烁光经过光导被各个光电倍增管接收。光电倍增管将闪烁光转变成电脉冲信号,该电脉冲信号经过特殊位置电路定位、能量电路甄别被记录,成为一个计数,成像装置记录大量的闪烁光点,经过处理、校正,形成一幅人体放射性浓度分布图像,即为一幅γ相机图像。

2. γ相机的基本结构　由准直器、碘化钠晶体、光导、光电倍增管矩阵、位置电路、能量电路、显示系统和成像装置等组成。准直器、晶体和光导、光电倍增管矩阵等构成可单独运动的部分称为探头,是γ相机的核心。

(四)SPECT的工作原理、基本结构与显像特点

1. SPECT的工作原理　单光子发射计算机断层显像仪(single photon emission computed tomography,SPECT)是利用引入体内的放射性核素发出的γ射线经碘化钠(铊)[NaI(Tl)]晶体产生闪光,闪烁光子再与光电倍增管的光阴极发生相互作用,产生光电效应。光电效应产生的光电子经光电倍增管倍增放大后在光阳极形成电脉冲,其经过放大器放大成形,再经过位置计算电路

形成X、Y位置信号。各个光电倍增管输出信号之和为能量信号Z。X、Y信号经处理后加入显示器偏转极,Z信号加入启挥极,从而在荧光屏上形成闪烁影像。利用影像重建技术获得矢状断层、冠状断层或任意斜位方向的断层影像及其平面和全身图像。SPECT断层成像工作原理:探头围绕患者旋转采集图像,根据需要在预定时间内采集360°或180°范围内不同角度处的平面图像,任意角度处的平面图像称为投影图像(projection image),利用多幅投影图像,通过数据处理、校正、图像重建算法(滤波反投影法、迭代法等)获得体内断层图像,即SPECT断层图像。

2. SPECT的基本结构　SPECT由γ相机旋转构成,核心部件为γ相机。具有γ相机的所有功能,其性能高于普通γ相机。主要由探头、机架、计算机、检查床系统和计算机工作站等硬件和软件组成,硬件可分成三部分:探头(将射线的辐射能转变为电信号),电子线路部分(对探头输出的电信号进行处理,如信号放大、能量甄别、信号定位、时间符合、各种校正等),各种附加部件(床、计算机、自动控制系统、显示系统和储存系统等)。

探头由准直器、晶体、光电倍增管组成。

(1) 准直器:由单孔或多孔的铅合金制作而成。其功能是让一定方向入射的γ射线通过,吸收阻挡其他方向入射的γ射线,按照一定规律把放射性核素的分布投影到探头的晶体上。准直器类型有平行孔型、针孔型、汇聚孔型、发散孔型(表2-1)。平行孔型准直器根据通过显像剂射线能量的不同分为低能通用型、低能高分辨型、中能通用型、高能通用型、超高能通用型(表2-2)。

表2-1　准直器

类型	特点	临床应用	备注
平行孔准直器	准直器到源的距离影响图像质量,但不影响图像大小	应用最广泛,适用于各脏器显像	图像大小与脏器相同,没有失真
针孔准直器	图像倒置,图像大小与源到准直器的距离有关	甲状腺显像	图像失真
汇聚孔准直器	从准直器表面到汇聚点内的物体产生放大的图像	脑显像	图像失真
发散孔准直器	扩大视野,图像缩小,不同深度的分布有不同的缩小	尺寸小的探头对大器官成像	图像失真

表2-2　平行孔型准直器

准直器中文名称	英文名称及缩写	适用的能量范围	临床应用
低能通用型准直器	low energy general purpose, LEGP	75~170keV	^{99m}TC标记的放射性药物
低能高分辨准直器	low energy high resolution, LEHR	75~170keV	^{99m}TC标记的放射性药物
中能通用型准直器	high energy general purpose, MEGP	170~300keV	^{67}Ga标记的放射性药物
高能通用型准直器	high energy general purpose, HEGP	270~360keV	^{131}I标记的放射性药物
超高能通用型准直器	ultrahigh energy general purpose, UHEHR	511keV	^{18}F-FDG代谢类显像剂

准直器的分辨率:准直孔越小,准直器越厚(孔长越长),探头距患者距离越近,分辨率越高。准直器的灵敏度:准直孔越大,准直器越薄(孔长越短),孔间壁越小,灵敏度越高,与被显像物与准直器间距无关。分辨率↑→灵敏度↓。

(2) 晶体:其作用是把高能的γ光子转换成可见闪烁光。γ射线入射到晶体上,与晶体原子相互作用使晶体原子激发。晶体原子退激回到基态并发射 410nm 荧光(闪烁光)。一个 γ 光子可以产生多个荧光光子。

(3) 光电倍增管:其作用是把晶体产生的闪烁光信号转换成电信号并将之放大。由光阴极、电子聚焦系统、多级倍增极和阳极组成。光电倍增管接收闪烁光的表面形状有圆形、六角形及方形等。依据探头尺寸,光电倍增管的数量从十几个到上百个,光电倍增管的数量越多,空间分辨率越高。光电倍增管的输出分为位置电路(X、Y 定位信号)和能量电路(能量总和、甄别)。

3. SPECT 的显像特点 SPECT 是借助于单光子核素标记药物来实现体内功能和代谢显像的仪器,它是核医学影像的基本仪器之一,目前已经装备到大部分的地市级医院,在疾病的影像诊断中起重要作用。它的特点是能够反映组织器官的血流灌注和物质代谢方面的信息,同时所使用的核素半衰期较长,易于制备和运输,所以使用成本低,便于推广。但由于分辨率的限制,无法清晰地显示解剖结构,造成病灶的定位困难。目前 SPECT/CT 融合机型已经产生,能够将 SPECT 的功能图像与诊断 CT 的图像精确地融合起来,弥补了 SPECT 在解剖定位和分辨率方面的不足,具有很大应用前景。SPECT 性能(均匀性、线性、稳定性)优于 γ 相机,可获得断层图像、全身平面图像及局部平面图像,机架及扫描床比 γ 相机复杂,要求高配置工作站。

(五) PET 的显像原理、基本结构与显像特点

正电子发射计算机断层显像仪(positron emission tomography,PET)是分子核医学发展的重要仪器,PET 的诊断能力可以深入到细胞功能水平和分子水平,起到生物显微镜样作用。目前 PET 被广泛地用于基础研究与临床诊断,如:肿瘤诊断及其良、恶性的鉴别,以转移灶或副癌综合征为首发症状而原发灶不明的肿瘤患者原发肿瘤灶的检出,恶性肿瘤临床分期、疗效监测,恶性肿瘤治疗后病灶残留与纤维化坏死鉴别诊断,恶性肿瘤复发监测,指导恶性肿瘤活检部位选择及放疗计划制订等。

1. PET 的显像原理 PET 是一种断层闪烁显像技术,引入机体的正电子核素发生衰变时释放出的正电子,与机体组织周围负电子发生湮没辐射时释放的 γ 光子,被 PET 探测到由此反映示踪剂在机体局部组织内的分布。当发射正电子的放射性核素引入人体内后,正电子在人体中很短的路程内(小于几毫米)即可和周围的负电子发生湮灭而产生一对 γ 光子,这两个能量均为 511keV、方向相反的 γ 光子同时入射至互成 180° 环绕人体的探测器而被接收,进行符合测量,把 γ 光子对按不同的角度分组,可获得放射性核素分布在各个角度的投影,形成对人体的脏器成像。并用已知不同方向的放射性计数的投影值来求物体内各点的放射性计数分布,进行图像重建,达到任意断层影像。

2. PET 的基本结构 PET 主要由探测系统、计算机数据处理系统、图像显示和断层床等组成。其中探测系统包括晶体、电子准直、符合线路和飞行时间(time of flight,TOF)。

(1) 探测器:由环状准直器、晶体和光电倍增管组成。

(2) 电子准直的符合技术:正电子湮灭作用产生的湮灭 γ 光子同时击中探测器环上对称位置上的两个探测器。每个探测器接收到 γ 光子后产生一个定时脉冲,这些定时脉冲分别输入符合线路进行符合甄别,挑选真符合事件。符合线路设置了一个时间常数很小的时间窗(通常≤15ns),同时落入时间窗的定时脉冲被认为是同一个正电子湮灭事件中产生的 γ 光子对,从而被符合电路记录。时间窗排除了很多散射光子的进入。

3. PET 的显像特点

(1) 空间分辨率高:仪器本身空间分辨率高,且其分辨率不受探测距离的影响,故对深部结构的显示能力、探测效率和信息准确度大大优于 SPECT,可检出 1cm 大小的病灶,图像清晰,诊断准

确率高。

(2) 电子准直:采用电子准直的符合计数,可最大限度地利用核素放出的射线,探测效率较SPECT高数十倍,灵敏度较SPECT提高10~20倍,并改善和提高了分辨率。

(3) 合乎人体生理状况:常用的发射正电子核素为组成人体生命的基本物质(如葡萄糖、脂肪酸和氨基酸等)的元素,并参与机体的重要代谢过程。因此PET显像合乎人体生理状况,真正反映机体生理、生化代谢水平,能准确地显示受检脏器内显像剂浓度提供的代谢影像和各种定量生理参数等优点。从这个意义上讲,PET是真正活体生化显像、代谢显像、分子显像。

(4) 定量分析:PET容易进行衰减校正和定量分析。因此,PET是目前医学影像中最有特色的显像仪器,在分子影像学中占据重要的地位。

(六) 脏器功能测量仪器

临床上常用的功能仪有甲状腺功能测定仪、肾功能测定仪、脏器多功能测定仪。

1. 测量原理　脏器功能测定仪是一种诊断用的核仪器,能从体表测量放射性示踪物在脏器中随时间变化的过程,可定量或半定量地测定人体脏器功能及血流量的动态变化的一类仪器。仪器探头在体表检测到的射线变化反映了放射性示踪物在脏器中随时间变化的过程。

(1) 甲状腺功能仪:甲状腺功能仪用于甲状腺对放射性碘的摄取测定,以了解甲状腺的摄碘功能。

(2) 肾功能测定仪:肾功能测定仪使用双探头计数仪,分别测定放射性药物在双侧肾脏的吸收、滤过、排泄过程,将放射性计数随时间的变化绘制成图,反映肾脏的功能及输尿管道的通畅情况等。

2. 基本结构　脏器功能测定仪具有准直器、探头、脉冲分析器和计数装置。探头一般是由一个直径5cm和厚5cm的晶体和晶体后的光电倍增管组成。准直器一般做成圆锥形。包括单探头计数仪、双探头计数仪以及多探头计数仪等,双探头计数仪可同时测量双肾功能,多探头计数仪可同时测定多个脏器的功能。

(七) 放射性计数测量仪器

1. 放射免疫测量仪器　放射免疫测量仪用于测量样品中的γ射线,通常采用配备井型闪烁探测器的γ计数器。井型闪烁探测器的几何条件接近4π立体角,探测效率高。探测器中NaI(Tl)晶体吸收γ射线产生荧光,经光电倍增管进行光电转换和放大,形成电脉冲信号,再由电子线路进行放大、幅度分析。很多仪器还配有计算机、打印机和自动换样功能。

2. 液体闪烁计数器　液体闪烁计数器(liquid scintillation counter)是使用液体闪烁体(闪烁液)接受射线并转换成荧光光子的放射性测量仪器。主要测量^{3}H、^{14}C等发射低能β射线的放射性核素。由光电倍增管、光收集系统、放大器、脉冲幅度分析器、样品系统、计算机和打印机等组成。基本工作过程:样品在闪烁液中引起闪烁,把核辐射能转换成光子;探测光子的光电倍增管和前置放大器把光信号转换成电信号并初步放大;对电信号进行甄别、再放大、分析、记录。

3. 活度计　活度计(radioactivity calibrator)是核医学诊断和治疗疾病过程中对放射性药物的放射性活度进行定量测量的专用仪器,是决定放射性药物给药剂量的依据,对保证影像质量和测量结果的可靠性、患者放射性核素治疗的疗效和安全性非常重要,是目前国家规定的核医学科唯一强制检定的计量仪器。

目前临床常用的活度计是电离室型活度计。以充满氩气(argon)的封闭式井型电离室为探头,采用弱电流测量系统组成测量装置,用来测量放射性核素发射的β、γ、X射线产生的电离电流。在仪器特定的几何条件下,测量的电离电流与放射源产生的照射量E和放射性活度成正比,

即 $E=A\Gamma/d^2$（E 为照射量率，A 为放射性活度，d 为距离，Γ 为放射性核素的 γ 常数）。利用一系列已知活度的放射性核素的标准源进行刻度，获得不同放射性核素活度的刻度系数或能量响应曲线后，就可用该装置来测量放射性药物或试剂所含放射性核素的活度。或根据存储在仪器内的各种核素和射线的校正因子（calibration factors）而直接测量出放射源的绝对活度。调节核素选择开关或更换探头可以对临床上常用的多种核素和 α、β、γ 多种射线进行活度测量。

主要由探头、后续电路、显示器及计算机系统组成。

4. 表面污染监测仪 表面污染监测仪（survey meters）常用于实验台、地板表面及衣服、体表污染的监测。一般分探测器探头和测量仪器显示两部分。射线照射探测器探头产生电离脉冲或电信号，将脉冲或电信号经过整形放大后进入计数电路产生计数，以液晶显示读数，超过一定限值后同时发出报警。可以测量的射线有 γ、X 射线和 β 射线等。测量剂量率范围一般有高剂量和低剂量两种，即 0~5 000mR/h（0~50mGy/h）和 0~50R/h（0~0.5Gy/h）。高剂量的污染监测仪可用在 ^{131}I 治疗和正电子显像场所的监测。可根据被测量的场所使用的放射性核素种类选择使用。剂量超过预置限值后设有报警装置。

5. 个人剂量监测仪 是用来测量个人接受外照射剂量的仪器，其射线探测器部分体积较小，以佩戴在人体的适当部位。主要有：①笔式剂量仪：又称个人剂量笔，是一种专门用于监测个人接受剂量的袖珍剂量仪。②胶片剂量计：受照射胶片产生潜影，经显影、定影处理后用黑度计测量胶片的变黑程度，黑度与受照射剂量成正比，以此度量受照射剂量的大小。③热释光剂量仪：为热致发光体的固体发光材料作为射线探测元件，电离射线与热释光物质（常用的是 lithium fluoride）晶体碰撞，热释光物质吸收射线能量使电子跃迁，由于晶体结构的影响，使一部分电子仍停留在中间能量状态。这部分电子的数量是吸收的射线能量的函数。在加热时这部分电子恢复到基态而释放出光子。定量释放出的光子就可进行剂量测量。常用可测的线性剂量范围为 0.01mGy~10Gy。

（八）放射性药物合成模块系统和分装仪

放射性药物合成过程是一种放射化学过程，它既有普通药物化学合成过程的特征，也有因其操作对象具有放射性而带来的特殊问题。放射性药物生产过程中最经常涉及的操作类型包括：加热、通气、搅拌、移动（反应瓶等）、添加（试剂）和抽取（物料）、过柱（滤膜等）、测量（温度、时间、空间位置和放射性）等。合成过程实现自动化的实质是将生产过程中的各种操作实现自动化，减少操作人员受到的辐射损伤，有利于实现放射性药物生产的标准化，提高操作人员工作效率、减少对专业技能的要求。

放射性药物全自动化合成系统是一种灵活的、完全封闭的自动合成系统，包含控制器和执行器件，可编程逻辑控制器和计算机是控制器，控制器发出的指令由执行器件执行，依次完成整个放射化学过程，如控制电磁阀以决定液体物料的流向，控制注射器驱动机实现添加或抽取物料，控制加热装置来控制温度等，而这些动作都依照特定的步骤，即特定的时间和顺序。通过放射性药物合成系统将需要的放射性核素标记到不同的化学底物上，合成最终的供临床使用的各种放射性药物。

分装仪是将大剂量分成适合每位患者检查所需剂量的仪器。主要由储药罐及铅屏蔽防护装置、自动分装系统、内置活度计、计算机控制系统等部分组成。可通过计算机控制步进电机、气动装置等机械模块进行自动化分装，并可自动化输出分装活度、抽取体积、抽取时间、抽取序号、操作者等参数，不仅可以尽可能地减少工作人员接受的辐射剂量，提高工作效率，同时也能保证药物分装的准确性与可重复性。

四、知识拓展

核医学仪器是实现分子显像的关键。分子显像是对生命体内部生理和病理过程在分子水平上进行无损伤实时成像，着眼于探测构成疾病基础的分子异常，因而可实现疾病的早期诊断。将核医学影像技术与现代分子生物学相结合产生分子核医学。应用核医学示踪技术从分子水平认识疾病，阐明病变组织受体密度与功能的变化、基因的异常表达、生化代谢变化及细胞信息传导等，为临床诊断、治疗和研究疾病提供分子水平的信息。人类基因组学和蛋白质组学的迅猛发展，提供了人类肿瘤发生发展过程中分子的系列变化，如启动疾病发生的分子、促进疾病发展的分子、疾病预后的分子、评估治疗效果的分子。

核医学仪器中发展最快的是显像仪器，从扫描机→γ 相机→SPECT→PET→图像融合联机。随着显像仪器的发展，仪器的功能和质量都发生了根本改变，功能图像和解剖图像的结合是一个发展趋势，而图像融合的潜力在于综合处理应用这些成像设备所得信息以获得新的有助于临床诊断的信息，在肿瘤的精确定位、癌症的早期诊断和治疗中发挥重要的作用。不仅改善了图像的质量，也提高了显像的速度。而同机融合更是因其既能反映解剖学结构的影像又能反映代谢与血流为主的功能影像，是目前所有基础研究和临床诊断仪器的发展方向。

图像融合技术：将来自相同或不同成像方式的图像进行一定的变换处理，使其之间的空间位置、空间坐标达到匹配的一种技术。PET 本质上是一种功能图像，根据所用示踪剂选择性地反映特定的代谢过程。但是，一方面，没有相应功能的组织在 PET 图像不显示，导致了 PET 图像缺少解剖参照的缺陷；另一方面，不同的器官组织通常有相似的示踪剂摄取，又致使 PET 图像的结构对比度低。这两方面的不足表现为 PET 可以显示病灶，却难以明确它的解剖位置。基于此，将 PET 功能图像与高分辨率的 MRI 或 CT 解剖图像结合起来是很有意义的。这一技术既利用了 CT、MRI 图像解剖结构清晰的优势，又具有核医学图像反映器官的生理、代谢和功能的特点，把二者的定性和定位优势进行了有机的结合，提高了诊断的准确性。

图像融合包括异机图像融合和同机图像融合，异机图像融合是利用软件将各自独立获得的 PET 图像与相同部位的 CT 或 MRI 图像进行融合，其准确性和精确性欠佳，操作较繁琐；而同机图像融合不需要移动患者就可在同一仪器上分别采集 PET 图像与相同部位的 CT 或 MRI 图像，然后对同一部位的功能图像与解剖图像进行融合，使影像更加直观，解剖定位更加准确。

PET/CT 已经是成熟应用于临床的显像模式，PET/MRI 和 SPECT/MRI 正在发展用于研究和临床，特别是脑部疾病研究方面。用于小动物分子显像的联用 PET/SPECT/CT 系统也已投入商业应用，正在研究的还有可同时用于 PET 和 SPECT 显像的检测器和其他的融合联机。

图像融合联机设备的问世，真正实现了解剖结构影像与功能 / 代谢 / 生化影像的实时融合，也弥补了核医学影像分辨率差的缺陷，成为影像医学的发展方向之一。

同时，核医学仪器及其融合仪器能够实现生物学靶区显像，而生物学靶区的研究是当今提高放疗疗效的关键。治疗仪器和显像仪器的融合则是未来仪器发展的一个方向，例如目前高强度超声聚焦刀就已实现与 CT 的融合和与 MRI 的融合。因此，相信在不久的将来，核医学仪器会在保护人类健康和诊治疾病方面发挥更大的作用和表现出更为强大的生命力。

五、小结

核医学仪器是实现核医学工作必不可少的基本工具，学习本章主要让学生在已有的教学条件下，有针对性地了解核医学仪器及相关设备的原理、基本结构和基本操作。在仪器设备和学时允许的情况下，可由简单仪器到复杂仪器、防护用仪器到检测仪器、功能测定仪器到显像仪器，由书本知识到实践操作，由浅及深循序渐进地实习，让学生轻松理解、牢固掌握，也可在实习中增加一些学生更有兴趣的知识点和学习手段，如可让学生亲手操作，体会到核医学仪器的基本原理、功能、基本操作和在临床中的应用。

（彭志平）

第三章
放射性药物

一、目的和要求

1. 掌握　放射性药物的定义与特点。
2. 熟悉　放射性核素的标记率、放射化学纯度、放射性比活度的概念。
3. 了解　放射性药物的核素来源、制备过程及质量控制。

二、实践学时

本章实践2学时。

三、实习内容

（一）放射性药物的定义与特点

放射性药物（radiopharmaceutical）是指含有放射性核素用于医学诊断和治疗的一类特殊药物。放射性药物由放射性核素本身（如 $^{99m}TcO_4^-$、$Na^{131}I$ 等）或放射性核素标记化合物［如 ^{99m}Tc-双半胱乙酯（^{99m}Tc-ECD）、^{131}I-间位碘代苄胍（^{131}I-MIBG）等］组成，放射性核素显像和治疗是利用核射线可被探测和其辐射生物作用，同时利用被标记化合物的生物学性能决定其在体内分布而选择性积聚在正常或病变组织，主要分为诊断用放射性药物和治疗用放射性药物。

诊断用放射性药物为发射γ光子（^{99m}Tc，用于SPECT、SPECT/CT显像）、特征X射线（^{201}Tl、^{111}In、^{67}Ga、^{123}I等，用于SPECT、SPECT/CT显像）或β^+衰变（^{11}C、^{13}N、^{15}O、^{18}F等，用于PET、PET/CT、PET/MR显像），^{99m}Tc标记放射性药物和^{18}F标记的氟代脱氧葡萄糖（^{18}F-fluorodeoxyglucose，^{18}F-FDG）是目前临床应用最为广泛的诊断用放射性药物。

治疗用放射性药物多是发射α射线（镭［^{223}Ra］）、纯β^-射线（^{32}P、^{89}Sr、钇［^{90}Y］等）或发射β^-射线时伴有γ射线（^{131}I、钐［^{153}Sm］、铼［^{188}Re］、镥［^{177}Lu］等）放射性核素，γ射线可用于显像。如：$Na^{131}I$是治疗甲状腺疾病最常用的放射性药物；$^{89}SrCl_2$、$^{223}RaC1_2$、^{153}Sm-EDTMP和^{177}Lu-EDTMP等放射性药物在骨转移癌的缓解疼痛治疗中取得较为满意的效果；^{131}I-MIBG治疗肾上腺髓质肿瘤（嗜铬细胞瘤）；^{177}Lu-PSMA治疗复发或难治性前列腺癌，^{177}Lu-DOTATATE治疗神经内分泌肿瘤等；放射性核素^{125}I、钯［^{103}Pa］粒子等组织间植入治疗前列腺癌、脑癌、舌癌、乳腺癌、胰腺癌等。

理想的诊断用放射性药物核素能量范围在100~250keV之间，有效半衰期应是检查过程用时的1.5倍左右；治疗用放射性药物的核素能量则越高越好，有效半衰期不能太短，也不宜过长，以数小时或数天较为理想。

放射性药物应尽可能满足在靶器官或组织中积聚快、分布多，而在血液中和非靶器官或组织中清除快,使得靶/非靶比值高,达到显像清晰和治疗效果好的目的。放射性药物以放射性活度为计量单位,由于其化学量很少,即放射性比活度高,因此放射性药物在临床使用中几乎不会在体内引起化学危害。

由于放射性药物具有放射性和辐射自分解作用,导致放射性活度、放射化学纯度及比活度改变,使其具有特定的有效使用期。另外,放射性会对职业人员、公众、患者等造成一定的辐射损伤,对环境也会带来放射性污染。因此,在制备、运输、贮存和使用过程中应严格执行国家相关法律与法规。

(二)放射性药物的核素来源

临床应用的放射性核素可通过核反应堆生产、医用回旋加速器(cyclotron)生产和放射性核素发生器(radionuclide generator)淋洗获得。

1. 核反应堆　核反应堆是利用强大的中子流轰击各种靶核,可以大量生产用于核医学诊断和治疗的放射性核素。医学中常用的反应堆生产的放射性核素有:^{99}Mo、^{113}Sn、^{125}I、^{131}I、^{32}P、^{14}C、^{3}H、锶[^{89}Sr]、氙[^{133}Xe]、铼[^{186}Re]、钐[^{153}Sm]等。

2. 医用回旋加速器　医用回旋加速器能加速质子、氘核、α 粒子等带电粒子,这些粒子轰击各种靶核,引起不同核反应,生成多种放射性核素。医学中常用的加速器生产的放射性核素有:β^+衰变核素:^{11}C、^{13}N、^{15}O、^{18}F 等;电子俘获核素:^{123}I、^{201}Tl、^{67}Ga、^{111}In 等。

3. 放射性核素发生器　放射性核素发生器是一种从长半衰期的母体核素中周期性的分离出短半衰期子体核素的装置。长半衰期核素生产后注入层析柱中,其不断衰变生成短半衰期核素,使用适当的溶剂周期性地将短半衰期核素从层析柱上洗脱下来,故放射性核素发生器又称“母牛”(图 3-1)。医学中最常用的发生器为 ^{99}Mo-^{99m}Tc 发生器(图 3-2)。

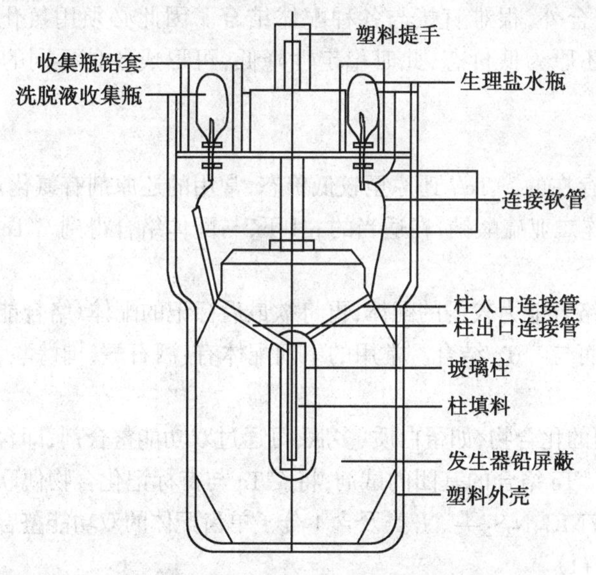

图 3-1　放射性核素发生器原理示意图

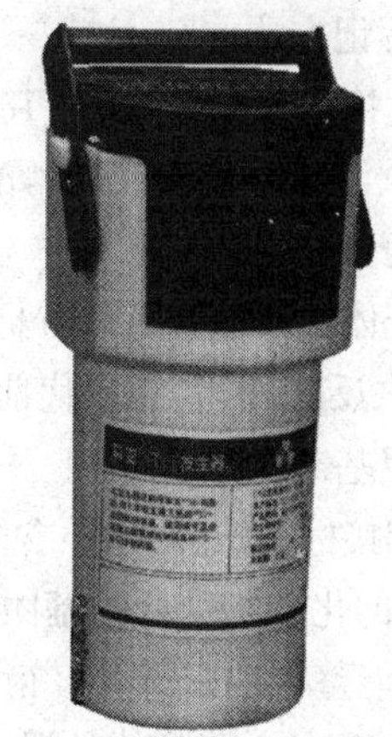

图 3-2　^{99}Mo-^{99m}Tc 发生器

本节实习重点介绍 ^{99}Mo-^{99m}Tc 发生器及质量控制。

(1) ^{99}Mo-^{99m}Tc 发生器:临床常用的 ^{99}Mo-^{99m}Tc 发生器有两种:裂变型 ^{99}Mo-^{99m}Tc 发生器和凝胶型 ^{99}Mo-^{99m}Tc 发生器。

1）裂变型：^{99}Mo-^{99m}Tc 发生器是根据 ^{99}Mo、^{99m}Tc 在吸附剂三氧化二铝（Al_2O_3）上的分配系数不同的原理制成。将铀[^{235}U]反应堆辐照裂变生成的 ^{99}Mo，分离纯化后吸附于 Al_2O_3 析柱上，而衰变产生的 ^{99m}Tc 在 Al_2O_3 上吸附能力很弱，用生理盐水洗脱，即可得到 $^{99m}TcO_4^-$ 洗脱液。裂变型发生器需在无水条件下衰变，才能得到高的洗脱效率，故又称为"干柱"，所以裂变型 ^{99}Mo-^{99m}Tc 发生器洗脱结束必须更换新的负压瓶，以抽干层析柱。

2）凝胶型：^{99}Mo-^{99m}Tc 发生器是 ^{98}Mo 经堆照生成 ^{99}Mo，将 ^{99}Mo 用化学方法制备成钼酸氧锆（$ZrOMoO_4$）凝胶，该凝胶是种具有开放结构的阳离子交换剂，$^{99m}TcO_4^-$ 很容易扩散出来，用生理盐水洗脱，即可得到 $^{99m}TcO_4^-$ 洗脱液。凝胶型发生器需在有水的条件下衰变，才能得到高的洗脱效率，故又称为"湿柱"。所以凝胶型 ^{99}Mo-^{99m}Tc 发生器洗脱结束一定要先拔出负压瓶，保留生理盐水瓶，洗脱操作一定要先插入生理盐水瓶，再插入负压瓶，以保证凝胶始终浸泡在液相中不干涸。

（2）^{99}Mo-^{99m}Tc 发生器的质量控制指标：$^{99m}TcO_4^-$ 洗脱液的质量控制指标包括：性状、pH、^{99}Mo 含量（<0.1%）、Al 或 Zr 含量（<10μg/ml）、载体含量、放射性核素纯度（radionuclide purity）或放射化学纯度（radiochemical purity）（均须 >98%）等。

（三）放射性药物的制备

放射性药物的制备是将具有示踪作用和辐射生物效应的放射性核素引入具有一定生物学性能的被标记化合物（又称配体）中。常用的标记方法包括：同位素交换法、化学合成法、生物合成法、金属络合法等。本节实习重点介绍临床上常用的 ^{99m}Tc 标记放射性药物和正电子放射性药物的制备方法。

1. ^{99m}Tc 标记放射性药物的制备　^{99m}Tc 的半衰期 6.02h，γ 射线能量 140keV。从 ^{99}Mo-^{99m}Tc 发生器得到的 ^{99m}Tc 是以 $^{99m}TcO_4^-$ 形式存在，以这种形态存在的 +7 价锝化学上很稳定，除某些胶体如 ^{99m}Tc- 硫胶体被认为是直接结合外，很难直接与各种配体结合。因此必须用氯化亚锡（$SnCl_2$）、连二亚硫酸钠等还原剂将其还原为低价态，此时稳定性降低，可形成各种不同的 ^{99m}Tc 络合物。

（1）标记方法

1）直接标记法：将以 $^{99m}TcO_4^-$ 形式存在的 $^{99m}Tc^{7+}$ 还原至较低价态，常用的还原剂有氯化亚锡、氟化亚锡、酒石酸亚锡或枸橼酸亚锡、连二亚硫酸钠，在适当的 pH 下，与配体络合得到 ^{99m}Tc 标记的放射性药物。

2）配体交换法：用 ^{99m}Tc 标记一个络合能力较弱的配体，再将欲最后标记的配体（络合能力应较强）与之反应，后者能取代前一配体而与 ^{99m}Tc 结合。常用的中间配体有：酒石酸、枸橼酸、葡庚糖酸、亚甲基二膦酸盐。

3）间接标记法：对于不含络合基团的化合物，如蛋白质、多肽，可通过双功能螯合剂，即含有可与待标记的化合物结合的基团及可与 ^{99m}Tc 络合的基团的试剂，将 ^{99m}Tc 与待标记化合物偶联。常用的双功能螯合剂有：MAG_3 衍生物、HYNIC、N_2S_2 类、N_4 类及含 1 分子单齿配体的双功能螯合剂与 3 分子小体积的单齿配体的混合试剂（3+1）。

临床应用的 ^{99m}Tc 标记放射性药物一般制备成半成品配套药盒，药盒是根据优选法制订的制备某 ^{99m}Tc 标记化合物的方案，将配体、还原剂、缓冲剂及辅剂等按规定的配方，用符合特定要求和卫生要求的工艺，组装在一个小瓶内，经冷冻干燥、抽真空或充氮而制成的混合试剂（图 3-3）。临床使用时直接将洗脱得到的 $^{99m}TcO_4^-$ 加入药盒中，在一定温度下进行反应，即得到 ^{99m}Tc 标记的放射性药物。标记完成后测定放射化学纯度。

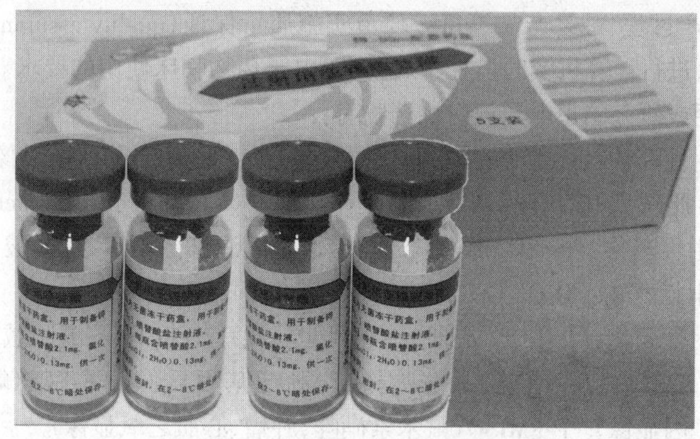

图 3-3　放射性药物半成品药盒

(2) 临床上常用的 ^{99m}Tc 标记放射性药物有：

1) $Na^{99m}TcO_4$(高锝酸钠)：甲状腺显像，肺通气显像。

2) ^{99m}Tc-MIBI(甲氧异腈)：心肌灌注显像，甲状旁腺显像。

3) ^{99m}Tc-MAA(聚合白蛋白)：肺灌注显像。

4) ^{99m}Tc-MDP(亚甲基二膦酸盐)：骨显像。

5) ^{99m}Tc-DTPA(二乙撑三胺五乙酸)：肾动态显像及肾小球滤过功能测定。

6) ^{99m}Tc-DMSA(二巯基丁二酸)：肾静态显像。

7) ^{99m}Tc-ECD(双半胱乙酯)：脑血流灌注显像。

8) ^{99m}Tc-SC(硫胶体)：淋巴显像。

2. 正电子放射性药物的制备　正电子放射性核素来源于医用回旋加速器(^{11}C、^{13}N、^{15}O、^{18}F 等)和放射性核素发生器(^{82}Rb、^{68}Ga)。

(1) 由加速器生产的短半衰期或超短半衰期核素 ^{11}C、^{13}N、^{15}O、^{18}F，属于缺中子核素，以 β^+ 衰变方式进行衰变，发射正电子，后者在组织中湮灭时放出两个能量相同(511keV)、方向相反(互成 180°)的 γ 光子，用于 PET 或双探头符合线路探测成像。由于正电子核素半衰期很短，须在使用单位购置医用回旋加速器，正电子核素生产出来后，立即进行标记化合物的制备，整个过程由计算机控制实现自动化生产(图 3-4，图 3-5)。同时，建立标准化操作规程(standard operation program，

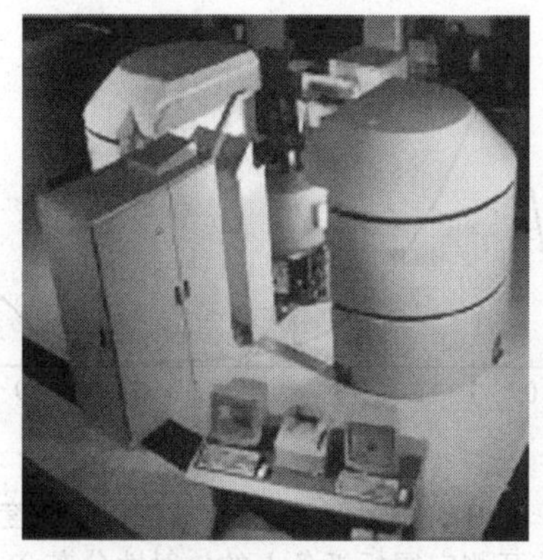

图 3-4　医用回旋加速器

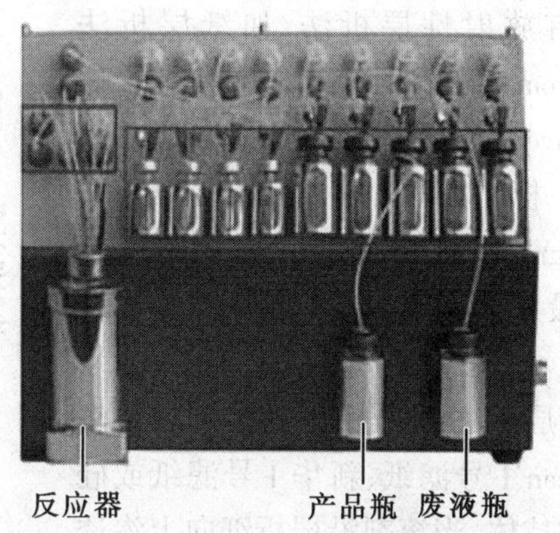

图 3-5　正电子放射性药物自动合成系统

SOP),从原材料、生产过程、最终产品等每一环节实施质量保证(quality assurance,QA)和质量控制(quality control,QC),进行计算机实时监控,以达到正电子药物临床使用的要求。

(2) 临床上应用或研究的正电子放射性药物有:

1) ^{11}C标记放射性药物:^{11}C-脂肪酸(心肌代谢显像)、^{11}C-葡萄糖(脑代谢显像)、^{11}C-MET(蛋氨酸,肿瘤代谢显像)、^{11}C-胆碱(肿瘤代谢显像)、^{11}C-受体显像剂(VIP、SST、E_2、T、Raclopride)。

2) ^{13}N标记放射性药物:^{13}N-$NH_3 \cdot H_2O$(心肌、脑血流灌注显像)、^{13}N-甘氨酸(胰腺显像)。

3) ^{15}O标记放射性药物:^{15}O-O_2、CO、CO_2(心肌、肺显像)。

4) ^{18}F标记放射性药物:^{18}F-FDG(心肌、肿瘤代谢显像)、^{18}F-FCH(乙酰胆碱,受体显像)、^{18}F-FET(酪氨酸,肿瘤代谢显像)、^{18}F-FLT(胸腺嘧啶核苷,肿瘤基因显像)、^{18}F-FES(雌二醇,受体显像)、^{18}F-FHBG(tk报告基因显像)、^{18}F-FMISO(氟米索硝唑,肿瘤、心肌乏氧显像)。

5) ^{68}Ga标记放射性药物:^{68}Ga-octreotide(奥曲肽,神经内分泌肿瘤显像)。

(四) 放射性药物的质量控制

放射性药物的生产必须遵循药品生产和管理规范(good manufacturing practice,GMP)和放射性药品生产和管理规范(good radiopharmacy practice,GRP),放射性药物的质量检测主要包括物理性质、化学性质以及生物学性质三个方面。物理检定包括性状、放射性核素纯度、放射性活度以及放射性浓度检定。化学检定包括pH、标记率、稳定性、放射性化学纯度及放射性比活度检定。生物学检定包括生物学纯度,即:灭菌度、无热原性和生物活性检定;生物分布和显像;毒性效应、药代动力学以及内辐射吸收剂量等研究。在新药研究中,必须进行上述完整的质量检测,而在日常临床应用中,为保证放射性药物质量,最基本的要求是进行放射化学纯度的测定。

放射化学纯度是指以特定化学形态存在的放射性活度占总放射性活度的百分比。放射化学纯度测定包括不同化学成分的分离和放射性测量。测定方法有放射性层析法,如纸层析法(paper chromatography,PC)和薄层层析法(thin layer chromatography,TLC)、高效液相层析法(high performance liquid chromatography,HPLC)和电泳法等。临床中最常用的是纸层析法和薄层层析法。

以纸层析法说明测定方法:纸层析法以Whatman 1号滤纸、新华1号滤纸或硅胶纸为支持体,当溶剂沿层析纸向上渗透时,样品中的各组分即在固定相和流动相

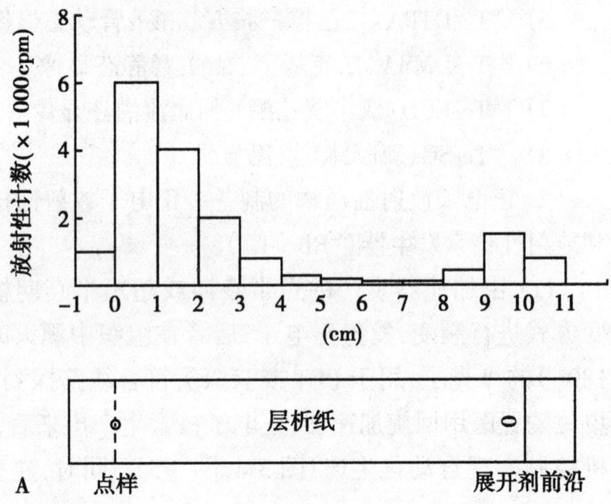

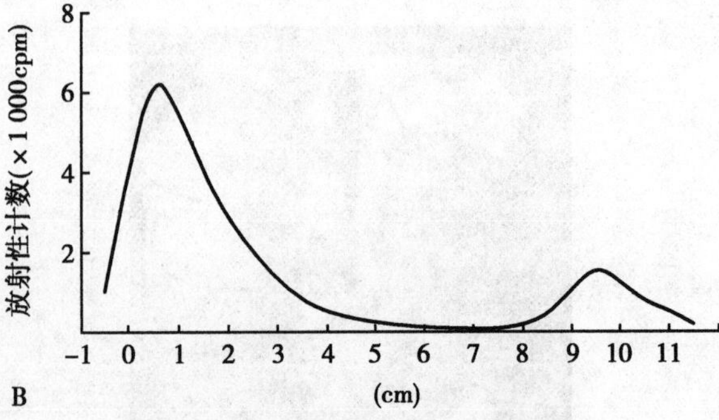

图3-6 纸层析法测定放射化学纯度

A. 分段剪开测定层析纸条上的放射性分布;B. 放射性层析扫描法测定层析纸条上的放射性分布

间进行分配，由于各组分的分配系数不同，从而使其沿溶剂渗透方向分布在不同位置，达到分离的目的。用比移值（Rf）表示某组分在色谱纸上的位置：Rf=溶质移动的距离/溶剂移动的距离=原点至样品中某组分的距离/原点至溶剂前沿的距离。

具体方法是：将层析纸沿纤维方向剪成1~2cm宽的纸条，在距离纸条一端约2cm处用铅笔轻划出一点样基线，用玻璃毛细管或微量注射器吸取待测样品，点在点样基线的中点（原点），将纸条悬挂在盛有适量展开剂的密封层析缸中，当展开适当距离（原则是使样品中各组分分开）后，取出纸条，标出展开剂前沿位置，吹干或自然晾干之后，用放射性层析扫描法或分段剪开测定色谱纸条上的放射性分布。根据Rf值确定所需成分的位置，计算其放射性计数占总计数的百分比，即放射化学纯度（图3-6）。

四、放射性药物制备案例

（一）^{99m}Tc-DTPA的制备

DTPA（二乙撑三胺五乙酸）结构式见图3-7。

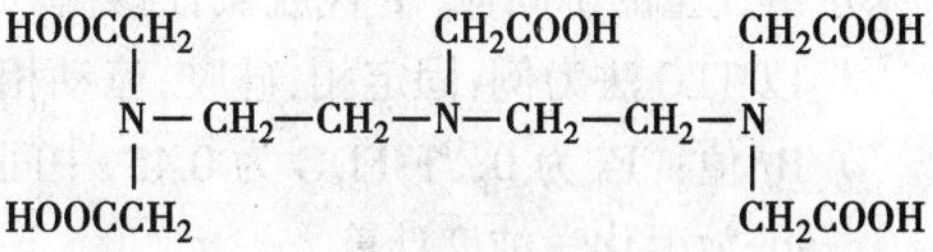

1. 标记反应　取DTPA（半成品药盒）一瓶，加入新鲜淋洗的$Na^{99m}TcO_4$溶液约5mCi，摇匀。

```
HOOCCH2                 CH2COOH            CH2COOH
       |                   |                  |
       N — CH2—CH2 — N — CH2—CH2 — N
       |                                      |
HOOCCH2                                    CH2COOH
```

图3-7　DTPA（二乙撑三胺五乙酸）结构式

2. 放射化学纯度鉴定

(1) 方法一：固定相：新华1#滤纸，流动相：丙酮。

Rf值：^{99m}Tc-DTPA、$^{99m}TcO_2$为0，$^{99m}TcO_4^-$为1。

(2) 方法二：固定相：硅胶纸，流动相：生理盐水。

Rf值：$^{99m}TcO_2$为0，^{99m}Tc-DTPA、$^{99m}TcO_4^-$为1。

3. 放射化学纯度计算

$$^{99m}TcO_4^-(\%) = {}^{99m}TcO_4^-(cpm)/\text{总放射性}(cpm)$$

$$^{99m}TcO_2(\%) = {}^{99m}TcO_2(cpm)/\text{总放射性}(cpm)$$

放射化学纯度（%）=100（%）－$^{99m}TcO_4^-$（%）－$^{99m}TcO_2$（%）

4. 知识拓展　^{99m}Tc及其标记化合物由于^{99m}Tc优良的核物理性质和络合性质，目前在核医学显像中最常用，并大都有配套药盒供应，广泛应用于心、脑、肾、骨、肺、甲状腺等多种脏器疾患的检查。

在^{99m}Tc标记反应中，还原剂量、配体量、反应体系pH、反应温度、反应时间等对标记均有影响。在氯化亚锡还原中，Sn^{2+}离子数与^{99m}Tc原子数的比值应为10^3~10^6。Sn^{2+}量太少还原反应不完全，Sn^{2+}量太大易形成还原水解锝产生放射性胶体，亦影响放射化学纯度。另外，氯化亚锡易氧化、水解，标记时使用过量配体可防止Sn^{2+}和还原^{99m}Tc水解。要求标记率（放射化学纯度）>95%，这样可不经分离纯化直接应用。标记成功后，不同时间分别测定标记药物的放化纯度，确定放射性药物有效期限。

^{99m}Tc标记药物中可能存在的产物：①游离锝（$^{99m}TcO_4^-$）；②水解锝（$^{99m}TcO_2$）；③锝-锡胶体（^{99m}Tc-Sn胶体）；④络合锝（标记产物）。

流动相不同，Rf值不同。使用的流动相系统最好能一次分开各种产物，否则需用二种流动相系统分别鉴定，一种流动相系统分离$^{99m}TcO_4^-$，一种流动相系统分离$^{99m}TcO_2$和^{99m}Tc-Sn胶体。

（二）^{18}F-FDG制备

1. ^{18}F的生产　核反应式为$^{18}O(P,n)^{18}F$或$^{16}O(\alpha,Pn)^{18}F$，经上述核反应得到的是具有亲核性质的$^{18}F^-$。^{18}F的半衰期109.6min，β^+粒子的能量635keV。

2. ^{18}F-FDG 的合成路线（图 3-8）

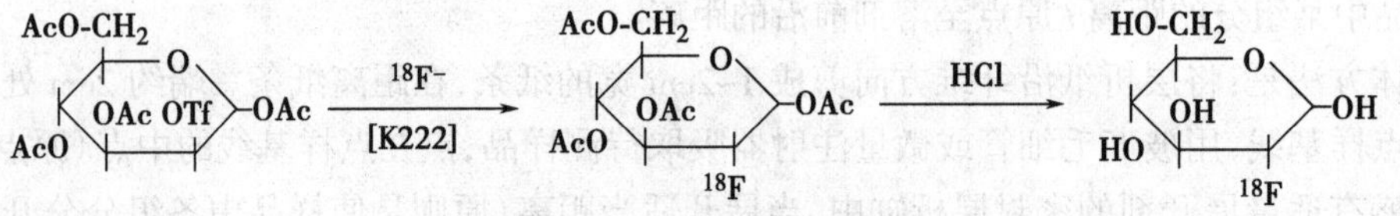

图 3-8 ^{18}F-FDG 的合成路线

前体三氟甘露糖在相转移催化剂 K222 和乙腈溶剂中与 $^{18}F^-$ 发生亲核取代反应，然后在酸性或碱性条件下水解生成 ^{18}F-FDG。^{18}F-FDG 再经层析分离纯化，最后经 0.22μm 的微孔滤膜过滤除菌得到可供注射的 ^{18}F-FDG。

3. 放射化学纯度鉴定 ^{18}F-FDG 制备过程中的放射性杂质主要有：未反应的 $^{18}F^-$ 和未水解或未水解完全的中间体 ^{18}F 代脱氧甘露糖。放射化学纯度测定采用 HPLC、TLC 或 PC。

以 TLC 法为例：固定相：硅胶，流动相：95% 乙腈。

Rf 值：$^{18}F^-$ 为 0，^{18}F-FDG 为 0.45，中间体为 0.7。

4. 放射化学纯度计算

放射化学纯度（%）= ^{18}F-FDG（cpm）/ 总放射性（cpm）

5. 知识拓展 由加速器生产的超短半衰期核素 ^{11}C、^{13}N、^{15}O、^{18}F，由于这些核素是组成生物机体的固有元素，属同位素标记，能较好地保持被标记化合物的生物学特性，利用湮灭辐射探测，灵敏度高，分辨率好，图像清晰，可大量重复给药。

正电子放射性药物的制备由于半衰期很短，在合成方法成熟、产品质量合格以后，必须应用计算机自动控制的合成模块进行合成，使用前不需要完成全面的质量控制，但放射化学纯度必须测定，大部分质控项目是定期进行的。因此，要建立标准化操作规程，对原料、配方、合成过程、产品、储存等每一成分、每一环节都实行质量控制与实时监测，并详细记录。HPLC 由于其高速、高效、高灵敏度、高分辨率的特点，是正电子放射性药物合成与质量控制常用的方法。

随着 PET/CT、PET/MR 等多模态正电子显像仪器广泛的应用和医用回旋加速器制备正电子药物技术日趋完善，^{11}C、^{13}N、^{15}O、^{18}F、^{68}Ga 等正电子放射性药物的临床应用逐渐增多，在研究人体生理、生化、代谢、受体以及在放射性药物和分子影像探针的研发和临床转化等方面日益显示出其独特优势。

五、小结

放射性药物是核医学必备条件之一，其由放射性核素本身及其标记化合物组成。放射性药物的制备是将具有示踪作用和辐射生物效应的放射性核素引入到具有一定生物学性能的被标记化合物中，包括放射性核素生产、被标记化合物化学合成、放射性标记化合物制备（放射化学合成反应）、标记产物的质量检测等。

^{99m}Tc 及其标记化合物由于 ^{99m}Tc 优良的核物理性质和络合性质，目前在核医学显像中最常用，并有配套药盒供应，很多地方建有放射性药房（奶站），集中供应 ^{99m}Tc 标记药物，广泛应用于心、脑、肾、骨、肺、甲状腺等多种脏器疾患的检查。

随着医用回旋加速器、PET、PET/CT 等各种正电子显像仪器的推广与应用，^{11}C、^{13}N、^{15}O、^{18}F、^{68}Ga、^{64}Cu、^{89}Zr 等正电子放射性药物的临床应用逐渐增多，在研究人体生理、生化、代谢、受体等方面日益显示出其独特优势。

放射性核素治疗靶向性强，方法简单，临床应用疗效好，毒副作用小。如 $Na^{131}I$ 治疗甲亢与甲癌、$^{89}SrCl_2$ 及 $^{223}RaCl_2$ 治疗骨转移癌骨痛、^{125}I 粒子植入治疗等在临床上广泛应用。近年来 ^{117}Lu-PMSA 在治疗前列腺癌方面显示出很好的临床应用前景。

（闫　平）

第四章
核素示踪与核医学显像技术

一、目的和要求

1. 掌握　放射性核素示踪技术与放射性核素显像技术的原理和方法。

2. 了解　放射性核素示踪技术与放射性核素显像技术的基本类型、方法学特点。

3. 熟悉　核医学影像在医学中应用的特点和优势。

二、实践学时

本章实践 4 学时。

三、实习内容

(一) 放射性核素示踪技术

1. 放射性核素示踪技术原理和类型

(1) 原理:放射性核素示踪技术(radionuclide tracing technique)是以放射性核素或其标记化合物作为示踪剂,应用射线探测仪器检测放射性核素发射出来的射线,以研究示踪对象在生物体(或外界环境)中的动态变化规律的一门科学,是核医学研究和临床诊治疾病的基础。

(2) 类型:根据研究对象的不同,通常分为体内示踪技术和体外示踪技术两类。体内示踪技术是以完整的生物体作为研究主体,研究被标记化学分子在生物系统中的吸收、分布、代谢及排泄等体内的动态变化规律。体内示踪技术包括微量物质测量或放射性核素稀释法、放射性核素自显影、放射性核素功能测定和放射性核素显像等方法。体外示踪技术是以整体分离出来的组织、细胞或体液作为研究对象,多用于某些特定物质如蛋白质、核酸等转化规律研究。体外示踪技术包括物质代谢与转换的示踪研究、细胞动力学分析、活化分析和体外放射分析。

2. 放射性核素示踪技术的基本方法

(1) 示踪剂的选择:根据实验目的选择相应的示踪剂,示踪技术常用的放射性核素有 ^{125}I、^{123}I、^{131}I、^{124}I、^{3}H、^{14}C、^{32}P、^{99m}Tc 等。了解标记物的标记部位、半衰期的长短、射线的种类和能量、纯度、放射性比活度。

(2) 放射性示踪剂的用量选择:包括示踪剂的化学量和放射性活度。在示踪实验中示踪剂的比活度高,化学量极小,故极少产生明显的药物效应。放射性示踪剂在实验中被稀释,稀释后所取得的生物样品或检测部位需含有足够的放射性,以达到必要的测量精度。还需考虑示踪剂被研究对象所吸收的程度。满足研究目的的前提下,应尽量使用较小剂量。

(3) 实验对象的选择:取决于实验目的和方法。为节约标记化合物的用量,宜选用小动物。动物数目根据统计学计算确定。实验动物给予放射性示踪剂后,应饲养于专门的动物房及动物笼内,实验动物排出的三废,应进行专门的处理。

(4) 放射性生物样品测量:γ放射性样品由于穿透力强,一般应用井型计数器进行测量。β放射性样品,由于穿透力弱,须在液体闪烁计数器中进行测量。脏器功能测定或显像,应用相应的功能测量仪或显像仪进行检测。

(5) 给予途径:示踪剂的给予途径一般采用口服、静脉注射、肌内注射、腹腔注射、皮下注射及呼吸道雾化吸入等。由于放射性示踪剂的化学量小,应用体积需准确,多采用微量注射器,以防止损失。静脉注射时,要将全部的示踪剂注入血管管腔内。口服时不能呕吐溅失。

(6) 采集时间:放射性生物样品的采集时间的设定至关重要。在临床应用中,根据方法的目的,可进行动态采集,设定时间间隔和采集的时间。静态采集,需根据放射性药物在体内的代谢分布规律,选择合适的采集时间,以获得合适的图像质量。

(7) 数据处理:示踪实验所获得的数据,根据实验目的和方法进行处理,如进行示踪动力学分析时,可选择相应的数学模型。示踪实验的结果,须考虑放射性衰变后,再进行统计分析。本底计数也是影响数据质量的重要因素,采集的数据需扣除放射性本底计数。

(8) 放射性废物的处理和放射防护工作:在示踪实验中,会产生放射性废物,应严格遵守安全操作规范和制度,按照放射卫生防护标准进行处理,保障人员安全和防止环境污染。

3. 放射性示踪技术的特点

(1) 灵敏度高:以放射性核素作为示踪剂时,可以精确的探测极微量的物质,一般可探测到 10^{-18}~10^{-14}g 水平,对研究体内或体外微量活性物质的含量具有重要价值。

(2) 测量方法简便、准确:测量对象是放射性核素衰变放出的射线,而任何一种放射性核素的衰变都是自发的,有其自己的规律,放出的射线也不受其他物理或化学因素的干扰,同时放射性测量也不易受反应体系中非放射性杂质的干扰,省去了分离、提纯等步骤,减少了待测物质的损失,简化了实验程序,并且提高了检测结果的准确性。

(3) 合乎生理条件:放射性测量具有很高的灵敏度,所需的化学量很少,入体后不干扰或破坏机体正常的生理及代谢过程的平衡状态,因此反映的是被研究物质在生理状态下的代谢和变化。

(4) 定性、定量、定位与动态研究相结合:如放射性自显影技术可以显示放射性示踪剂在脏器组织中的定位、定量分布,并通过电子显微镜技术结合,可进行亚细胞水平的定位分析。放射性核素显像可以显示显像剂在脏器组织中的空间分布,进行定位、定性及定量分析,还可进行动态观察。

4. 放射性示踪技术开展的基本要求　放射性示踪技术需在专用的放射性实验室、放射性测量仪器及必要的放射性防护设备的条件下开展。人员需要进行专业的训练和培训。

5. 本节实习重点介绍放射自显影技术

(1) 放射自显影技术原理:放射自显影技术(autoradiography,ARG)是利用放射性核素所发射射线能使感光材料感光形成潜影的特性,应用摄影术经显影、定影处理形成图像,探测感光材料银颗粒所在的部位和强度,判断放射性示踪剂的分布部位和数量,所得图像称为放射自显影像。

(2) 放射自显影技术的方法和分类:放射自显影的主要实验环节分别为:①放射性示踪样本的制备;②涂或贴照相涂胶;③曝光;④照相处理(显影、定影、水洗、晾干);⑤标本染色;⑥封固;⑦读片。根据要求的观察范围和分辨率的不同,可分为三类:

1) 宏观自显影:宏观自显影(macroscopic autoradiography)观察范围大,分辨率低,能用肉眼、放大镜或低倍显微镜观察,用灰度或黑度判断示踪剂的部位和数量。宏观自显影的优点是可以同时观察多个脏器、组织中放射性示踪剂的分布,多用于小动物的整体、大动物的脏器或肢体标本。包括:整体放射自显影术、脏器放射自显影术、色层分析和电泳放射自显影术等。宏观自显影法是在暗室内,将摄入放射性核素的动物或标本制成切片,再按接触法紧压贴上感光材料,爆射完毕后,感光材料在暗室中进行显影、定影处理。

2) 光镜自显影:光镜自显影(light macroscopic autoradiography)观察范围小,分辨率较高,应用光学显微镜观察银颗粒分布及数量,判断放射性核素分布的部位和数量。适用于组织切片、细胞涂片等标本。制作方法包括液体乳胶浸膜法、湿贴法、揭膜法、浸膜法和流布法等。

3) 电镜自显影:电镜自显影(electron macroscopic autoradiography)观察范围更小,分辨率更高,适用于细胞超微结构的精确定位和定量,用电镜观察,是对细胞学示踪研究的重要方法,制作方法包括金属环法和浸膜法两种。

4) 为获得清晰放射自显影图像,应主要注意以下几点:①降低样品的切片厚度;②降低核乳胶涂层的厚度;③降低核乳胶与样品之间的距离;④选择合适的曝光时间;⑤曝光时应注意低温、干燥和无氧;⑥选择合适的显影温度和时间;⑦避免产生机械压力或张力,避免化学物质污染,以降低放射自显影图像的本底。

(二) 放射性核素显像技术

1. 原理　放射性核素显像是利用放射性核素或其标记物被引入人体后,不同的放射性核素显像剂在体内有其特定的分布及代谢规律,能够选择性的聚集在特定的脏器、靶组织,使其与邻近组织之间的放射性分布形成一定程度的浓度差,在体外采用核医学显像仪器探测放射性核素发射的γ射线,记录到这种放射性浓度差,从而获得所要研究的脏器、组织或病变部位的位置、大小、形态和放射性分布图像,达到对疾病进行定位、定性、定量的诊断目的。

不同的放射性显像剂在脏器、靶组织中的聚集机制不同,主要包括以下几种类型:

(1) 特异性结合:某些放射性核素标记化合物具有与组织中特定的分子结构特异性结合的特点,从而达到特异性的定位和定性诊断的目的。例如,利用放射性核素标记某些受体的配体作显像剂,引入机体后与特异性受体结合,可显示受体的分布、数量及功能等。如 ^{18}F-FES(雌二醇)雌激素受体显像,^{18}F-FES 与乳腺癌雌激素受体特异性结合。

(2) 合成代谢:细胞选择性的摄取某种放射性核素或放射性核素标记的化合物,参与该细胞的合成代谢过程。例如甲状腺 ^{131}I 显像。碘参与甲状腺激素合成,利用放射性 ^{131}I 作为示踪剂,根据甲状腺内 ^{131}I 分布的影像判断甲状腺位置、形态,大小,以及甲状腺结节的功能状态。

(3) 细胞吞噬:单核 - 吞噬细胞系统的吞噬细胞能吞噬异物颗粒,将 ^{99m}Tc- 硫胶体引入机体后,被单核 - 吞噬细胞系统的吞噬细胞所吞噬,用于含单核 - 吞噬细胞丰富的肝、脾和骨髓显像。

(4) 循环通路:某些显像剂进入血管、蛛网膜下腔等生理通道时,既不被吸收也不会渗出,仅借此解剖通道通过。如 ^{99m}Tc- 红细胞(^{99m}Tc-RBC)血池显像。静脉注射后,经过与血液充分混合,均匀分布于血管内,观察心、肝、胎盘等血池分布。大于 10μm 的 ^{99m}Tc- 大颗粒聚合白蛋白(^{99m}Tc-MAA)颗粒静脉注入后可栓塞嵌顿在肺毛细血管,观察肺血流灌注情况,^{99m}Tc-喷替酸盐(^{99m}Tc-DTPA)经腰穿注入蛛网膜下腔,其随脑脊液流动,用以显示脑脊液流动的速度、通畅情况及脑脊液漏的部位。

(5) 选择性浓聚:病变组织对某些放射性药物有选择性摄取浓聚作用,而使其显影。例如 ^{99m}Tc- 焦磷酸盐(^{99m}Tc-PYP)亲急性心肌梗死显像。

(6) 选择性排泄:肾脏和肝脏对某些放射性药物具有选择性摄取和排泄功能,观察其分泌、排泄的功能状态及排泄通道的通畅情况。例如 ^{99m}Tc-DTPA 肾动态显像和 ^{99m}Tc-HIDA 肝胆动态显像。

(7) 通透弥散:进入体内的某些放射性药物借助简单的通透弥散作用可使脏器和组织显像。

例如 ^{133}Xe 肺灌注和通气显像，应用放射性惰性气体 ^{133}Xe 流经肺组织时从血液中弥散至肺泡内，进行肺通气和灌注显像。例如 ^{99m}Tc-双半胱乙酯（^{99m}Tc-ECD）脑血流灌注显像，^{99m}Tc-ECD 为脂溶性、电中性小分子放射性药物，能透过正常的血脑屏障进入脑组织，脑组织中的聚集量与血流量呈正比，用于脑血流灌注显像。

（8）离子交换和化学吸附：骨组织由无机盐、有机物及水组成，构成无机盐的主要成分是羟基磷灰石晶体，^{18}F 是 Ca^{2+} 和 OH^- 的类似物，可与骨羟基磷灰石上的 Ca^{2+} 和 OH^- 进行离子交换，用于骨显像。^{99m}Tc-MDP 主要吸附于骨的无机物中，少量与有机物结合，使骨骼显影。

2. 放射性核素显像的类型　结合核医学临床图像，了解放射性核素显像类型和特点。

（1）根据影像获取的状态分为静态显像和动态显像（结合病例说明）。

（2）根据影像获取部位分为局部显像和全身显像（结合病例说明）。

（3）根据影像获取的层面分为平面显像和断层显像（结合病例说明）。

（4）根据影像获取的时间分为早期显像和延迟显像（结合病例说明）。

（5）根据显像剂对病变组织的亲和力分别阳性显像和阴性显像（结合病例说明）。

（6）根据显像时机体的状态分为静息显像和负荷显像（结合病例说明）。

（7）根据显像剂发出射线的种类分为单光子显像和正电子显像（结合病例说明）。

3. 放射性核素显像的图像分析要点　首先，须明确图像的类型、观察的部位和采用技术的方法和特点。其次，对相应类型显像的正常表现及其变异有分辨能力。如针对特定年龄和性别的患者可出现的正常变异和生理性放射性分布有所了解。了解显像过程中，放射性药物的准备和给予、机械和技术性原因会产生伪影。如来自受检者的原因（体位移动、组织和异物衰减、散射、污染等）、放射性药物的原因（制剂不当、标记核素质量）、仪器设备（探头均匀性、旋转中心偏离）和显像技术（准直器选择不当、能窗设定不当、采集计数不足）等。

（1）静态图像分析要点：位置、大小、形态、对称性和放射性分布等（结合病例说明）。

（2）动态图像分析要点：除静态显像图特点外，尚需注意显像顺序和时相变化（结合病例说明）。

（3）断层图像分析要点：应正确掌握不同脏器断层影像的获取方位与层面，对各断层面的影像分别进行形态、大小和放射性分布的分析。连续两个以上层面放射性分布异常，且在两个或两个以上断面同时出现，提示病变存在（结合病例说明）。

（4）密切结合临床进行影像分析：核医学影像特征还必须结合疾病的发病率、病理学基础、临床相关资料、病程的变化进行综合分析。

4. 放射性核素显像的特点　在掌握放射性核素显像原理的基础上，通过实习课内容，总结放射性核素显像与 CT、MRI 和超声等影像学方法相比，有以下特点：

（1）提供脏器组织的功能变化。

（2）可用于定量分析。

（3）具有较高的特异性。

（4）安全、无创。

（5）对组织结构的分辨率较低。

（三）核医学科观摩实习

1. 观摩核医学科功能测定、显像检查、体外分析和放射性核素治疗工作，加深同学对放射性示踪技术和显像原理的掌握。

2. 通过现场观摩，使同学进一步了解核医学示踪技术和显像方法，理解放射性示踪技术和显像方法的特点。

四、知识拓展

放射性核素示踪技术是放射性核素在医学和生物学中应用的方法学基础。放射性示踪技术的诞生,可追溯到20世纪20年代。1923年匈牙利化学家George de Hevesy首先采用放射性铅 ^{212}Pb 研究铅盐在豆科植物中的分布和转移,而后又用放射性磷 ^{32}P 对生物学过程进行研究,揭示了磷从土壤→植物→动物→土壤的生态循环,建立了同位素示踪法(isotopic trace method),即放射性核素示踪法。核医学领域所建立的体外放射分析技术、功能测定、显像检查及核素治疗等方法学,无不起源于放射性素示踪原理。Hevesy发明的放射性示踪原理,大大推进了人类对生命显示和疾病本质的认识,为宏观医学向微观医学发展作出了极为重要的贡献。1943年Hevesy获诺贝尔化学奖。

在核医学显像方面,技术上涉及三个方面包括放射性药物制备、图像采集与处理和影像分析。1951年,Cassen发明了闪烁扫描仪;1957年,Anger发明了γ相机;直至20世纪70年代发展到发射型计算机断层成像,PET及SPECT问世并相继用于临床,20世纪90年代末建立的图像融合技术,SPECT/CT、PET/CT及PET/MR研制成功并应用与临床,将功能显像和结构影像有机结合起来,实现了功能/代谢图像与解剖图像的同机融合,这种多模态显像技术,尤其即将问世的2m长的全景PET/CT技术,为临床提高更为完整和全面的信息,已成为影像医学的发展方向和新的里程碑。

五、小结

1. 放射性核素示踪技术是以放射性核素或其标记的化学分子作为示踪剂,以核射线探测仪器为定量、定性和定位检测的手段,通过探测放射性核素在发生核衰变过程中发射出的射线,来追踪和检测各种代谢物、药物等摄取、分布、更新、转化及排泄等的规律的一类技术。

2. 放射性示踪技术通常分为体内示踪技术和体外示踪技术两类。体内示踪技术包括微量物质测量或放射性核素稀释法、放射性核素自显影、放射性核素功能测定和放射性核素显像等方法。体外示踪技术包括物质代谢与转换的示踪研究、细胞动力学分析、活化分析和体外放射分析。

3. 放射性核素显像是根据放射性核素示踪原理,利用放射性核素或其标记物被引入人体后,不同的放射性核素显像剂在体内有其特定的分布及代谢规律,能够选择性的聚集在特定的脏器、靶组织,在体外采用核医学显像仪器探测放射性核素发射的γ射线,从而获得所要研究的脏器、组织或病变部位的位置、大小、形态和放射性分布图像,达到对疾病进行定位、定性、定量的诊断目的。

4. 放射性核素显像的类型,包括静态显像和动态显像、局部显像和全身显像、平面显像和断层显像、早期显像和延迟显像、阳性显像和阴性显像、静息显像和负荷显像、单光子显像和正电子显像。

(李雪娜)

第五章

核医学分子影像

一、目的和要求

1. 掌握　核医学分子影像的概念、特点及主要内容。

2. 熟悉　核医学分子影像的临床应用。

3. 了解　影像组学的概念、核医学分子影像在影像组学中的作用。

二、实践学时

本节实践 2 学时。

三、实习内容

(一) 分子影像与核医学分子影像

1. 基本概念

(1) 分子影像学(molecular imaging):运用影像学手段对体内特定分子或靶物质的生物学行为进行定性或定量可视化的一门新型交叉学科,能反映活体(或在体"in vivo")状态下细胞或分子水平的变化,有助于理解特定分子的生物学行为或特征。该技术融合了信息技术、分子生物、临床医学、化学、物理学等多种学科(图 5-1),已成为生命科学领域的一项重要研究手段。

(2) 核医学分子影像学:核医学分子影像学(nuclear medicine molecular imaging)通过放射性药物示踪原理,从分子水平动态显示机体内各种组织器官及细胞代谢的生化改变、基因表达、受体功能等生命关键信息,揭示疾病生物学过程,实现重大疾病的精准诊治。

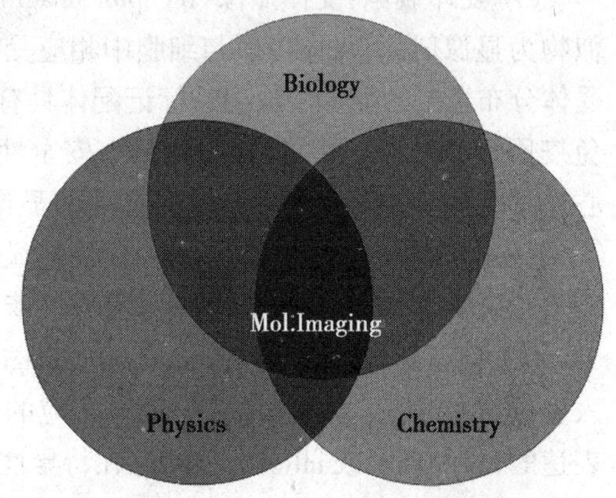

图 5-1　分子影像学是一门综合交叉学科

2. 核医学分子影像基本特点及要素

(1) 基本特点:①分子识别(molecular recognition)或靶向(targeting),包括抗原 - 抗体、受体 - 配体、反义核苷酸 - 癌基因、酶 - 底物及肽类 - 靶细胞等,为核医学分子影像重要理论基础;②活体或在体显像;③高灵敏性;④定性及定量测量病灶;⑤时空动态可视化。

(2) 三大要素:①合适的体内靶点;②高特异性及亲和力探针;③敏感、快速和高分辨力的成像技术。以分子探针最为重要,它是实现信号放大和高灵敏探测的首要前提。

(3) 选择分子探针应遵循原则(拓展):①对靶分子具有高度特异性和亲合力;②能反映活体内靶分子含量;③具有较强的通透性,能顺利到达靶分子部位;④具有生物学兼容性,能参与正常的生理过程,无毒副作用;⑤在活体内相对稳定;⑥在血液循环中既能与靶分子充分结合又有适当的清除期,以避免"高本底"对显像的影响。

3. 核医学分子影像主要内容　按照显像技术分,主要包括代谢显像、放射免疫显像、受体显像、反义基因显像、细胞凋亡显像以及乏氧显像等,均属于直接显像。

(1) 代谢显像:代谢显像(metabolic imaging)反应机体或器官的蛋白质、葡萄糖、脂肪等物质代谢状态的显像方法。包括葡萄糖、核酸、脂肪酸(如 ^{11}C/^{18}F- 胆碱)、氨基酸(如 ^{11}C- 蛋氨酸等)及氧代谢显像。其中,^{18}F- 脱氧葡萄糖(^{18}F-fluoro-2-deoxy-D-glucose,^{18}F-FDG)是目前临床应用的最常见、最重要的代谢显像剂。它通过葡萄糖转运体进入细胞后被已糖激酶磷酸化,其 6- 磷酸产物既不能进一步参加糖酵解通路,也不能离开细胞,因而"陷入"细胞。^{18}F-FDG 在肿瘤领域的应用最为广泛,包括肿瘤早期诊断、良恶性鉴别、分级、分期、预后评估及疗效监测等。^{18}F- 脱氧胸苷(^{18}F-3-fluoro-3-deoxy-L-thymidine,^{18}F-FLT)是反映肿瘤细胞增殖状态较为理想的核酸代谢显像剂,用于恶性肿瘤的鉴别诊断。

(2) 放射免疫显像及放射免疫治疗:放射免疫显像(radioimmunoimaging RII)及放射免疫治疗(radioimmunotherapy,RIT)是基于抗原 - 抗体特异性结合反应的核医学靶向技术。RII 可以特异性地对肿瘤及其转移灶进行定性、定位诊断;RIT 对肿瘤病灶进行放射性杀伤。RII 一直是核医学的研究热点。最早应用于临床多为鼠源性单克隆抗体(monoclonal antibody,McAb),人体易产生人抗鼠抗体(human antimouse antibody,HAMA),产生严重过敏反应,限制了 RII 应用。随着分子生物技术发展,基因重组技术制备出人源化嵌合抗体、组合抗体、亲合体(affibody)、微型抗体(diabody 及 miniantibody)、纳米抗体(nanobody)。基因工程抗体片段具有组织穿透力强、高免疫活性,以及低 / 无免疫原性,能推迟或减弱 HAMA 反应,为发展方向。

(3) 受体显像:受体显像(receptor imaging)是以放射性核素标记的某种配体(ligand)或配体类似物为显像剂,引入体内后与细胞中相应受体特异性结合,利用显像仪器探测并显示组织细胞的受体分布情况的显像。放射性标记配体具有分子质量小、血清除快、穿透能力强、亲和力较高和低免疫原性等优点,所以受体显像具有安全性和灵敏性。目前,受体显像已经被广泛应用于肿瘤、心血管疾病和神经精神疾病。肿瘤受体显像包括:生长抑素(somatostatin,SST)受体显像、整合素(intergrin)受体显像、蛙皮素(bombesin)受体显像、激素受体显像等;神经受体显像包括:多巴胺受体、乙酰胆碱受体、5- 羟色胺受体、氨基丁酸 - 苯二氮䓬受体、肾上腺素能受体及可卡因受体显像等。

(4) 反义显像:反义显像(antisense imaging)是将放射性核素标记的人工合成反义寡核苷酸引入受试对象,通过体内核酸杂交而与相应的靶基因结合,应用显像仪器即可显示病变组织中过度表达的目标 DNA 或 mRNA,显示存在特异性癌基因过度表达的癌组织,并对特异的靶基因进行定位和定量分析,达到可在基因水平对疾病进行早期诊断的目的。

(5) 凋亡显像:凋亡显像(apoptosis imaging)指通过放射性示踪技术显示体内细胞发生凋亡的相关生化指标的变化。凋亡受内源性和外源性多条细胞通路的基因严格控制,包括 *Bcl-2* 家族、*caspase* 家族、癌基因如 *C-myc*、抑癌基因 *P53* 等。此外,凋亡过程可以发生多种形态学的变化,包括细胞核固缩、磷脂酰丝氨酸(phosphatidylserine,PS)外翻、胞浆浓缩、非随机 DNA 降解、胞膜出芽、细胞碎片形成凋亡小体。这些生化及形态结构的变化均可以作为凋亡显像的靶点,其中,PS 外翻的应用最为成熟。目前进入临床试验的凋亡显像多为基于磷脂蛋白(Annexin V)的放射性标记显像。^{99m}Tc 标记的 Annexin V 通过与 PS 的高亲和结合不但可以早期检测细胞凋亡的发生,而且还可以检测肿瘤治疗的效果等。

(二) 核医学分子影像的应用

1. 应用范围 核医学分子影像在精准医学中能起到支撑作用;能参与评估临床新药研发(如PD-1 或 PD-L1 治疗疗效);各种放射性标记探针介导的分子影像能指导疾病诊断以及新型治疗方法(分子靶向治疗、质子和重离子治疗监测、干细胞治疗疗效评估、免疫 T 细胞治疗监测评价)应用。

2. 临床实例 前列腺癌是欧美男性人群中发病率最高的癌症,在中国的发病率也呈上升趋势。前列腺癌的分子生物学指标表现多样,而这些标记物的改变与肿瘤发生、发展、治疗转归均关系密切。目前,针对前列腺癌的核医学分子影像以疾病相关生物特征为靶点,在临床前或临床中已开展多种显像或治疗技术,所使用的分子探针涵盖代谢(糖、胆碱)、PSMA 抗原 - 抗体、PSMA 小分子抑制剂及多种受体(生长抑素受体、蛙皮素受体及雄激素受体)(见文末彩图 5-2),具体如下:

(1) 肿瘤代谢显像

1) ^{18}F-FDG(糖代谢显像):前列腺癌组织纤维成分多,癌细胞负荷相对较少,且前列腺癌细胞大多分化好,葡萄糖代谢较低,因此 ^{18}F-FDG PET 显像常难以区分前列腺的良恶性结节。此外,^{18}F-FDG 经泌尿系统排泄,膀胱放射性滞留也会影响邻近部位前列腺病灶的观察。临床研究发现,^{18}F-FDG PET 检出的前列腺结节,仅 15%~20% 为癌。因此,^{18}F-FDG PET 检查并不常用于前列腺癌常规诊疗中。值得一提的是,前列腺癌病灶摄取 ^{18}F-FDG 越高,恶性程度越大,患者预后越差。

2) ^{11}C 或 ^{18}F- 胆碱(脂代谢显像):由于肿瘤中细胞膜合成的增加导致胆碱激酶表达增高,进而提高胆碱的摄取。^{18}F- 胆碱和 ^{11}C- 胆碱 PET/CT 显像诊断前列腺癌盆腔转移性淋巴结的灵敏度为 62%,特异度为 92%,可更改约 41% 患者的治疗方案,尤其适用于对血清前列腺特异性抗原(prostate-specific antigen,PSA)水平为 1~50ng/ml 的前列腺癌患者复发病灶的检出。胆碱代谢显像在一定程度上仍难以区分前列腺病良恶性,存在误诊与漏诊的可能性。

3) ^{11}C- 乙酸盐(脂代谢显像):乙酸盐参与体内脂肪酸等多种生化代谢,而前列腺癌细胞常表现为脂肪酸的高代谢,故能检测前列腺癌病灶。然而,临床研究显示 ^{11}C- 乙酸盐 PET 显像仍在一定程度上难以区分良性前列腺增生、前列腺癌与正常前列腺,对前列腺癌原发灶检出的灵敏度为 75.1%,特异度为 75.8%;对复发病灶探测的灵敏度为 64%,特异度为 93%。

4) ^{18}F-fluciclovine(氨基酸代谢):前列腺癌细胞表面氨基酸转运体高表达,氨基酸可被前列腺癌细胞大量摄取。^{18}F-fluciclovine(或 ^{18}F-FACBC)是 ^{18}F 标记的亮氨酸类似物,在前列腺癌探测中具有较高的灵敏度(90%),但因假阳性较高,其特异度仅为 40%。但对晚期前列腺癌而言,^{18}F-FACBC 诊断效能优于 ^{11}C- 乙酸盐 / 胆碱。目前,美国食品药品管理局(Food and Drug Administration,FDA)已批准 ^{18}F-FACBC(Axumin^{TM})应用于前列腺癌的诊断。

(2) 以 PSMA 为靶点的 PET 显像

1) 放射免疫显像:前列腺特异性膜抗原(prostate specific membrane antigen,PSMA)高表达于前列腺癌肿瘤细胞,被认为是前列腺癌最有价值的靶点。7E11 和 J591 分别为靶向 PSMA 分子胞内区和胞外区的单抗。^{111}In 及 ^{177}Lu 标记的抗 PSMA 单抗已被证实可准确靶向前列腺癌骨与软组织转移灶,但该类抗体血液循环半衰期长(3~4 天)、组织渗透性差、靶 / 本底摄取比值低,在一定程度上限制其应用。

2) 小分子抑制物介导靶向显像及治疗:PSMA 小分子抑制剂因具有细胞渗透性好、血液清除率快的优点,成为构建前列腺癌分子探针的首选。目前已进入临床的 PSMA 小分子抑制剂主要有 PSMA-11、PSMA I&T、PSMA-617,均属于尿素衍生物类。研究显示,^{68}Ga-PSMA PET 对处于中等至高风险的前列腺癌患者诊断效能明显优于 ^{18}F-FDG、^{11}C 或 ^{18}F- 胆碱、^{11}C- 乙酸盐、^{18}F-fluciclovine

PET 以及 MRI(见文末彩图 5-3),故用于:①原发性前列腺癌的早期诊断及 TNM 分期;②诊断前列腺癌生化复发、转移及再分期;③指导前列腺癌治疗。

^{177}Lu-PSMA 现已应用于转移性前列腺癌治疗中,其肿瘤摄取量高,是重要器官(肾脏、唾液腺)摄取量的 6~12 倍。单独使用 ^{177}Lu-PSMA-617 或 ^{177}Lu-PSMA-I&T 后,PSA 下降 50% 的患者高达 60%,PSA 水平下降的患者高达 90%,表明二者能延长前列腺癌患者的生存期。目前,大多数患者能够耐受该类治疗。可出现温和、可逆转的不良反应(如口干、恶心和疲劳),无急性不良反应,但仍需要进一步研究以评估多轮核素治疗后的疗效及毒性,从而决定早期生化复发前列腺患者的治疗周期。

(3) 肿瘤受体显像

1) ^{68}Ga- 胃泌素类似物(胃泌素释放肽受体 gastrin-releasing peptide receptor,GRPR)显像:由于前列腺癌中的 GRPR 过表达,因此可作为肿瘤显像的靶点。研究显示,^{68}Ga-RM2(蛙皮素受体拮抗剂,BAY 86-7548)在原发癌灶和转移淋巴结及在检测前列腺床和淋巴结局部复发方面有良好的作用,但难以显示激素去势抵抗患者的多发骨转移灶。Minamimoto 等人研究显示,^{68}Ga-RM26(蛙皮素受体拮抗剂)对前列腺癌检出率为 71.8%,优于 MRI。

2) ^{68}Ga- 生长抑素(somatostatin)受体显像:最新研究显示,生化复发前列腺癌患者的病灶能摄取 ^{68}Ga-DOTA-TATE,表明该患者内分泌化。对该类患者进行生长抑素受体显像,评估患者行抗神经内分泌肿瘤方案治疗的可行性,有利于改善患者生存。

3) ^{18}F- 氟 -5-α- 二氢睾酮(^{18}F-fluroro-5α-dihydrotestosterone,^{18}F-FDHT)(雄激素受体显像):^{18}F-FDHT 作为雄激素受体的主要结合配体,^{18}F-FDHT 可用于显示前列腺癌的发生、发展及激素治疗效果评价。

针对前列腺癌的核医学分子影像技术绝不限于此,越来越多的分子靶点被确定并应用。目前,临床应用较成熟的有 ^{18}F-FDG、^{11}C- 胆碱 /^{18}F- 胆碱、^{68}Ga-PSMA 及氨基酸类显像剂 ^{18}F-FACBC。但由于肿瘤细胞克隆的异质性、基因组的不稳定性及特殊的肿瘤微环境等因素,单一靶向分子难以全面反映前列腺癌的生物学特征,多靶点联合显像可能有助于提高前列腺癌病灶的探测效率。核医学分子影像因高灵敏度及可定量分析等优点,在前列腺癌治疗的早期评估中具有重要价值,此外,^{177}Lu-PSMA-617 或 ^{177}Lu-PSMA-I&T 对生化复发前列腺癌患者的治疗效果明显、耐受性好,有望延长患者生存期,但仍需大量临床随机对照试验证实。因此多靶点联合分子显像及靶向治疗是今后前列腺癌临床研究的重要领域之一。

(三) 核医学分子影像与影像组学

1. 基本概念 影像组学(radiomics)是利用大数据挖掘等信息方法进行疾病量化评估的新技术,是将 PET、CT 或 MRI 的数据作为输入影像数据,从海量数据中提取出具有代表性的特征,然后用机器学习或统计模型等方法进行疾病的量化分析和预测,现已逐渐发展为融合、影像、基因、临床等多源信息进行诊断、疗效评估和预后判断的新技术。目前,影像组学已经应用于肺癌、结直肠癌及脑胶质瘤等临床研究中。

2. 基本步骤 数据采集、病灶检测、病灶分割、特征提取和信息挖掘。

3. 核医学分子影像在影像组学中优势

(1) PET/CT 及 PET/MRI 能同时提供功能代谢与解剖结构信息。

(2) 一次成像能获得全身组织器官信息。

(3) 多种探针能提供细胞分子水平的代谢、蛋白、基因多方面信息,即代谢组学、蛋白组学、基因组学等方面异常改变,帮助临床医生进行综合分析、疗效评估及预后判断。因此,PET 影像组学为影像组学的重要方法及组成部分。

四、小结

随着分子生物学、基因组学、后基因组学研究的不断深入,分子影像的地位得到广泛认可并迅速发展。核医学具有分子影像的先天优势,是分子影像中最有发展前途、最成熟的学科领域。核医学分子影像技术深入至分子、亚分子水平,无创、实时、活体、特异、灵敏地显示病变的发生与发展,为疾病诊断、治疗决策提供早期而准确的科学依据。学习本章内容,旨在拓展学生对核医学在分子领域的认识,通过了解核医学分子影像及影像组学的相关知识和进展,提高学生对核医学的深入学习和研究的兴趣,强调核医学的发展前景及重要性。在实习学时允许时,可结合本科室已有的科研条件或选择代表性文献,就某种核医学分子影像技术及影像组学展开详细讨论。

(王雪鹃)

第六章
体外分析技术

一、目的和要求

1. 掌握　体外分析基本概念及其主要技术方法和原理。
2. 熟悉　体外分析的临床应用及其质量控制。
3. 了解　实验室的管理方法和医学实验室的质量及其认可准则。

二、实践学时

本章实践 2~4 学时。

三、实习内容

(一) 体外分析技术基本概念

体外分析技术是利用放射分析法或其派生的相关非放射分析技术测定生物样品中微量生物活性物质的一类分析技术的总称。包括体外放射分析和体外非放射分析两大类。

体外放射分析(in vitro radioassay)是以放射性核素标记物为示踪剂,以特异性结合反应为基础,以放射性测量为定量手段,在体外对人体内的微量活性物质进行定量检测的分析技术。主要包括:①放射性竞争性结合分析(competitive radioactive binding assay),以放射免疫分析(radioimmunoassay, RIA)为代表;②放射性非竞争性结合分析(non competitive radioactive binding assay),以免疫放射分析(immunoradiometric assay, IRMA)为代表。

在放射免疫分析基础上发展起来的非放射性标记体外免疫分析技术(酶标记免疫分析技术除外),因其操作简便、无放射性污染、自动化程度高、出结果快、灵敏度和稳定性好等优点被广泛应用于肿瘤标志物和激素的临床检测。非放射性标记免疫分析技术主要包括酶标记免疫分析技术、化学发光免疫分析技术及时间分辨荧光免疫分析技术等。

(二) 放射免疫法测定血清甲状腺素浓度

1. 原理　标准抗原或待测抗原(T_4)与放射性核素标记的抗原($^{125}I\text{-}T_4$)与其特异性抗体(anti-T_4)具有相同的结合能力。当反应体系中 anti-T_4 的量和 $^{125}I\text{-}T_4$ 的量一定,且 T_4 与 $^{125}I\text{-}T_4$ 之和多于 anti-T_4 的量,随着未标记抗原(T_4)量的增加,生成的标记抗原抗体复合物($^{125}I\text{-}T_4$-anti-T_4)的量就减少。两者之间存在一定的反比例函数关系。实际操作中,将一系列已知量的标准抗原 T_4 与一定量的 $^{125}I\text{-}T_4$ 以及一定量的 anti-T_4 反应,分别测定每一已知量 T_4 最终形成的结合部分放射性活度(B)与游离部分放射性活度(F),以已知量 T_4 浓度做横坐标,以 $B/B_0\%$ 做纵坐标,得到一条竞争抑制曲线,即标准曲线。在同样的实验条件下,测量待测品 $B/B_0\%$,就可以从标准曲线推算出待测样品中 T_4 的含量。

放射免疫分析法是一种超微量分析技术,影响因素较多,整个实验的不同环节都可以引进误差，影响测量结果。质量控制（quality control，QC）就是在实际工作中利用一些客观的指标，对检测结果进行质量控制，发现并及时纠正误差。以保证分析误差控制在可接受的范围内。本实验加入两种浓度的质控血清，用以控制实验误差，并让学生认识质控的重要性。在其他体外放射分析和非放射分析方法中，质量控制同样是一个重要的、必不可少的环节。

2. 方法

(1) 实验所需物品：被检血清、T_4放射免疫分析试剂盒、蒸馏水、微量加样器及塑料加样头、测定管、试管架、防水记号笔等。

(2) T_4放射免疫分析试剂盒组成及配制

1) $^{125}I\text{-}T_4$（红色溶液），1 瓶。直接使用。

2) T_4抗体（冻干品），1 瓶。用蒸馏水溶解（50 管：5ml，100 管：10ml）。

3) T_4标准品(冻干品)，6 瓶。用蒸馏水溶解。0 标准品用 1.0ml 溶解，其他标准品用 0.5ml 溶解。溶解 15 分钟后摇匀方可使用。溶解后其浓度分别是：0，20，40，80，160，320ng/ml。

4) 质控血清（冻干品），2 瓶。使用前每瓶分别加入 0.5ml 蒸馏水溶解。

5) 免疫分离剂，1 瓶。直接使用。

以上各组分（包括待测样品）加样前应摇匀，并最好平衡到室温。

(3) 仪器：γ 计数仪、试管振荡器、水浴箱、离心机等。

(4) 实验方法和步骤

1) 标本采集：取清晨空腹静脉血，分离血清加盖，2~8℃放置可保存 1 周，否则应 −20℃冷冻保存，脂血或溶血标本会影响测定结果。

2) 实验方法：试管编号，按表 6-1 程序操作。

表 6-1　T_4操作程序（单位 μl）

	总 T 管	NSB 管	S_0管	$S_{1\text{-}5}$管	质控或样品管
T_4标准品 S_0	—	50	50	—	—
T_4标准品 $S_{1\text{-}5}$	—	—	—	50	—
质控血清或待测样品	—	—	—	—	50
$^{125}I\text{-}T_4$	200	200	200	200	200
蒸馏水	—	100	—	—	—
羊抗 -T_4抗体	—	—	100	100	100
充分混匀，37℃温育 45 分钟					
T_4驴抗羊免疫分离剂	—	500	500	500	500

充分混匀，室温放置 15min，3 500 转 /min 离心 15min，吸弃上清液，在 γ 计数器上测定各沉淀管的放射性计数。

(5) 结果计算：按下列公式计算各标准品、质控品和待测样品的 $B/B_0\%$。

$$B/B_0\%=(B-NSB)/(B_0-NSB)\times 100\% \qquad \text{式(6-1)}$$

以标准品浓度为横坐标，对应的各标准管的 $B/B_0\%$ 为纵坐标，在 log-logit 坐标纸上绘制标准曲线，根据待测样品的 $B/B_0\%$ 可在标准曲线上求出样品的 T_4含量。

各实验室应有自己的正常参考值。

3. 注意事项

(1) 实验前应详细阅读使用说明书。

(2) 仪器必须校正准确。

(3) 加不同试剂、样品必须更换加样头,避免误差。

(4) 所有试剂包括待测标本事先应室温下平衡。

(5) 不同批号试剂不能混合使用,建议每份标本都应做双管取平均值。

(6) 测定管应用聚苯乙烯或聚氯乙烯试管,而玻璃试管常因管壁厚薄不一致,影响 γ 计数。

(7) 试剂尽量加到试管下部,靠近液面,但吸头不要与液面接触。加样后必须振荡、混匀。

(8) 沉淀与上清液分离时,动作要迅速,但切勿吸走沉淀物,以免影响结果。

(9) 注意防护,在操作过程中,切勿使 ^{125}I 标记物液体外溢,避免放射性污染桌面或地面。测定后将污染的试管放在指定器具内。

4. 适应证 放射免疫分析是建立最早、应用最广的体外分析技术,已广泛应用于临床几乎全部学科及生物医学研究,用于体内微量活性物质的体外检测。常见适应证见于甲亢、甲亢疗效评价、甲亢复发、甲减、甲状腺炎症、下丘脑和垂体肿瘤、睾丸疾病、卵巢疾病、早孕、绒癌、皮质醇增多症、糖尿病分型、胰岛细胞瘤、胰岛素抗药性检测、高血压分型、心肌梗死、洋地黄血浓度监测、病毒性肝炎、肝硬化、肝癌、胃炎、胃溃疡、胃癌、胰腺炎、肠道肿瘤、肾炎、肾血管疾病、肾脏肿瘤等。

5. 临床应用

【病例 6-1】

患者女性,31 岁。疲乏无力、易饿、多食而消瘦,月经紊乱 2 年。查体:T 37℃,P 115 次 /min,R 26 次 /min,BP 110/60mmHg。发育正常,眼球突出,甲状腺Ⅱ度肿大,质软,无结节,两上极可触及震颤,可闻血管杂音,手震颤(+),余查体未查及阳性体征。

采用放射免疫分析法测定血清总三碘甲状腺原氨酸(TT_3):4.2nmol/L(1.0~3.2nmol/L),总甲状腺素(TT_4):210nmol/L(70~180nmol/L),游离三碘甲状腺原氨酸(FT_3):11.6pmol/L(3.2~9.2pmol/L),游离甲状腺素(FT_4):33pmol/L(8.6~26pmol/L),采用免疫放射分析法测定血清促甲状腺激素(TSH)<0.015mIU/L。诊断为甲状腺功能亢进(甲亢)。

【病例 6-2】

患者女性,38 岁。因"人工流产后 2 个月,阴道不规则流血 20 天"入院。查体:T 36.8℃,P 100 次 /min,R 18 次 /min,BP 130/90mmHg。发育正常,营养中等。心、肺正常,腹平坦,肝、脾未触及。脊柱、四肢无畸形,双下肢无水肿。各种生理反射正常。阴道检查:已婚外阴,白带呈凝乳状,见紫蓝色结节,宫颈光,宫体前位,8cm × 7cm × 6cm 大小,质软、形状不规则,双附件区未触及明显包块。

采用放免法检测血 β- 人绒毛膜促性腺激素(human chorionic gonadotropin,hCG)6 800.7mIU/ml,高于正常,确诊为绒毛膜癌。

【思考题】

(1) 放射免疫分析法的原理是什么?

(2) 放射免疫分析法的临床应用有哪些?

6. 小结 放射免疫分析是随着医学科学发展而新产生的一种重要的体外检测诊断方法。主要是用放射免疫技术来检测体内极微量物质,具有灵敏度高、操作简便、成本低、应用范围广等优点。放射免疫分析技术的建立,为甲状腺疾病、垂体疾病、宫外孕、葡萄胎等各种疑难杂症的诊断及鉴别诊断提供了强有力帮助。目前已广泛应用于临床,成为重要的诊断和治疗观察指标。

(三) 免疫放射分析法测定血清促甲状腺激素浓度

1. 原理　免疫放射分析(IRMA)是在放射免疫分析(RIA)基础上建立的放射性非竞争性结合反应,属饱和分析。促甲状腺激素免疫放射分析试剂盒采用的是一步固相夹心法。事先将 TSH 第一抗体(Ab1)固定在试管的底部,形成固相抗体(试剂盒生产厂家完成),试验时,加入过量的 ^{125}I 标记 TSH 单克隆抗体(Ab2)、校准品或待测样品,由于两种单抗有不同的结合位点,则固相抗体与 ^{125}I 标记抗体可同时与血清中的 TSH 结合,形成固相 Ab1-TSH-^{125}I-Ab2 复合物。反应结束后,倒掉或抽干上清液,洗涤,测定固相结合物上的放射性计数,以标准品浓度为横坐标,以相应标准品计数为纵坐标,绘制标准曲线,根据待测样品免疫复合物的计数在标准曲线上即可查出待测样品中 TSH 的含量(图 6-1)。

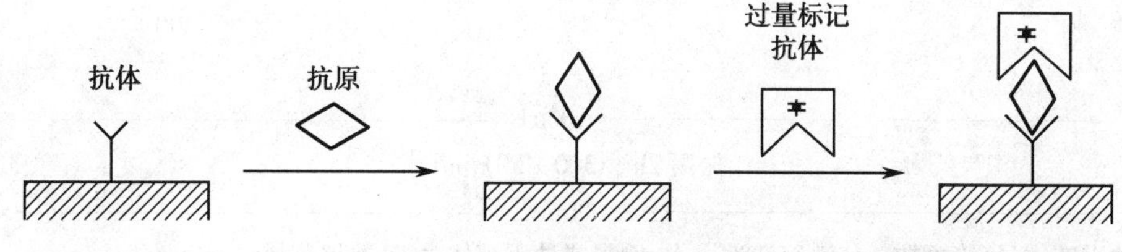

图 6-1　IRMA 原理示意图

2. 方法

(1) 实验所需物品:待测血清、TSH 免疫放射分析试剂盒、蒸馏水、微量加样器、塑料加样头、试管架、防水记号笔等。

TSH 试剂盒组成:

1) ^{125}I-TSH 标记物,1 瓶。

2) TSH 包被抗体,2 袋。每袋 50 管(试管底部包被有 TSH 单克隆鼠抗)。

3) TSH 质控血清,2 瓶。含高、低浓度 TSH 血清。

4) 标准品,7 瓶。

5) 洗液,1 瓶。

(2) 仪器与材料:γ 计数仪、试管振荡器、离心机等。

(3) 实验方法和步骤

1) 取静脉血分离血清,待测。

2) 包被管编号如表 6-2 所示。每管标准品或样品的加入量为 200μl。标记物加入量为每管 100μl。室温振荡[(300 ± 50)r/min]2h 后,每管加入 1ml 洗液,倒尽或抽干液体,再用 1ml 洗液洗一次,倒尽或抽干液体。在 γ 计数仪中测定各管放射性计数。

(4) 计算结果:以各标准品的 TSH 浓度为横坐标,对应各标准品的 cpm 计数为纵坐标,绘制标准曲线。根据各样品管的 cpm 计数在标准曲线上查出样品的 TSH 含量。

各实验室应有自己的正常参考值。

3. 注意事项

(1) 仪器必须校正准确。

(2) 加不同试剂、样品必须更换加样头,避免误差。

(3) 所有试剂包括待测标本事先应室温下平衡。

(4) 不同批号试剂不能混合使用,建议每份标本都做双管取平均值。

(5) 测定管应用聚苯乙烯或聚氯乙烯试管,而玻璃试管常因管壁厚薄不一致,影响 γ 计数。

表 6-2 TSH 操作检测程序

	标准品(μl)							质控血清(μl)	样品(μl)
试管编号	S_0	S_1	S_2	S_3	S_4	S_5	S_6	C	S样
标准品 S_0	200								
S_1		200							
S_2			200						
S_3				200					
S_4					200				
S_5						200			
S_6							200		
质控血清								200	
样品									200
标记物	←100μl→								
	振荡 2h [(300±50)r/min]								
洗液	←1ml→								
倒尽或抽干液体,每管再加 1ml 洗液清洗一次,倒尽或抽干液体,γ 计数仪测量									

(6) 试剂尽量加到试管下部,靠近液面,但吸头不要与液面接触。加样后必须振荡、混匀。

(7) 分离沉淀与上清液时,必须小心吸尽上清液,但切勿吸走沉淀物,以免影响结果。

(8) 注意防护,在操作过程中,切勿使 ^{125}I 标记物液体外溢,避免放射性污染桌面或地面。测定后将污染的试管放在指定器具内。

4. 适应证　同放射免疫分析的适应证。

5. 临床应用

【病例 6-3】

患儿男性,3 岁。身材较同龄儿童明显偏矮。活动少,出牙、学走路、学说话均比同龄儿童要晚。查体:T 36.6℃,P 58 次 /min,R 22 次 /min,BP 98/60mmHg。发育迟缓,精神萎靡,甲状腺对称弥漫性Ⅱ度肿大。

采用免疫放射分析法测定 FT_3 1.8pmol/L,FT_4 5.4pmol/L,均低于正常参考值。TSH 6.8mIU/L (0.3~5mIU/L)。诊断为甲状腺功能低下(甲减)。

【思考题】

(1) 免疫放射分析法的原理是什么? 主要优点是什么?

(2) 免疫放射分析法的临床应用有哪些?

6. 小结　免疫放射分析是在放射免疫分析的基础上发展起来的放射性标记免疫分析技术,有其独特优势,取得了广泛应用。与放射免疫分析的主要区别在于:①RIA 标记的是抗原,IRMA 标记的是抗体;②RIA 的抗体是限量,即抗体量少于抗原量,属于竞争性结合分析,IRMA 标记的抗体是过量,不存在竞争性结合反应,属放射性非竞争性结合分析,又称饱和分析,反应速度较 RIA 快;③RIA 测得的标记抗原抗体复合物的量与受检抗原的量呈反比,IRMA 的剂量反应曲线为正相关的直线关系;④RIA 中加入的抗体和标记抗原都是定量的,加样误差可严重影响测定结果,而 IRMA 中标记和固相抗体在反应中都是过量的,只有待测样品的加样误差才会影响分析结果。因此,IRMA 的批内和批间变异均比较小。

(四) 酶联免疫分析技术测定雌二醇浓度

1. 原理　利用酶联免疫分析技术，将抗原或抗体结合到某种固相载体表面，同时使抗原或抗体与某种酶连接形成酶标记抗原或抗体，这种酶标抗原或抗体既保留其免疫活性，又保留酶的活性。在测定时，把受检标本（测定其中的抗体或抗原）和酶标抗原或抗体按不同的步骤与固相载体表面的抗原或抗体进行反应。用洗涤的方法使固相载体上形成的抗原抗体复合物与其他物质分开，最后结合在固相载体上的酶量与标本中受检物质的量成一定的比例。加入酶反应的底物后，底物被酶催化变为有色产物，有色产物的量与标本中受检物质的量直接相关，故可根据颜色反应的深浅进行定性或定量分析。由于酶的催化效率很高，故可极大地放大反应效果，从而使测定方法达到很高的灵敏度。根据检测目的和操作步骤不同，有双抗体夹心法，间接法和竞争法三种类型。

本实验应用竞争性酶联免疫分析技术定量检测血清雌二醇(E_2)含量。将抗 E_2 抗体包被在微孔板上，制成固相抗体，试验时，向微孔中依次加入梯次浓度的 E_2 校准品或待测血清以及酶标 E_2，两者共同与抗体竞争，反应后冲洗微孔板去掉游离部分，最后加入酶反应底物，用酶标仪在 450nm 处测定其光密度（OD 值）。用不同含量的校准品浓度做横坐标，对应的 OD 值为纵坐标绘制标准曲线，根据待测样品的 OD 值即可在标准曲线上求得其 E_2 浓度。

2. 方法

(1) 实验用品：被检血清、酶联免疫检测试剂盒、聚丁二烯苯乙烯（polybutadiene styrene，PBS）缓冲液等。

试剂盒组成见表 6-3：

表 6-3　雌二醇酶联免疫试剂盒组成

	数量(96T)	体积(96T)	制品状态
1) E_2 校准品(S_0-S_5)	6 瓶	0.5ml	液体
2) 酶标抗原	1 瓶	6ml	液体
3) 质控品	2 个水平各 1 支	0.5ml	液体
4) 显色剂 A	1 瓶	7ml	液体
5) 显色剂 B	1 瓶	7ml	液体
6) 终止液	1 瓶	7ml	液体
7) 浓缩洗涤剂(20X)	1 瓶	15ml	液体
8) 预包被板	1 块	96 孔	—
9) 封板膜	2 张		
10) 封口袋	1 个		

(2) 仪器与材料：微量加样器及塑料加样头(50μl，500μl)、水浴箱、蜗旋混合器、酶标仪等。

(3) 实验方法和步骤

1) 将各种试剂移至室温平衡半小时。

2) 取浓缩洗涤液，根据当批检测数量，用蒸馏水 1∶20 稀释，混匀后备用。

3) 将预包被板从密封袋中取出，设一个空白对照孔，不加任何液体，每个校准品各设两孔，每孔加入相应校准品 50μl；其余每个检测孔直接加入质控品或待测血清 50μl。

4) 每孔加入酶标抗原 50μl(空白对照孔除外)，充分混匀，贴上封板膜，置 37℃温育 1h。

5) 手工洗板；弃去孔内液体，洗涤液注满各孔，静置 10s 甩干，重复 3 次后拍干。注意切勿擦拭反应微孔内壁。

6）每孔加显色剂 A 液 50μl，显色剂 B 液 50μl，震荡摇匀后置 37℃避光显色 15min，每孔加终止液 50μl。

7）用双波长酶标仪可以不设空白对照孔，也无需调零点。单波长酶标仪必须设空白对照孔，先用空白对照孔调零，然后测量。

8）用酶标仪在 450nm 读取 OD 值。

（4）结果计算

1）计算百分结合率：用校准品或样品的 OD 值除以 S_0 的 OD 值，为百分结合率。

2）手工作图：用百分结合率对数（logit-In）坐标纸，以校准品浓度为横坐标，以对应的百分结合率为纵坐标，绘制校准品曲线，在曲线上按照待测血清百分结合率查到 E_2 的浓度值。

3. 注意事项

（1）室温低于 20℃或试剂及样本没有回到室温（20~24℃）会导致所有标准的 OD 值偏低。

（2）预包被板须密封防潮。

（3）加试剂前应先摇匀，加样中避免交叉污染。

（4）温育反应过程中必须使用封板膜。在洗板过程中如果出现板孔干燥的情况，则会伴随着出现标准曲线不成线性、重复性不好的现象，所以洗板拍干后应立即进行下一步操作。

（5）不同批号试剂不能混用。

4. 适应证　同放射免疫分析的适应证。

5. 临床应用

【病例 6-4】

患者男性，48 岁，工人。上腹饱胀不适、食欲缺乏、乏力 1 月余入院。患者 2 年前发现有乙肝，近 1 个月感到上腹饱胀不适，食欲减退，有时恶心，乏力明显，体重较前明显减轻，近 1 周来牙龈时有出血。2 年前发现乙肝“大三阳”（HBsAg 阳性、HBeAg 阳性、抗 HBc 阳性），肝功能异常，白球比（A/G）下降。入院体检：腹水征阳性，肝肋下 7cm，质硬，表面结节状，边缘不规则，脾肋下 3cm，质中，双下肢凹陷性水肿。实验室检查：血常规：白细胞计数 12.8×10^{12}/L，红细胞计数 3.08×10^{12}/L，血小板 35×10^{9}/L。肝肾功能：总蛋白 56.9g/L，白蛋白 24.0g/L，球蛋白 32.9g/L，A/G 0.7，总胆红素 93.9μmol/L。HBsAg 阳性、HBeAg 阳性、抗 HBc 阳性。B 超：肝右叶内见 10cm × 12cm 强回声光团。

采用酶联免疫法测定血清甲胎蛋白（AFP）：650μg/L（0~20μg/L），诊断为病毒性肝炎、肝硬化、原发性肝癌。

【思考题】

（1）酶联免疫分析技术的原理是什么？有哪些临床应用？

（2）非放射性标记免疫分析有哪些优势？常用的非放射免疫分析方法有哪些？

6. 小结　酶联免疫分析技术是标记免疫分析中的一项重要技术，现已成功地应用于多种病原微生物所引起的传染病、寄生虫病及非传染病等方面的免疫诊断，也已应用于大分子抗原和小分子抗原的定量测定。酶联免疫分析技术具有灵敏、特异、简单、快速、稳定及易于自动化操作等特点，不仅适用于临床标本的检查，而且由于一天之内可以检查几百甚至上千份标本，因此，也适合于血清流行病学调查。本法不仅可以用来测定抗体，而且也可用于测定体液中的抗原，是一种早期诊断方法，已应用于生物医学的各个领域。

（五）化学发光免疫分析技术测定甲胎蛋白（alpha fetoprotein，AFP）浓度

化学发光免疫分析技术是基于化学发光反应及抗原 - 抗体免疫反应建立的一种非放射免疫分

析技术，它综合了免疫反应的高特异性和化学发光反应的高敏感性，因其反应时间短，容易自动化操作，出结果快等优点，在临床免疫检测中得到了广泛应用。其免疫反应的原理与放射性免疫分析和酶标记免疫分析相比最主要的区别在于标记物不同。就化学发光检测本身而言，因仪器品牌和试剂生产厂家不同，其标记物也不尽相同，检测方法也从最初的手工操作发展为现在临床常用的自动化操作。为便于学生理解和掌握，现各选取 1 种自动化学发光免疫分析技术和 1 种手工化学发光免疫分析技术分别介绍。

1. 自动化学发光免疫分析技术

(1) 原理：本实验采用化学发光微粒子免疫分析(chemiluminesent microparticle immunoAssay，CMIA)技术，两步法对待测样品血清中的甲种胎儿球蛋白(AFP)进行定量测定。

第一步，将样本和甲胎蛋白抗体包被的顺磁微粒子结合，样本中的甲胎蛋白与甲胎蛋白抗体包被的微粒子结合。冲洗后进入第二步，加入吖啶酯标记的甲胎蛋白抗体结合物，形成反应复合物。再次冲洗后，将预激发液和激发液加入到反应复合物中。测量产生的化学发光反应，以相对发光单位(RLUS)表示。样品中的 AFP 含量与光学系统检测到的 RLUS 值成正比。

(2) 方法

1) 实验物品：被检血清、甲胎蛋白化学发光免疫分析试剂盒、预激发液、激发液、清洗缓冲液、校准品、质控品、蒸馏水等。

2) AFP 试剂盒组成：①鼠单克隆抗 -AFP 包被的磁性颗粒；②鼠单克隆抗 -AFP 吖啶酯标记的结合物。

3) 校准品：有 A(0ng/ml)、B(15ng/ml)、C(45ng/ml)、D(300ng/ml)、E(1 500ng/ml)和 F(2 000ng/ml) 6 种浓度，校准范围：0~2 000ng/ml。

4) 质控品：低、中、高三种浓度。

5) 仪器与材料：全自动化学发光仪，反应杯，样品杯，软盖，替换盖，低温离心机，医用冰箱等。

6) 实验方法和步骤：

样品准备：①用含有肝素(钠或锂)的试管采集患者血液。②血液样本应该无菌采集，以避免溶血。③如果检测时间超过 24h，应将血清和有形成分分离；检测前，血清可在 2~8℃下保存 7d，如超过 7d，应在 -20℃或更低温度下保存。④使用前，必须对含有纤维、血细胞或其他微粒物质的样本进行离心分离，以确保结果的一致性。

具体实验操作步骤：①开机：预热 20min；②装入 AFP 试剂盒，预激发液，激发液，缓冲液等；③清空垃圾桶；④扫描试剂，机器准备就绪；⑤定标，机器进入运行状态；⑥定标通过后，放入质控品，检查是否在控；⑦样品离心，分离血清和有形成分；⑧扫描样品进入 LIS 系统；⑨样品管脱帽后装入机器专用试管架，放入机器进行检测；⑩检查结束后撤出样品，清洗探针。

7) 结果计算：以标准品浓度为横坐标，以对应的 RLUS 值为纵坐标，绘制标准曲线。样品中 AFP 浓度可根据其 RLUS 值从标准曲线上查出。

(3) 注意事项

1) 使用有效期内的试剂盒，不要混用不同批号试剂盒中的试剂，试剂应于 2~8℃保存。

2) 将 AFP 试剂盒装机前应混合微粒子试剂，使运输过程中可能沉淀下来的微粒子重新悬浮。首次装载微粒子试剂后，无需进一步悬浮。

具体做法是：①反转微粒子试剂瓶 30 次。目视检查试剂瓶，确定微粒子已重新悬浮为止。②如微粒子没有重新悬浮，则不能使用。③微粒子重新悬浮后，给试剂瓶加盖软盖。④将 AFP 试剂盒安装到机器上。

3）检查检测所需试剂是否齐全。

4）确保所有试剂瓶都有软盖，以防止试剂蒸发或污染。

5）不能使用：热灭活样品，混合样品，严重溶血样品，明显受微生物污染的样品。

6）冷冻样品必须完全解冻，然后混匀。

7）检查所有样品无气泡。

8）避免样品反复冻融5次以上。

2. 手工化学发光免疫分析技术

（1）原理：本实验用双抗体夹心法，在包被有抗AFP单抗的包被板每孔中分别加入标准品及待测血清样本，再加入另一种不同位点的辣根过氧化物酶（HRP）标记的抗AFP单抗，形成固相抗AFP抗体$_1$-AFP-HRP标记抗AFP抗体$_2$复合物。加入化学发光底物液，HRP催化底物系统发光，由化学发光检测仪检测发光强度。HRP的量与发光强度呈线性关系，且与AFP浓度成正相关。建立标准曲线，根据发光值回算出待测样本中AFP的浓度。

（2）方法

1）实验物品：被检血清、甲胎蛋白化学发光免疫分析试剂盒等。

试剂盒组成：①包被有抗AFP抗体的包被板；②酶结合物（HRP标记的抗AFP抗体）；③AFP标准品6瓶（0ng/ml（空白对照）、5ng/ml、12.5ng/ml、50ng/ml、200ng/ml、400ng/ml）；④AFP质控血清3瓶（低值、中值、高值各一瓶）；⑤发光底物液A、B；⑥洗液。

2）仪器与材料：微量移液器、移液头、恒温箱、发光检测仪等。

3）实验方法和步骤：实验前，试剂盒及血清样本需平衡室温15~30分钟。

具体实验操作程序如下：①将包被板取出编号，每孔分别加入浓度由低到高的标准品、质控血清和待测样本各20μl；②每孔加入酶结合物100μl，混合30秒，盖板，37℃温育1小时；③甩干孔内液体，1：20蒸馏水稀释后的洗液洗涤5次，最后在吸水纸上拍干；④每孔加发光底物A、B液等比例混合的混合底物100μl，混合30s，放入发光检测仪中室温避光反应15~20min；⑤发光检测仪检测发光强度。

4）计算结果：以标准品浓度为横坐标，以发光值减去空白对照孔的发光值为纵坐标，使用双对数坐标纸，作出标准曲线。样品中AFP浓度可从标准曲线上查出。

（3）注意事项

1）使用有效期内的试剂盒，不要混用不同批号试剂盒中的试剂，试剂使用完应及时于2~8℃保存。

2）孔内样品混合要均匀，洗板要彻底，洗板时洗液要注满每孔，不可用水过猛，避免气泡产生。

3）开封后，剩余包被板密封2~8℃保存，避免受潮。

4）避免交叉污染。所有样本应视为潜在的传染性物质，按有关规定处理。

5）加入发光底物后要避光，光线会增高阴性样本的发光值。

6）整个实验过程必须连续完整进行。

3. 化学发光免疫分析技术的适应证　同放射免疫分析的适应证。

4. 化学发光免疫分析技术的临床应用

【病例6-5】

患者男性，60岁。患者排尿困难3个月，伴有消瘦、食欲减退、贫血，直肠指诊前列腺稍硬。查体：T 36.8℃，P 78次/min，R 20次/min，BP 130/80mmHg。神志清，精神较差，余查体未查及阳性体征。取患者血清，利用化学发光免疫分析技术检测前列腺特异性抗原PSA为65ng/ml，考虑前列腺癌可能性大，后行前列腺穿刺活检，确诊前列腺癌。

【思考题】

(1) 化学发光免疫分析技术的原理是什么？

(2) 化学发光免疫分析技术的临床应用有哪些？

5. 小结　化学发光免疫分析技术是继放射免疫分析技术后建立的标记免疫分析技术，与放射性分析的最大区别，是标记物从放射性核素改成了发光物质，是一种重要的非放射性标记免疫分析方法。此方法具有灵敏度高、特异性强、线性范围宽、操作简单、分析快速、自动化程度高等优点，可用于各种抗原、半抗原、抗体、激素、酶、脂肪酸、维生素和药物等的检测分析，已成为上述物质临床免疫分析的重要手段。

(六) 时间分辨荧光免疫分析技术测定血清乙型肝炎e抗原含量

时间分辨荧光免疫分析法是一种特殊的荧光分析法。荧光标记技术在生物医学试验中的应用早于放射性标记，用能够发荧光的物质原子标记抗原或抗体，通过测定荧光量，定性或定量分析抗原或抗体。但传统的荧光免疫测定往往受血清、试管、仪器等的本底荧光干扰，以及激发光源的杂射光的影响，灵敏度不高，影响了其使用。时间分辨荧光免疫测定是在改进这一不足的基础上建立的一种免疫分析技术，它具有标记物制备简便、储存时间长、无放射性污染、检测重复性好、操作流程短、标准曲线范围宽、不受样品自然荧光干扰和应用范围十分广泛等优点，成为继放射免疫分析之后标记物发展的一个新里程碑。

1. 原理　时间分辨荧光免疫分析技术采用具有长荧光寿命的荧光物质作荧光标记物，常用的是镧系元素铕(Europium，Eu)等。待反应体系发生反应后，用时间分辨荧光分析仪测定最后产物中的荧光强度，根据荧光强度和相对荧光强度比值，判断反应体系中分析物的浓度，达到定量分析的目的(图6-2)。

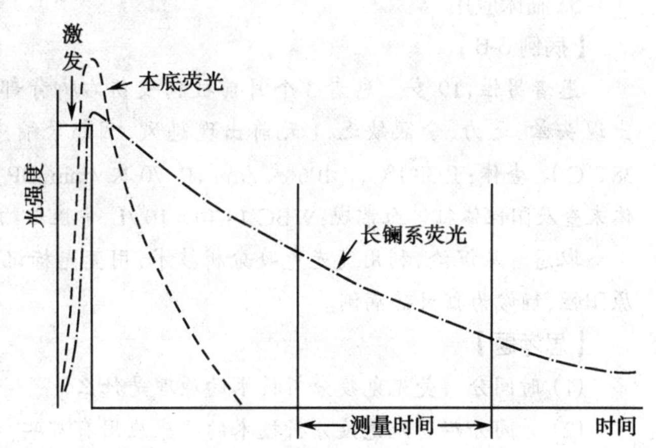

图6-2　时间分辨荧光免疫分析原理示意图

测量时，延长荧光测量时间，就会使短寿命的自然本底荧光完全衰退，所得信号完全为长寿命镧系螯合物的荧光，从而有效地消除非特异性本底荧光的干扰。用稀土元素的原子为标记物，标记后不会影响被标记物的空间立体结构，不影响被标记物质的生物活性，还可实现多位点标记，使一个试剂盒能够同时检测两种或两种以上的待测物。

本实验用镧系元素Eu^{3+}螯合物标记抗HBeAg单克隆抗体，对血清中HBeAg进行测定。

2. 方法

(1) 实验试剂：抗HBeAg单克隆抗体、Eu^{3+}标记盒、Eu^{3+}发光增强液、Tris-HCl等。

(2) 仪器与材料：全自动时间分辨免疫荧光分析仪(Auto DELFIA 1235)、Sepharose CL-6B柱、磁力搅拌器、微量加样器及塑料加样头、96孔板等。

(3) 实验方法和步骤：

1) 固相抗体制备：将单抗用50mmol/L Na_2CO_3-$NaHCO_3$(pH=9.6)缓冲液稀释为10mg/L的包被液。96孔板各孔加200μl，4℃放置过夜。弃包被液，冲洗3次，加200μl含3g/L脱金属离子的牛血清白蛋白(bovine serum albumin,BSA)的上述缓冲液封闭,4℃放置过夜。弃封闭液,真空抽干,板条密封后置 -20℃冷冻保存。

2) Eu^{3+}- 单抗的制备:参照 Eu^{3+} 标记试剂盒说明书操作。取 2g/L 的单抗 500μl,加入含 0.2mg Eu^{3+}-DTTA 冻干粉的小瓶中,30℃磁力搅拌反应 20 小时。反应液用 80mmol/L Tris-HCl(pH=7.8)缓冲液平衡的 Sepharose CL-6B 柱(1cm × 40cm)层析,于 A_{280} 收集蛋白质峰。

3) 测定方法:采用平衡法建立 HBeAg-TRFIA,即在包被有抗体的 96 孔板上,每孔依次加入 25μl HBeAg 参考标准血清或待测血清,200μl 缓冲液已稀释的 Eu^{3+}- 单抗,25℃振荡保温 1h 后,用洗涤液洗涤 6 次。再加增强液 200μl,25℃振荡反应 5min,荧光检测。全部过程均在时间分辨免疫荧光分析仪上自动完成。

4) 数据分析:HBeAg-TRFIA 标准曲线由时间分辨免疫荧光分析仪自带的 log-logit 函数处理。

3. 注意事项

(1) 对荧光标记的抗体的稀释,要保证抗体的蛋白有一定的浓度,一般稀释度不应超过 1 : 20,抗体浓度过低,会导致产生的荧光过弱,影响结果的观察。

(2) 染色温度多采用室温(25℃左右),高于 37℃可加强染色效果,但对不耐热的抗原(如流行性乙型脑炎病毒)可采用 0~2℃的低温,延长染色时间。

(3) 一般标本在高压汞灯下照射超过 3min,就有荧光减弱现象,经荧光染色的标本最好在当天观察,随着时间的延长,荧光强度会逐渐下降。

4. 适应证　同放射免疫分析的适应证。

5. 临床应用

【病例 6-6】

患者男性,19 岁。患者 3 个月前被狗咬伤右脚背部,伤口皮肤破损,未做处理。入院前 4 天出现头晕、乏力、食欲缺乏,1 天前出现恐风,咽部紧缩感,兴奋,夜不能入睡,多语,多汗,发热(T 38.3℃)。查体:T 38.1℃,P 106 次 /min,R 70 次 /min,BP 120/80mmHg。神志清,精神稍亢奋,余查体未查及阳性体征。血常规:WBC 14.40×10^9/L,中性粒细胞 75.4%,Hb 169g/L,PLT 225×10^9/L。

取患者尿沉渣,利用荧光免疫分析技术,用荧光标记抗体检测狂犬病毒抗原,证实狂犬病毒抗原阳性,确诊为狂犬病病例。

【思考题】

(1) 时间分辨荧光免疫分析技术的原理是什么?

(2) 时间分辨荧光免疫分析技术的临床应用有哪些?

6. 小结　时间分辨荧光免疫分析技术在临床检验和医学研究中广泛应用,特别是在超微量分析、自动化实施及双标技术方面优于其他方法,在内分泌激素、病毒、细胞因子、肿瘤标记物方面有广泛应用。除免疫分析外,在核酸分子杂交、PCR 应用、酶分析、细胞活性测定、受体结合分析方面也同样适用。

四、知识拓展

1. RIA 的创建　第一个报道 RIA 技术的是美国化学家 Yalow 和 Berson。1960 年,他们首先应用该技术检测血浆中的内源性胰岛素,为生物医学的微量物质分析开创了新的领域。Yalow 于 1977 年获得了诺贝尔生理学或医学奖。以放射性核素为标记的免疫分析技术迅速引起了世界范围内医学界的关注。在接下来的几十年里,RIA 技术发展十分迅速,并衍生出了多种相关方法,推动了检验医学以及内分泌等临床医学的发展。

早期的研究都是以 ^{131}I(β 射线和 γ 射线)作为标记的,因为那时还没有其他核素可以利用。自 Amersham 和 NEN 公司推出了市售的高纯度、高活性的 ^{125}I(弱 γ 射线)后,放射性核素对人体健康潜在的影响就大大减少了,也进一步推动了 RIA 技术在临床医学中的应用。

2. 放射免疫分析技术与酶免疫分析技术的比较 RIA 自创立以来,在生物医学领域内得到了广泛的应用。灵敏度高,特异性强,操作简单是其优点。但因其标记用的放射性核素不断衰变,试剂有效期短,对人体及环境也会造成一定的辐射影响。同时,RIA 的检测时间长、不易实现自动化操作,对临床大批量标本的检测极为不利。EIA 是以酶标记的抗体或抗原为主要试剂,利用酶促作用使底物反应,利用酶使底物显色的作用而使酶的作用得到放大,从而建立的高灵敏度分析方法。与 RIA 技术相比,EIA 技术避免了放射性核素的污染,且更简便、快速、经济。

3. 放射免疫分析技术与化学发光免疫分析技术的比较 化学发光免疫分析技术是在一个反应体系中化学发光物质经过催化剂和氧化剂的氧化反应生成一种激发态的产物,在它回到基态的过程中,释出的多余能量转变为光子,从而产生发光现象。CLIA 技术由于其试剂有效期长、稳定、检测安全无毒、出结果快、随到随做,彻底解决了长期困扰 RIA 法检测的同位素污染、等待时间长、不易自动化操作等问题。但与 RIA 法比较,CLIA 法所需试剂及仪器成本更高、患者承担的费用也更高。

4. 放射免疫分析技术与电化学发光免疫分析技术的比较 电化学发光免疫分析是一种在电极表面由电化学引发的化学反应,是化学发光的一种发展。它既具有发光检测的高度灵敏性,又具有免疫分析的高度特异性,整个反应过程在一个全自动化的封闭体系中进行,无人为操作误差影响。因此,ECLIA 定量检测的精确度优于 RIA 法。

5. 放射免疫分析技术与时间分辨荧光免疫分析技术的比较 与 RIA 技术比较,时间分辨荧光免疫分析技术具有标记物制备简便、储存时间长、无放射性污染、操作流程短等优点,并且 TR-FIA 检测的灵敏度和特异性都优于 RIA 技术。

综上所述,RIA 技术的建立,开创了人体内微量活性物质体外检测的新纪元,为医学的发展,特别是内分泌学的发展作出了重要贡献,也为其他体外放射分析技术和非放射分析技术的建立奠定了理论和方法学基础。而随着其他体外放射分析技术,特别是体外非放射分析技术的建立并得以广泛应用,RIA 技术的局限性越显突现,临床应用也受到极大挑战。目前,大多数医疗机构将其作为保留项目或补充项目仍然服务于临床及医学研究。

(罗云霄)

第七章
计算机技术在核医学中的应用

一、目的和要求

通过现场实地见习和操作,熟悉并了解计算机技术在核医学成像中的应用。

1. 掌握　计算机技术在核素成像中应用的几个主要环节。
2. 熟悉　核医学成像设备中计算机在数据采集、处理和传输等基本应用。
3. 了解　计算机技术在核医学显像中最新进展。

二、实践学时

本章实践 1 学时。

三、实习内容

(一) SPECT/CT 及 PET/CT 采集工作站

采集工作站,作为核医学设备重要的组成部分,主要完成设备按照指定的流程进行原始数据的采集,并进行初步的数据校正和处理。

选择不同模式的图像采集流程进行演示学习:

1. 动态采集　以肾动态采集作为范例演示动态采集参数的设定及采集流程。
2. 静态采集　以甲状腺显像为范例展示静态采集参数的设定,图像的放大,计数的设定等。
3. 全身采集　了解全身采集的不同模式,连续采集及步进式采集。
4. 断层采集　断层采集模式的设定,参数的设置,门控采集的设置。

(二) SPECT/CT 及 PET/CT 图像处理工作站

后处理工作站主要对采集的图像数据进行分析、处理并以一定的方式展示出来,以提供医师诊断所需要的各种信息。

选取几种不同模式的图像演示计算机在核医学图像后处理和数据分析的重要意义。

1. 静态平面成像　选择合适的显示模式,对图像进行展示,可对图像的灰度、大小、摆放的方式进行自主的调节,同时可以进行必要的标注等,并以胶片或报告图片的方式打印或者存盘。

2. 动态影像的处理　以肾动态为例,演示感兴趣区(region of interest,ROI)的勾画,时间放射性曲线的生成及各类参数的生成过程。

3. 断层图像的处理和展示　展示不同后处理参数的选择对图像处理效果的影响;衰减校正的过程及作用;各类定量指标的计算和生成;医学图像与 CT 图像的融合。

4. 门控数据的处理和三维动态图像的演示　主要演示门控心血池及门控心肌显像的数据重建处理、定量分析的过程及结果演示。包括利用计算机在心血池显像中,通过傅里叶转换,函数计算，进行时相分析，收缩及舒张功能参数的计算；心肌灌注显像当中，各类灌注参数的提供，对缺血及梗死程度及范围的定量化指标的提供等。

(三) PACS/RIS 系统、SPECT/CT 及 PET/CT 报告工作站

PACS 系统是医院用于管理医疗设备，包括 X 射线、CT、MRI、SPECT 及 PET/CT 等影像设备产生的各类医学图像的信息系统。它可以通过对医学图像的采集、显示、存储、交换和输出，完成图像数字化的储存和传送。同时各个医院还可以将图像的报告系统整合在其中，完成图像的显示，阅片，报告书写、审核、存储及网上发布等功能，可以实现患者图像、报告的数字化管理，实现无胶片化，多模态图像调用、对比，协助临床医师的诊断和治疗，尤其是目前随着信息网络化的不断发展，远程医疗将成为临床疾病诊疗的重要模式之一。它通过通信和计算机技术给特定人群提供医疗服务。这一系统包括远程诊断、信息服务、远程教育等多种功能。它以计算机和网络通信为基础，针对医学资料的多媒体技术，远距离进行视频、音频信息传输、存储、查询及显示。

实习过程中将参观和熟悉核医学科 PACS/RIS 系统图像及患者资料的查询、调用及显示过程。并了解 SPECT/CT 及 PET/CT 报告工作站工作流程及模式，体会计算机技术在数据存储、传输、调用及整合方面发挥的重要作用。

1. SPECT(SPECT/CT)报告系统的显示　包括患者信息的获得及录入，后处理图像的调用和展示。演示该系统对图像基本的处理过程，如灰度调整、大小的测量、图像对比等。并演示报告生成、修改及审核过程。演示查询计算机对于报告修改痕迹的记录等。

2. PET(PET/CT)报告系统的显示　除了演示基本的患者信息的获得及录入外，重点展示 PET/CT 报告系统对于所传输的图像进行调用、处理及展示的过程。这类系统除基本的图像处理功能外，如灰度调整、大小的测量、图像对比等。并可以对所获得的 PET/CT 图像中的病灶的放射性摄取情况进行多个种类的定量计算。包括 CT 值的测量，SUV 值的测量，甚至于病灶代谢容积(MTV)以及葡萄糖代谢率(TLG)的计算。并可以对多次检查的数据进行相应的对比演示和病灶评估，在临床疾病的诊断和疗效评价方面发挥了重要的作用。

四、小结

1. 通过实习，熟悉计算机在核医学成像方面应用的各个重要环节。使学生对计算机在核医学影像诊断中发挥的作用有更深刻的认识。

2. 通过见习了解计算机在核医学图像采集、处理，传输、存储等方面的重要作用。尤其是在各种不同的图像的后处理，定量及定性诊断方面发挥着重要的作用。

3. 了解计算机技术的最新进展。随着计算机技术的不断发展，人工智能及远程医疗将获得更大的进步。尤其是在影像组学方面的进步，不仅可以完成医学影像中病灶的自动识别、勾画、定量等工作，同时可以整合患者临床、基因和影像等多个方面的大数据资料，对患者疾病进行准确的诊断、疗效预测和预后评估。

思考题

简述计算机在核医学显像当中主要在哪些环节发挥了重要作用？

（张卫方）

第八章
辐 射 防 护

一、目的和要求

1. 掌握　外照射防护的三原则。

2. 熟悉　γ 剂量仪的使用方法。

3. 了解　放射性核素的物理半衰期和生物半衰期;甲亢和分化型甲状腺癌 ^{131}I 的治疗过程及相关防护知识。

二、实践学时

本章实践 2 学时。

三、实习内容

(一) 辐射防护概述

1. 辐射防护　辐射防护是研究人类和环境免受电离辐射危害,保护职业人员安全和健康,保护公众和环境安全,促进核能和核技术发展的实用性学科。

辐射防护相关国际组织:

国际原子能机构(International Atomic Energy Agency,IAEA)是国际原子能领域的政府间科学技术的合作组织,同时监管地区原子安全及测量检查,并由世界各国政府在原子能领域进行科学技术合作的机构。其宗旨是加速和扩大原子能对全世界和平、健康和繁荣的贡献,并尽其所能确保由其本身、或经请求、或在其监督或管制下提供的援助不用于推进任何军事目的。其重要职能是出版各方面的科学书籍和刊物,涉及与核有关的多方面内容。

国际辐射防护委员会(International Commission on Radiological Protection,ICRP)是一个独立的咨询性机构,其目的是通过提出建议和指南来推动辐射防护的发展。通过其权威性的出版物,具体阐述了放射防护的指导方针、原则与方法,为国际原子能机构(AEA)、世界卫生组织(WHO)等有关国际组织和世界各国制定放射防护法规与标准提供了基本依据,其中 1990 年发表的第 60 号出版物是各国制定辐射防护标准的主要参考依据。

2. 电离辐射的生物效应　电离辐射作用于生物机体引起生物活性分子的电离和激发是产生电离辐射生物效应的基础,辐射损伤的化学基础主要是自由基的作用。电离辐射可对 DNA 分子、蛋白质和酶、细胞、组织器官等均产生辐射作用。电离辐射生物效应根据出现辐射生物效应个体的不同,分为躯体效应和遗传效应。躯体效应指受照射的个体身上出现的辐射效应,而遗传效应是指受照射后代身上出现的辐射效应。按照效应发生规律的性质可分为确定性效应和随机效应。确定性效应的严重程度取决于细胞群中受损细胞的数量和百分率,随机效应是在个别细胞损伤(主要是突变）时即可出现。遗传效应和辐射诱发癌变等属于随机效应。辐射防护目的是为了防止有害的确定性效应（非随机性效应）的发生，限制随机性效应的发生，使之达到可以接受的水平，其基本任务是保护从事放射性工作的人员、公众及其后代的健康与安全，保护环境，促进原子能事业的发展。

低剂量辐射的兴奋效应是指剂量在0.2Gy以内的低传能线密度辐射或0.05Gy以内的高传能线密度辐射，同时剂量率控制在0.05Gy/min以内（实际研究中主要关注照射剂量范围）。大量研究证实低剂量辐射的兴奋效应可产生抗氧化剂防止和移去DNA损伤减少突变；可诱导产生抗氧化剂和修复酶减少染色体畸变成癌的风险；可诱导或激活DNA修复功能免疫反应、抗肿瘤防御系统和解毒机制形成适应性反应。

3. 辐射防护的常用量及其单位

（1）放射性活度（A）：指在一定时间（dt）内，处于特定能态的一定量的放射性核素发生自发衰变（dN）期望值。即：

$$A = \frac{dN}{dt} \qquad \text{式(8-1)}$$

其国际制单位为贝克勒尔（Bq），旧的专用单位为居里（Ci）。

$1Ci=3.7\times10^{10}Bq=3.7\times10^{10}$ 核衰变/s。

（2）照射量：表示射线空间分布的辐射剂量，即在离放射源一定距离的物质受照射线的多少，以X射线或γ射线在空气中全部停留下来所产生的电荷量来表示。其国际制单位为库仑/千克，简写为C/kg。旧的专用单位为伦琴（R）。1伦琴 $=2.58\times10^{-4}$ 库仑。照射量除了与放射源的活性大小有关，还与被照物体与放射源的相对位置有关。离放射源越远，受照的照射量越小。

（3）当量剂量（H_{TR}）：指辐射R在器官或组织T内产生的平均吸收剂量（D_{TR}）与辐射权重因数（W_R）的乘积，即 $H_{TR}=D_{TR}\cdot W_R$。

当我们要检测的辐射场不是由一种类型和一种能量的辐射构成时，当量剂量应通过下式获得：

$$H_{TR} = \sum_R D_{TR} \cdot W_R \qquad \text{式(8-2)}$$

当量剂量的单位是J/kg，称为Sv。

单位时间内的当量剂量称为当量剂量率。

（4）吸收剂量（D）：指单位质量的受照射物质所吸收的电离辐射能量。受照射物质的质量用 dm 表示，受照射物质接受电离辐射的总能量用 $d\varepsilon$ 表示，所以吸收剂量（D）可以写成：

$$D = \frac{d\varepsilon}{dm} \qquad \text{式(8-3)}$$

吸收剂量的国际制单位是J/kg，称为Gy。

单位时间内的吸收剂量称为吸收剂量率。

吸收剂量难于直接测量，一般是通过测定照射量来求得。在放射性核素治疗和放射治疗决定靶区处方剂量都以吸收剂量计算。

（5）比释动能：指非带电粒子与物质相互作用时，将多少能量传递给所产生的带电粒子的物理量。国际制单位是Gy，1Gy=1J/kg，即1Gy表示由非带电粒子在该点的1kg物质中传递给次级带电粒子（如电子）的初始动能的总和为1J。

吸收剂量与比释动能的关系极为密切。非带电粒子与物质相互作用可视为两个阶段，首先非带电粒子将能量传递给产生的次级带电粒子(比释动能为此时的能量值),其次是次级带电粒子通过电离、激发等过程将能量沉积在物质中(吸收剂量为此时的能量值)。

(6) 辐射权重因数(W_R):指不同类型辐射的相对危害效应(包括对健康的危害效应)的数值,见表 8-1。

表 8-1 辐射权重因数表

辐射的类型及能量范围	辐射权重因数(W_R)	辐射的类型及能量范围	辐射权重因数(W_R)
光子,所有能量	1	2~20MeV	10
电子及介子,所有能量 *	1	>20MeV	5
中子,能量 <10keV	5	质子(不包括反冲质子),能量	5
10~100keV	10	>2MeV	
100~2MeV	20	α 粒子、裂变碎片、重核	20

* 不包括由原子核向 DNA 发射的俄歇电子,此种情况下需进行专门的微剂量测定考虑

(7) 有效剂量(E):是指人体各组织或器官(T)的当量剂量(H_T)乘以相应的组织权重因数(ω_T)后的和。即:

$$E = \sum_T \omega_T \cdot H_T \qquad \text{式(8-4)}$$

有效剂量的单位是 J/kg,称为 Sv。

DL:表示年有效剂量限值,单位为毫希沃特(mSv)。

(8) 组织权重因数:衡量器官或组织发生辐射随机性效应敏感性的因数,称为组织权重因数。它是组织或器官辐射敏感性的重要指标,见表 8-2。

表 8-2 组织权重因数表

组织或器官	组织权重因数(ω_T)	组织或器官	组织权重因数(ω_T)
性腺	0.20	肝脏	0.05
(红) 骨髓	0.12	食管	0.05
结肠	0.12	甲状腺	0.05
肺	0.12	皮肤	0.01
胃	0.12	骨表面	0.01
膀胱	0.05	其余组织或器官	0.05
乳腺	0.05		

(9) 待积当量剂量:是指人体摄入放射性核素后,τ 年后在某一器官或组织 T 内将要累积的总当量剂量。用积分式表示如下:

$$H_{T(\tau)} = \int_{t_0}^{t_0+\tau} \dot{H}_T(t)\,dt \qquad \text{式(8-5)}$$

式中:t_0:摄入放射性物质的时刻;

$\dot{H}_T(t)$:t 时刻器官或组织 T 的当量剂量率;

τ:摄入放射性物质之后经过的时间(未对 τ 加以规定时,对成年人 τ 取50年,对儿童 τ 取70年)。

(10) 待积有效剂量:反映待积当量剂量对人体各器官或组织危害程度的物理量,用下式表示:

$$E(\tau)=\sum_{T} W_T \cdot H_T(\tau)$$ 式(8-6)

式中：$E(\tau)$：待积有效剂量；

$H_T(\tau)$：待积当量剂量；

W_T：组织T的组织权重因数。

(11) 剂量当量(H)：是指组织中某点处的吸收剂量(D)、辐射的品质因数(Q)和其他修正因数(N)的连乘积，即：$H=DQN$。ICRP对各类射线的N值规定为1，Q值见表8-3。它是国际辐射单位与测量单位委员会所使用的一个量。国际单位是希沃特(Sv)。

表 8-3 各类射线的品质因数

射线种类	Q值	射线种类	Q值
X，γ射线和电子	1	未知能量的α粒子	20
未知能量的中子和质子	10	未知能量的多电荷粒子	20

(12) 集体剂量：集体剂量是群体所受的总辐射剂量的一种表示，定义为受某一辐射源照射的群体的成员数与他们所受的平均辐射剂量的乘积。是在线性无阈模式基础上建立起来的群体所受辐射总剂量，并不是简单的平均个人剂量与总人数的乘积。线性无阈模式是为了便于对随机性效应危害的管理而作出的谨慎假设。集体剂量主要用于辐射最优化的目的，不能作为流行病学研究工具来评估辐射危害。国际制单位是Sv。

(13) 个人剂量当量：是指人体某一指定点下面软组织内的适当深度d处的剂量当量$H_P(d)$。对强贯穿辐射，d= 10mm；对弱贯穿辐射，d=0.07mm。

(14) 限值：是指在规定的活动中或情况下所使用的某个量不能超过的值。

(15) 剂量限值：在受控实践中，使个人所受到的有效剂量或当量剂量不能超过的值，称为剂量限值。

(16) 年摄入量限值：是指参考人在一年时间内经吸入、食入或通过皮肤所摄入的某种给定放射性核素的量，其所产生的待积剂量等于相应的剂量限值。年摄入量限值的单位为Bq。

ALI_j：表示年摄入量限值；

$E_{j,ing}$：工作人员单位食入量放射性核素j所致的待积有效剂量，单位为mSv/Bq；

$E_{j,inh}$：工作人员单位吸入量放射性核素j所致的待积有效剂量，单位为mSv/Bq；

I_j：表示年摄入量。

(17) 参考人：是指用于辐射防护评价目的的一种假设的成年人模型，其解剖学和生理学特征并不是实际的某一人群组的平均值，而是由国际放射防护委员会提出和选择，作为评价内照射剂量的统一的解剖学和生理学基础。

4. 核医学辐射的特点

(1) 对患者主要是内照射(即放射性核素进入人体内产生的照射)，对医务人员主要是外照射(即放射性核素从人体外发射的射线对人体产生的照射)，但管理不当也可产生内照射。

(2) 由于放射性药物在体内的特殊分布，患者全身受照剂量小，个别器官、组织受照剂量高。

由于宇宙和地球的广阔空间存在着天然本底辐射，人类在生产和生活中都不可避免地受到射线照射，所以辐射防护是使一切具有正当理由的照射保持在可以合理做到的最低水平，而不是不接触辐射。

根据核医学辐射的特点和辐射广泛存在的特性，人们制定了许多当量剂量限值、有效剂量限值和剂量当量限值等，见表 8-4。

表 8-4 与辐射防护相关的各种剂量限值

剂量类别	照射部位	限值	
		职业人员	公众
年剂量当量	眼晶体	150mSv	15mSv
	四肢、皮肤	500mSv	50mSv
年有效剂量	全身均匀照射	20mSv	1mSv
	非均匀照射	$\sum W_T H_T \leqslant 20\text{mSv}$	$\sum W_T H_T \leqslant 1\text{mSv}$
个人剂量当量 Hp(d)	外照射	$H_P(\text{d}) \leqslant 20\text{mSv}$	
各种核素年摄入量	内照射	$I_j \leqslant ALI_j$	
年总有效剂量	内外混合照射	$E = H_P(d) + \sum e_{j,ing} \times I_{j,ing} + \sum e_{j,inh} \times I_{j,inh} \Lambda\Lambda$	
		$E \leqslant 20\text{mSv}$	

5. 影像辐射生物学效应的因素

(1) 辐射因素

1) 辐射类型不同种类的电离辐射产生的生物学效应不同，其主要决定因素是射线穿透力的强弱和电离密度的大小。

2) 剂量和剂量率照射剂量大小是决定辐射生物强弱的首要因素，剂量越大，效应越强。但有些生物效应当剂量增大到一定程度后，效应不再增强。另外，在一定剂量范围内，同等剂量照射时，剂量率高者效应强。

3) 照射方式在同等剂量照射下，一次照射比分次照射效应强；内照射比外照射生物效应强，全身照射比局部照射效应强。

(2) 机体因素：一般说，生物进化程度越高，辐射敏感性越高。育龄雌性个体的辐射耐受性稍大于雄性。幼年和老年的辐射敏感性高于壮年。机体处于过热、过冷和饥饿等状态时，对辐射的耐受性亦降低。身体虚弱和慢性病患者，或合并外伤时，对辐射的耐受性亦降低。

(3) 介质因素：细胞的培养体系中或机体体液中在照射前含有辐射防护剂，如含－SH 基的化合物可减轻自由基反应，促进损伤生物分子修复，能减弱生物效应；反之，若有辐射增敏剂，如亲电子和拟氧化合物能增强自由基化学反应，阻止损伤分子和细胞修复，能提高辐射效应。目前，防护剂和增敏剂在临床放射治疗中都有应用，前者为了保护正常组织，后者为了提高放疗效果。

辐射防护实习重点是要掌握辐射防护的方法和原则，运用仪器和设备测定辐射场所的辐射剂量，通过学习的理论知识计算出相关人员可能接触的剂量，并与上述剂量当量限值或当量剂量限值进行比较，从而确定相关人员在辐射场所接触辐射的状态。

(二) 材料和设备

1. 铅屏。
2. γ 剂量仪。
3. ^{131}I。
4. 米尺。

(三) 方法

1. 分组 根据实习医院核医学科 ^{131}I 常规治疗甲亢和分化型甲状腺癌使用的 ^{131}I 剂量，在核医学科病房里分别随机选择 3 名（根据患者数量增减）甲亢和分化型甲状腺癌切除术后使用 ^{131}I 治疗的患者，要求 3 名甲亢患者接受的 ^{131}I 治疗剂量相同，一般为 74~185MBq；3 名分化型甲状腺癌接受的 ^{131}I 治疗剂量也相同，一般为 1.85~18.5GBq。假设我们选择的甲亢治疗剂量为 0.1GBq，而分化型甲状腺癌的治疗剂量为 10GBq。因此，形成 0.1GBq 甲亢治疗组和 10GBq 分化型甲状腺癌治疗组。

2. 测量

(1) 本底测量：每次测量时，先检测本底，并记录本底数值。

(2) 患者服用 ^{131}I 后测量时间的选择：分别选择患者服用 ^{131}I 后 1h，6h，24h，48h，72h 测量。

(3) 测量点的选择：患者取立位，在距患者 0.5m、1m、3m 处，并相当于患者脐部的位置设立测量点。

(4) 测量方式的选择：每名患者在每个测量点测量 3 次，每次测量 1min，检测结果取平均值。

(5) 屏蔽材料的选择：根据实习医院拥有屏蔽材料的实际情况选择适合的屏蔽材料，一般选择 (1.5m × 1.5m)~(2.0m × 2.0m) 大小，厚度为 0.5~1.0 铅当量的防护屏即可。

(6) 每个测量点测量时间的选择：在每个测量点选择 1min、5min、10min 的测量时间。

3. 测量结果记录格式

(1) 与时间相关

1) 不同测量时间测量结果汇总表（甲亢）：

测量时间	1h			6h			24h			……
1min										
5min										
10min										
均值										

2) 不同测量时间测量结果汇总表（分化型甲状腺癌）：

测量时间	1h			6h			24h			……
1min										
5min										
10min										
均值										

(2) 与距离相关

1) 不同测量距离测量点上测量结果汇总表（甲亢）：

测量时间	1h			6h			24h			……
0.5m										
1m										
3m										
均值										

2）不同测量距离测量点上测量结果汇总表(分化型甲状腺癌):

测量时间	1h			6h			24h			……
0.5m										
1m										
3m										
均值										

(3) 与屏蔽相关

1）不同测量距离测量点上加屏蔽材料的测量结果汇总表(甲亢):

测量时间	1h			6h			24h			……
0.5m										
1m										
3m										
均值										

2）不同测量距离测量点上加屏蔽材料的测量结果汇总表(分化型甲状腺癌):

测量时间	1h			6h			24h			……
0.5m										
1m										
3m										
均值										

(四) 注意事项

1. 从“与时间相关”和“与距离相关”的表格中,可以直接看出时间防护和距离防护的作用。但是,要看出屏蔽防护的作用,就要将“与屏蔽相关”和“与距离相关”的表格对比观察才能看出屏蔽防护的作用。

2. 根据实际情况可以增加或减少测量时间点、测量点、屏蔽点和每次测量持续时间点。

3. 表中所列的均值是指三次测量的均值,通过这个均值再求 3 名患者的均值。

四、知识拓展

1. 表面污染的控制　放射性工作场所的人员皮肤、个人防护用品、工作台、设备、墙壁和地面都有被放射性核素污染的机会,我们不仅要学习预防这些部位产生放射性污染的方法,而且要熟悉这些部位的污染控制水平和检测放射性污染的方法,做到防患于未然。

(1) 核医学科的布局:核医学工作场所根据管理需要分为 3 区,控制区、监督区和非限制区,应把他们分开。

1）控制区:在其中连续工作的人员一年内受到照射剂量可能超过年限值十分之三的区域,如制备、分装放射性药物的操作室、给药室、治疗室、治疗患者的床位区等。

2）监督区：在其中连续工作的人员一年内受到照射剂量一般不超过年限值十分之三的区域，如使用放射性核素的标记实验室、显像室、诊断患者的床位区、放射性核素或药物的贮存区、放射性废物贮存区。

3）非限制区：在其中连续工作的人员一年内受到的照射剂量，一般不超过年限值十分之一的区域，如工作人员办公室、电梯、走廊等。

(2) 皮肤和个人防护用品：放射性表面污染控制水平国家职业卫生标准"职业性皮肤放射性污染个人监测规范"（GBZ 166—2005）中明确规定了皮肤、个人防护用品及工作场所的放射性表面污染控制标准，见表 8-5。

表 8-5 人员皮肤、个人防护用品及工作场所的放射性表面污染控制水平

表面类型		α 放射性物质		β 放射性物质
		极毒性	一般性	
工作台、设备、墙壁、地面	控制区 *	4	4×10	4×10
	监督区	4×10^{-1}	4	4
工作服、手套、工作鞋	控制区	4×10^{-1}	4×10^{-1}	4
手、皮肤、内衣、工作袜	监督区	4×10^{2}	4×10^{-2}	4×10^{-1}

* 该区内的高污染子区除外

在利用表 8-5 中的控制水平时，应注意：①表中的数值是指表面上固定污染和松散污染的总和；②当污染表面的 β 放射性物质最大能量小于 0.3MeV 时，表中控制水平为原数值的 5 倍；③按 α 放射性物质表面污染控制水平执行的 β 放射性物质有锕[^{227}Ac]、铅[^{210}Pb]、镭[^{228}Ra]等放射性核素；④氚和氚化水的表面污染控制水平可按表中数值的 10 倍执行；⑤表面污染水平可按一定面积上的平均值计算，皮肤和工作服取 $100cm^2$，手取 $300cm^2$。

2. 放射性药物的屏蔽防护　核医学的放射性药物主要用铅防护，铅屏蔽资料见表 8-6 和表 8-7。

表 8-6 常用放射性药物的铅屏蔽资料

放射性核素	γ 射线能量 [a]	铅的半值层厚度（mmPb）[b]
^{99m}Tc	140keV（89%）	0.3
^{131}I	364keV（81%）	3.0
^{18}F	511keV（194%）	5.5
^{11}C, ^{13}N, ^{15}O	511keV（200%）	5.5

注：[a] 括号内百分数表示每 100 次衰变 1 射线的数目；[b] 采用 10 个半值层厚度的铅将射线能量减少到未屏蔽值的 1/1 024（2^{10}=1 024）（引自《临床核医学辐射安全专家共识 2017》）

表 8-7 不同放射性活度 ^{99m}Tc 和 ^{131}I 所需铅厚度（mmPb）

核素	不同放射性活度（$\times 10^8$Bq）所需铅厚度（mmPb）						
	185	111	37	8.5	9.25	4.625	1.85
^{99m}Tc	12	11	10	9	7	6	5
^{131}I	—	—	35	31	28.5	25.5	21

注：数据依据点源公式、利用减弱倍数法计算出的参考值（参考点：铅表面点距源取 3cm，空气比释动能率取 0.1mGy/h）（引自《临床核医学辐射安全专家共识 2017》）

3. 电离辐射标志与警告标志　电离辐射标志以“三叶草”的符号表示，背景规定为黄色（见文末彩图 8-1）。电离辐射警告标志的基本形式是在正三角边框内放入“三叶草”的符号，它的背景规定为黄色，等边三角形边框及电离辐射标志图形为黑色。我国《安全》标志规定（GB 2894—1996）和《安全标志使用导则》（GB 16179—1996）规定，在警告标志下方还要加注“当心电离辐射”黑色粗线体中文文字（见文末彩图 8-2）。电离辐射警告补充标志由放射线、人头颅骨、交叉股骨、跑动的人组成。标志的背景为红色，人头颅骨、交叉股骨、跑动的人均为黑色，放射性为白色（见文末彩图 8-3）。

4. 核医学诊疗过程中患者的防护　核医学诊断和治疗中患者所受到的照射属于医疗照射，应遵从医疗照射实践正当性和医疗照射防护最优化的原则，在国家标准《临床核医学患者的放射卫生防护标准》（WS 533—2017）中，对申请医师、核医学医师、核医学物理人员和技术人员作了明确的规定，核医学医师对核医学诊治方案、施药量及患者的防护负有最终责任。

(1) 核医学影像诊断

1) 成人放射性药物注入患者体内，该患者为一个移动的放射源，会对附近的医务人员或陪侍人员造成不必要的辐射，其排泄物对环境会造成一定的污染。IRCP 第 94 号出版物特别指出 ^{99m}Tc 是接受核医学诊断患者通过排泄物排放到环境中的主要核素，核医学影像所用的核素半衰期短，因此在核医学诊断后，很少需要对公众采取防护措施。以 SPECT 显像为例，患者周围 γ 辐射水平见表 8-8。

表 8-8　注射 ^{99}Tc^{m} 7.4×10^{9}MBq（20mCi）患者周围 γ 辐射水平

测量部位	照射量率（×10^{9}C·kg^{-1}·h^{-1}）	吸收剂量率（μGy·h^{-1}）
患者体表	1 706	57.46
距离患者 0.5m	1 090	36.71
距离患者 1.0m	732	24.65
距离患者 2.0m	416	14.04
环境本底水平	5	0.17

注：引自《临床核医学辐射安全专家共识 2017》

2) 特殊人群：对核医学中的患者防护特别注意对育龄妇女、哺乳期妇女和儿童的正当性进行审查，严格掌握适应证。建议在接诊区张贴指导性告示。对育龄妇女检查时，应考虑到受孕的可能性，详细了解受检妇女的月经情况，告知患者在短期内避孕。除有明显临床指征外，应尽可能避免孕妇使用放射性核素。哺乳期女性服用放射性药物后，应建议其酌情停止喂乳，直至其体内放射性药物分泌量不再给婴儿带来不可接受的剂量为止。暂停哺乳的具体时间可根据所用的放射性药物在乳汁中的分泌情况来确定，《临床核医学患者防护要求》（WS 533—2017）附录 B 已做了具体规定。儿童患者的核医学辐射防护必须给予特别关注，对儿童施行核医学检查的正当性更应慎重判断；仅当有明显的临床指征时，才可对儿童施行放射性核素显像，并应根据受检儿童的体质量、身体表面积或其他适用的准则减少放射性药物使用量，还应尽可能避免使用长半衰期的放射性核素。

对于必须进行的核医学诊断的患者，其施药活度应遵从核医学诊断过程放射性活度的指导水平所建议的活度水平，同时建立严格的放射性药品管理制度和审核制度，防止误投事故的发生。

(2) 核医学核素治疗：患者服药前，执业医师及辅助人员有责任将放射防护知识以口头或书面形式告知患者或其家属。^{131}I 是用来治疗甲亢和甲状腺癌患者的放射性核素，对甲亢和甲状腺癌患者出院时的辐射防护书面指导至少应包括以下内容：

1）与同事和亲属的接触应符合表 8-9 的限制。

2）甲亢和甲状腺癌出院患者出门旅行的相关限制。

当出院时患者体内的 ^{131}I 放射性活度为 400MBq 时，这时离患者 1m 处的周围剂量当量率 = 400 × 0.058 3=23.3μSv/h。显然，这种情况下参加 1 天以上的跟团旅游会给其他人员带去超过国家公众剂量限值的照射，为此这类患者的出行时间及旅游方式应符合表 8-10 的要求。

表 8-9 甲亢和甲状腺癌患者出院后与同事和亲属接触的相关限制

施用量 MBq	治疗类型	不上班时间(d)	与伴侣不同床时间(d)	限制与 <2 岁童接触时间(d)	限制与 2~5 岁童接触时间(d)	限制与 >5 岁童接触时间(d)
200	甲亢	0	15	15	11	5
400	甲亢	3	20	21	16	11
600	甲亢	6	24	24	20	14
800	甲亢	8	26	27	22	16
1 850	甲状腺癌	3	16	16	13	10
3 700	甲状腺癌	7	20	20	17	13
5 550	甲状腺癌	10	22	22	19	16
7 400	甲状腺癌	12	23	24	21	17

注：资料来自 IAEA Safety Reports No. 63 TABLE 6

表 8-10 甲亢和甲状腺癌出院患者出门旅行的相关限制

离出院天数(d)	离患者 1m 处的周围剂量当量率近似值(μSv/h)	自由行旅游	参团旅游
8	≤11.5	可以，但与同伴保持距离 >1m	建议不参加
16	≤5.7	可以，但与同伴保持距离 >1m	参加 3d 以内的短期旅游，但与同伴保持距离 >1m
24	≤2.8	可以	可以，但与同伴保持距离 >1m
32	≤1.4	可以	可以

注：8d 前建议不参与任何形式旅游。引自《临床核医学患者防护要求 WS 533—2017》

5. 核医学对公众的防护

(1) 核医学影像诊断对于应用 ^{99m}Tc 及其标记物的显像患者施用量不超过 28 000MBq（约 757mCi），对其探视者及家属周围人群的辐射剂量不会大于 5mSv 剂量约束；同理，对于施用量不超过 5 600MBq（约 151mCi）时，对其周围人群的剂量不会大于 1mSv 剂量约束。对于应用 ^{18}F-FDG 显像患者不会产生对其探视者及家属等周围人群的辐射剂量约束（无施用量的限制）。

(2) 核医学核素治疗核医学单位应向探视者和家庭成员提供有关的辐射防护措施（如限定接触或接近患者的时间等）及相应的书面指导，并对其所受剂量加以约束，通常的公众剂量限值不适用于核素治疗患者的探视者和家庭成员，相应的剂量约束见表 8-11。

表 8-11 对接触介绍 ^{131}I 治疗后患者人员的计量约束要求

人员类型	剂量约束(mSv/ 次)	人员类型	剂量约束(mSv/ 次)
到访人员(非看护人员)	0.3	3~10 岁儿童	1.0
家庭成员及亲友		10 岁以上,60 岁以下	3.0
孕妇	1.0	60 岁及以上	15.0
2 岁及以下儿童	1.0		

注:引自《临床核医学患者防护要求 2017》

接受 ^{131}I 治疗的患者体内的放射性活度降至 400MBq 方可出院,以控制其家庭与公众成员可能受到的辐射。我国和国际机构推荐了有关剂量约束值相应的 ^{131}I 施用量值。对于甲亢患者,^{131}I 施用量不超过 1 200MBq,对其探视者及家属的辐射剂量不会大于 5mSv 剂量约束。同理,对于 ^{131}I 施用量不超过 240MBq,对其探视者及家属的辐射剂量不会大于 1mSv 剂量约束。因此,对于住院或出院的决定,应基于个体化判断,不应只考虑患者体内的残留放射性活度.还应该考虑其他多种因素:如患者与他人的接触方式、患者意愿、职业和公众照射、家庭考虑、费用和环境因素等。

6. 特殊照射、应急照射和事故照射的防护要求 特殊照射是指在正常的运行过程中有时会发生一些特殊情况,需要少数工作人员接受超过年当量剂量限值的照射。其有效剂量在 1 次事件中不得大于 100mSv,一生中接受这种特殊照射不大于 250mSv,并满足职业人员非随机性效应的年剂量限值。

应急照射是为了制止事故扩大或进行抢救、抢修等,有些工作人员会接受查过正常限值的照射。1 次应急照射中全身剂量不得超过 250mSv,并满足职业人员的确定性效应的年剂量限值。

事故照射是指在事故情况下,工作人员及公众非自愿接受的超过正常限值的照射。遇此情况时,要采取善后措施限制事态的发展,限制个人受照剂量,并迅速组织力量进行调查,确定事故的经过并估计个人已经受到的当量剂量和预期的待积剂量。

7. 放射性事故应急救援应遵循的原则 ①迅速报告原则;②主动抢救原则;③生命第一原则;④科学施救,控制危险源,防止事故扩大的原则;⑤保护现场,收集证据的原则。

8. 放射事件应急处理程序 ①事故发生后,当时人应立即通知同工作场所的工作人员离开,并及时上报医院主管部门;②应急处理领导小组召集专业人员,根据具体情况迅速制订事故处理方案;③事故必须在科室负责人领导下,在有经验的工作人员和卫生防护人员的参与下进行,未取得防护检测人员的允许不得进入事故区;④各种事故处理以后,必须组织相关人员进行讨论,分析事故发生原因,从中吸取经验教训,采取措施防止类似事故重复发生。凡严重或重大的事故,应上报至医院的主管部门。

五、小结

1. 本次实习的原理部分是通过介绍与表 8-4 相关的基本概念,使学生在掌握剂量限值概念的基础上,熟悉运用表 8-4 公式计算工作人员和公众接受放射性核素的剂量,并进行各种剂量限值的比较,从而确定工作人员和公众是否受到放射性核素的危害。

2. 本次实习的内容部分,是通过实际测量 ^{131}I 治疗的患者身体周围的放射性,不仅使学生了解应用 ^{131}I 治疗的患者身体周围有放射性,而且使学生认识到这种放射性可能对患者周围的人产生危害,从而强调制定各种剂量限值的重要性。另外,通过不同时间、不同距离和在屏蔽材料下测量患者身体周围的放射性,使学生掌握外照射防护的三原则。最后,学生可以利用测量到的各种数值，结合表8-4的公式进行运算，可以判断该科室的工作人员和来该科室的公众接受的辐射剂量是否超过剂量限值。

3. 通过本次实习，不仅掌握了外照射防护的三原则，而且复习了放射性核素的物理半衰期和生物半衰期等知识。也能够根据本次实习的实验数据绘制 ^{131}I 在患者体内的剂量与时间的反应曲线，从而了解 ^{131}I 在患者体内的代谢转化规律。

4. 要完成本次实习，将反复操作 γ 剂量仪，这将对该仪器非常熟悉，达到熟练应用 γ 剂量仪的目的。

5. 通过拓展内容的学习，学生将了解核医学科的布局、放射性废物和表面污染的处理方法。学生也将熟悉电离辐射标志与警告标志，了解核医学诊疗过程中患者的防护、核医学对公众的防护、特殊情况下照射的防护要求以及放射性事故应急救援应遵循的原则和处理程序。

（徐　浩）

临 床 篇

第九章 肿瘤显像

一、目的和要求

1. 掌握 ^{18}F-FDG PET/CT 肿瘤显像的原理、适应证及临床应用。
2. 熟悉 ^{18}F-FDG PET/CT 的图像采集、阅读、分析和诊断。
3. 了解 其他 PET/CT 显像和 SPECT 显像在恶性肿瘤中的应用。

二、实习学时

本章实践 4 学时。

三、实习内容

主要为 ^{18}F-FDG PET/CT 显像。

^{18}F-FDG PET/CT 显像

(一) ^{18}F-FDG 肿瘤显像原理

恶性肿瘤细胞分裂、增殖快，需要大量的细胞合成前体，需要消耗大量的能量物质，因此绝大多数恶性肿瘤在发生、发展过程中发展出一种高葡萄糖代谢表型，尤其是有氧糖酵解（即 Warburg 效应）。

正电子显像剂 ^{18}F-2- 氟 -2- 脱氧 -*D*- 葡萄糖（2-Fluorine-18-Fluoro-2-deoxy-D-glucose，^{18}F-FDG）为葡萄糖类似物，具有与葡萄糖类似的体内生物学行为。静脉注射该显像剂后，^{18}F-FDG 随血供到达肿瘤间质中，在肿瘤细胞的葡萄糖转运蛋白（glucose transporter protein，GTP）作用下进入细胞内，在细胞内已糖激酶（hexokinase）的作用下磷酸化转化为 6- 磷酸氟代脱氧葡萄糖（^{18}F-FDG-6-P），由于在 ^{18}F-FDG 分子中 2 位 -^{18}F 与葡萄糖的 2 位 -OH 基存在分子结构上的差异，^{18}F-FDG 不能像葡萄糖一样进一步参与糖代谢。另外由于大多数肿瘤细胞内葡萄糖 -6- 磷酸酶含量及活性极低，^{18}F-FDG-6-P 不能被去磷酸化，无法反向通过恶性肿瘤细胞膜逸出细胞，故以 ^{18}F-FDG-6-P 的形式滞留于肿瘤细胞内。用 PET 探测 ^{18}F 发生湮灭辐射时发射出的高能 γ 射线（511keV）并进行显像，可获得 ^{18}F-FDG 在体内的分布影像。可以了解肿瘤的葡萄糖代谢状态，以及肿瘤的部位、大小、数量及全身分布情况，用于肿瘤的良恶性鉴别诊断、分期、疗效评价、监测复发及预后判断。

（二）适应证

1. 肿瘤的分期和治疗后再分期。
2. 肿瘤治疗过程中的疗效监测和治疗后的疗效评价。
3. 肿瘤的良恶性鉴别诊断。
4. 肿瘤患者随访过程中监测肿瘤复发及转移。
5. 鉴别肿瘤治疗后复发和瘢痕形成或坏死。
6. 寻找肿瘤未明原发灶。
7. 不明原因发热、副癌综合征、肿瘤标志物升高患者的肿瘤检测。
8. 指导放疗计划，提供有关肿瘤靶容积的信息。
9. 指导临床选择有价值的活检部位或介入治疗定位。
10. 肿瘤治疗新药或新技术的客观评价。
11. 恶性肿瘤的预后评估及生物学特征评价。

（三）显像方法

1. 显像前受检者准备　PET/CT 检查前受检者准备是为了让受检者处于最适合 ^{18}F-FDG 显像的生理状态，减少可能会影响诊断结果的生理性浓聚，尽量避免由于生理因素的影响而导致所得的 PET 图像不能真实反映肿瘤病灶的 ^{18}F-FDG 摄取量。显像前受检者准备的具体内容如表 9-1。

表 9-1　显像前受检者准备事项及具体内容

序号	显像前准备事项	具体内容
1	禁食	检查前应禁食 4~6h 以上（最好 6h 以上），禁喝含糖饮料（可不禁水），含有葡萄糖的静脉输液或静脉营养也必须暂停 4~6h 以上
2	测量身高、体重	要求检查当天测量。身高、体重的准确数据对 SUV 的测量非常重要
3	测血糖	血糖水平原则上应低于 11.1mmol/L，如果血糖 >11.1mmol/L 最好先调整血糖至 11.1mmol/L 以下后再进行检查。需要静脉注射胰岛素的患者，一般需要在注射胰岛素 2h 后再注射 ^{18}F-FDG，具体情况可根据胰岛素的类型与给药途径而定
4	了解有无怀孕、哺乳	孕妇和哺乳期妇女原则上应避免 PET/CT 检查。若因病情需要而必须进行此项检查时，应详细向患者说明可能对胎儿产生的影响，并要求签署知情同意书，哺乳期妇女注射 ^{18}F-FDG 后 24h 内避免哺乳，并远离婴幼儿
5	CT 对比剂的应用	对怀疑有胃肠道及盆腹部病变的患者，显像前可口服阳性对比剂。对于怀疑有肝脏、肾脏及头颈部肿瘤等患者，可根据临床需要使用静脉对比剂。需要静脉注射 CT 对比剂时，应按 CT 增强扫描相关要求进行
6	近期有无口服钡剂	近期口服钡剂者胃肠道内高密度钡剂会在 CT 上产生硬化伪影，使 PET/CT 中的 CT 图像质量明显受损，影响诊断。建议临床给予清洁肠道后再安排 PET/CT 显像

2. 病史及相关临床信息采集　充分了解患者的病史、相关临床信息以及显像目的，才能有的放矢地回答临床问题，这些信息对诊断、鉴别诊断和科研也十分重要，具体内容如表 9-2。

表 9-2 病史及相关临床信息采集

序号	病史及相关信息采集	具体内容
1	主诉	详细询问患者的主诉，能为诊断提供重要的方向
2	现病史	需要详细地了解患者的发病过程，特别需要注重对鉴别诊断有帮助的临床表现和数据询问和记录
3	既往相关病史	了解有无结核病史、其他感染病史及手术史等
4	肿瘤治疗史	了解与肿瘤相关的病史，包括肿瘤的部位、病理类型、诊断和治疗的时间(活检、外科手术、放疗、化疗)和目前的身体状态
5	影像学检查	应全面地了解其他影像学检查结果(如 CT、MRI、B 超、全身骨扫描及胸片等检查结果)并做必要的记录
6	实验室检查	应详细了解与肿瘤和感染相关的生化指标(如肿瘤标志物、C 反应蛋白、降钙素原、血沉、血象、铁蛋白等结果)并做记录
7	病理学检查	对手术、活检的病理组织学检查及细胞学病理学检查要做细致地记录
8	患者状态及能否耐受检查	了解受检者的身体状态，如患者能否在整个采集期间内(15~45min)保持平卧状态、有无幽闭恐惧症史及患者能否将双臂上举等。必要时给予药物干预，如情绪不安定患者给予镇静剂，如疼痛患者适当地给予止痛药
9	近期用药情况	详细了解患者近期用药情况，特别是刺激骨髓生长的药物及类固醇的使用情况

3. 显像剂注射及注射前后应注意事项

(1) 注射显像剂前平静休息 10~15min。

(2) 建立静脉通道(最好用三通管)，确认通畅后，注入显像剂。放射性剂量：成人一般静脉给予剂量为 ^{18}F-FDG 2.96~7.77MBq/kg，儿童酌情减量，因显像仪器等不同，剂量可根据情况进行适当调整。

(3) 对于脑显像，^{18}F-FDG 注射前应封闭视、听 10~15min；注射显像剂后患者应在安静、避光的房间内平卧平静休息，不许与人交谈或运动。

(4) 对于全身显像，注射显像剂后在安静、避光的房间静卧休息 45~60min，以使显像剂在体内代谢达到平衡。在此期间应尽量放松，避免肌肉紧张，以免出现肌肉生理性摄取，干扰诊断。

(5) 应激情况下，如运动、紧张或寒冷等刺激可造成受检者出现肌肉紧张、棕色脂肪动员等生理性反应，干扰诊断。患者注射显像剂后应注意保暖、放松，必要时可给予 5~10mg 地西泮。

(6) 显像前尽量排空膀胱尿液，减少尿液放射性对盆腔病变检出的影响。

4. 图像采集

(1) 显像时间通常在注射 ^{18}F-FDG 后 60min 开始进行显像，脑显像可于注射 30min 后进行，必要时可进行延迟显像。显像前尽可能取下患者身上的金属等高密度物体。

(2) 显像体位常规取仰卧位，尽量双手上举抱头，特殊情况下也可采用其他体位，进行脑 3D 采集时双手不能上举。

(3) 扫描范围：①局部采集：局部采集多用于某些脏器(如大脑、心脏等)显像检查，如果已知病灶可能局限于身体某个区域,也可进行身体某些部位的局部显像检查。②全身采集:主要用于恶性肿瘤的诊断及评价全身的转移情况。一般情况下全身扫描范围应包括:从颅顶至大腿中段,也可以从颅底扫描至大腿中段,而脑部单独进行 3D 扫描。对于怀疑累及下肢的肿瘤,扫描范围应当从头顶至足底,对于怀疑累及上肢的肿瘤,应注意将双侧上肢置于扫描野内。

(4) PET 扫描常采用 3D 扫描,常规采用静态采集,每床位扫描时间由于不同 PET/CT 扫描仪灵敏度不同,每床位扫描时间略有不同,多数为 2~4min/ 床位。必要时可进行动态采集,门控采集主要用于心脏和肺显像检查。

(5) CT 扫描在 PET/CT 检查中,CT 扫描可以用于衰减校正、解剖定位或 CT 诊断。如果 CT 扫描仅用于衰减校正和解剖定位,可采用低毫安电流(一般为 80mA 左右),以减少患者的辐射剂量;如果用于 CT 诊断,建议采用标准毫安电流(150~220mA,不同 PET/CT 机型和型号有所不同)。目前大多数单位采用标准毫安电流。一般情况下 CT 的电压为 120~140kVp。

5. 图像重建　PET 图像重建常用滤波反投影法(filtered back-projection)和有序子集最大期望值(ordered subsets expectation maximization,OSEM)迭代法两种方法,目前主要采用 OSEM 法。飞行时间(time of flight,TOF)技术是降低图像噪声的有效图像重建方法。重建后的图像可用横断面、冠状断面和矢状断面进行显示,可同时获得最大强度投影(maximum-intensity image,MIP)图像,该显像可全面地、直观地显示全身高代谢病灶的分布。全身 CT 一般采用标准法重建,对于双肺一般须增加肺重建法。

6. 图像融合　图像融合是将 PET 和 CT 两种不同图像经过变换处理使它们的空间位置坐标相匹配,图像融合处理系统利用 PET 和 CT 各自成像的特点对两种图像进行空间配准与结合,将 PET 和 CT 图像数据合成为单一图像。在融合图像中,通常 CT 以灰阶显示,PET 的放射性分布以伪彩色显示,以便更清楚地突出病灶。图像融合是 PET/CT 的核心。

(四) 图像分析

1. 肉眼分析　图像肉眼分析是 PET/CT 图像分析和疾病诊断的基础,应全面地了解 PET、CT 以及融合图像提供的所有信息,全面地了解全身病变的位置及分布,并结合相关临床资料,才能对疾病作出正确判断。

(1) 图像阅读顺序:由于 PET/CT 图像多,阅读时应按一定顺序才能尽量避免遗漏病灶,具体如下:

1) 阅读全身 MIP 图像,通过阅读 MIP 图像能对受检者的全身情况有较全面了解,并对病灶在全身的位置有更清楚的定位,易于建立全面观、立体观。

2) 阅读 PET 全身冠状断层图像,通过阅读这部分图像能对受检查者的全身情况有一个更全面的、细致的了解。阅片顺序一般为从前到后、从上到下、从右到左。

3) 认真阅读每一帧横断层的 PET、CT 和 PET/CT 融合图,顺序一般为从上到下,从右到左。仔细分析 PET 和 CT 异常图像以及相应的融合图改变,获取病变的代谢和形态学信息细节,了解病灶与毗邻组织的关系,更细致地对病变进行分析。

4) 认真阅读病灶在冠状断层和矢状断层相应位置的改变,更加全面地了解该病变的三维信息。

(2) 分析图像质量并区分病理性浓聚和生理性浓聚:在对疾病进行诊断之前,应对图像质量进行评价并初步判断浓聚影是病理性改变还是生理性改变,具体内容如表 9-3。

表 9-3 PET/CT 图像质量评价及生理性、病理性浓聚的区分

评价及判断	影像表现
评价图像采集信息量是否足够	图像信息量比较低时，会出现图像模糊，粗糙，组织结构和病变显示不清等。产生的原因主要有给患者注射显像剂剂量小、注射点显像剂外漏、每床位扫描时间过短或扫描仪老化导致探测效率低等因素影响
显像范围是否能满足诊断	进行局部显像时，如显像范围设定不准，可导致所要研究的病变不在显像范围内而无法进行诊断
图像质量有无受显像剂放化纯度影响	全身骨骼浓聚程度高常提示显像剂放化纯度低、血液中游离 ^{18}F 离子水平高（^{18}F^{-} 可为骨骼摄取）
图像质量是否受到血葡萄糖及胰岛素水平影响	受检者血糖和胰岛素水平高，会导致全身肌肉摄取 ^{18}F-FDG 增高，而脑实质摄取明显降低，PET 图像质量较差。另外也会导致肿瘤摄取 ^{18}F-FDG 降低而易出现假阴性
图像质量是否受注射点外漏影响	显像剂外漏，可呈现为注射部位放射性高度浓聚，它会影响周围组织的显示，并有可能导致全身图像显示不清楚，或由于注射入受检者体内的放射性活度量少而使图像信息量低、质量差，SUV 计算结果错误
图像质量是否受骨髓刺激性药物影响	在显像前一段时间内注射刺激骨髓增生的药物也可导致骨髓代谢增高，这与显像剂放化纯度低有所不同，前者主要是骨髓代谢增高，而后者为骨皮质代谢高。骨髓代谢增高者股骨髓腔内放射性增高
图像质量是否受体位移动影响	显像时患者出现体位移动时表现为相应部位图像模糊，PET 和 CT 图像对位不准
图像质量是否受棕色脂肪摄取影响	受检者在注射显像剂或显像剂摄取期间如果较长时间暴露于寒冷环境中会出现这种情况。主要表现为颈部及肩背部皮下脂肪出现放射性摄取，多为对称性改变。棕色脂肪摄取有时会导致错误诊断，也会使图像质量变差
图像质量是否受肌肉运动影响	受检者在注射显像剂或显像剂摄取期间如果肌肉活动过多会出现相应部位肌肉出现生理性浓聚，颅内运动中枢也会出现相应的代谢增高
图像质量高密度物质影响	高密度物质会导致 CT 上出现硬化伪影而影响 CT 图像质量和病变显示，在 PET 上有时会导致衰减校正过度
判断是否为生理性浓聚	脑实质、心肌、胃肠道、唾液腺、淋巴样组织（如扁桃体）、胸腺、乳腺、泌尿系统、子宫、卵巢、睾丸等组织在不同生理状态下可产生生理性浓聚。对于小儿还应注意鼻咽部腺样体增生、胸腺增生、红骨髓增生活跃所产生的生理性浓聚。以下情况下生理性浓聚可能会更明显，如视觉未封闭好，眼肌及大脑的视皮质会出现较高的放射性浓聚影；注射显影剂后说话较多，可出现喉部肌肉 ^{18}F-FDG 摄取增高；双侧乳腺在月经期可出现轻度均匀性浓聚，乳头的浓聚可能会更明显。月经期子宫腔内绝大多数会出现明显生理性浓聚，双侧卵巢在卵泡的刺激下常可出现不同程度的生理性浓聚。老年人有时在主动脉壁可见较高的放射性摄取。熟悉正常生理性改变，有助于显像结果的正确分析

(3) 正常图像：正确识别什么是 ^{18}F-FDG PET/CT 正常图像非常重要，以下为正常所见：葡萄糖为脑部的最主要能量来源，因此正常情况下脑实质放射性分布很高。心脏的能量来源除葡萄糖外，还有游离脂肪酸，一般情况下，血糖水平高时，心肌优先用葡萄糖作为能量底物，血糖水平低时，心肌主要以游离脂肪酸作为能量底物，因此心肌的放射性分布在不同个体、不同时间差异很大。软

腭和咽后壁可出现形态规整的对称性生理性浓聚。双肺放射性分布低而均匀。纵隔血池放射性分布较双肺浓而略低于肝脏。肝脏为中等摄取,放射性分布均匀,略高于脾脏。^{18}F-FDG 主要通过泌尿系排泄,因此,双肾、双侧输尿管及膀胱等尿液积聚的地方常出现明显的放射性浓聚。胃腔内及小肠、大肠可出现浓淡不均的放射性浓聚,胃肠道内的生理性浓聚影延迟显像时常出现形态及浓聚程度的改变。全身肌肉浓聚程度常较低,全身骨骼的放射性分布较肌肉略高。

(4) 异常图像:病灶在 PET 图像上可出现 2 种情况:①代谢增高;②代谢未见增高。后者可表现为与正常组织一样或相近的放射性分布,也可表现为低于周围正常组织放射性分布。用于描述 PET 代谢异常的名词主要有高代谢病灶和低代谢病灶。

1) 高代谢病灶:是指病灶处放射性分布高于周围正常组织。

2) 低代谢病灶:是指病灶的放射性分布低于周围正常组织或与周围组织相近。

(5) 病灶分析要点:掌握好病变分析要点,对疾病的正确诊断非常重要,病灶分析要点内容见表 9-4。

表 9-4 病灶分析要点

序号	分析要点	具体内容
1	解剖学信息	分析病灶的大小、形态、位置、密度、病灶边缘以及病灶与周边组织(特别是重要脏器)的关系
2	代谢信息	通过比较病灶与全身其他组织(参照点多为纵隔血池、肝脏和脑)的放射性分布高低,判断病灶的摄取高低。定量测定病灶的 T/NT ratio、SUVmax、SUVave、MTV、TLG
3	病灶密度和代谢异质性	分析病灶内放射性分布的均匀性以及 CT 所显示的病灶的密度及其均匀性
4	确定是单发病灶和多发病灶	对于单发病灶,根据病灶的大小、位置、病灶的放射性浓聚程度、形态、密度及与周围组织的关系,结合临床相关资料,进行良恶性鉴别。对于多发病灶,首先应根据肿瘤和其他疾病的生物学行为,判断多发病灶之间是否存在相关,一般情况下同一来源的病灶常可用同一种疾病解释得通。其次判断多发病灶的 ^{18}F-FDG 摄取是否存在相关,对于恶性肿瘤来说,多数情况下,肿瘤原发灶和转移灶之间的 ^{18}F-FDG 摄取高低常与病灶的大小相一致;对于炎症来说,病灶的放射性浓淡常与病灶的炎症活动程度相关
5	多次显像结果比较	判断病灶大小、放射性浓聚程度及形态改变在多次显像中的差异,对病变性质或对治疗疗效做客观分析
6	识别假阳性	以下情况会产生假阳性(此处所谓假阳性是针对恶性肿瘤而言),应引起重视:a. 局部或全身感染性病灶:如活动性结核病、化脓性感染、真菌病等;b. 非特异性炎性病灶:如嗜酸性肉芽肿、慢性胰腺炎、甲状腺炎、食管炎、胃肠炎、非特异性淋巴结炎等;c. 一些良性肿瘤可不同程度摄取 ^{18}F-FDG,如垂体腺瘤、肾上腺腺瘤、甲状腺腺瘤、腮腺混合瘤、Warthin' s 瘤及神经纤维瘤等;d. 手术、放疗或化疗等影响:如手术或活检部位的炎症、放射性肺炎、化学治疗后骨髓增生或胸腺增生、粒细胞集落刺激因子(G-CSFs)引起骨髓 ^{18}F-FDG 代谢增高等;e. 其他:如冬眠心肌、大动脉炎等
7	识别假阴性	以下情况常出现假阴性应引起重视:肿瘤太小(小于 2 倍 PET 系统分辨率)、细支气管肺泡癌、类癌、少部分高分化腺癌、富黏液成分的肿瘤、高分化肝细胞肝癌、肾脏透明细胞癌、高分化前列腺癌、低级别脑胶质瘤、成骨性和骨硬化性骨转移瘤、神经内分泌肿瘤、近期曾给予大剂量的类固醇激素治疗、肿瘤坏死、高血糖症、高胰岛素血症等

2. 定量分析 定量分析对病变的正确诊断、疗效分析和预后判断均十分重要,PET 定量指标主要有:肿瘤 / 非肿瘤比值(tumour/non tumour,T/NT)、标准化摄取值(standardized uptake value,SUV)、肿瘤代谢体积(metabolic tumor volume,MTV)和糖酵解总量(total lesion glycolysis,TLG)等。其中 SUV 可有最大 SUV(即 SUVmax)、平均 SUV(即 SUVmean 或 SUVave)和峰值 SUV(SUVpeak)。SUVmax 受感兴趣体积(volume of interest,VOI)的勾画影响较小,重复性好,目前应用最多。CT 的定量指标主要有病灶长、短径、面积和 CT 值。具体如表 9-5。

表 9-5 PET/CT 定量指标及其含义和测定方法

定量指标	临床意义	测定方法
PET		
SUVmax	SUVmax 为肿瘤内摄取最高的单一体素的 SUV。代表病灶内 ^{18}F-FDG 摄取最高部分的 SUV	在 PET/CT 分析工作站上通过设定 ROI 后可自动计算得到
SUVave	在一个 VOI 内所有体素的 SUV 平均值。通常用等高线阈值来确定 VOI,这个阈值通常基于一个固定的 SUVmax 百分值(例如,50% SUVmax)	在 PET/CT 分析工作站上通过设定 ROI 后可自动计算得到
SUVpeak	肿瘤内最高摄取的 1ml 球形区域内所有体素的 SUV 平均值,以此获得最高摄取平均值	以肿瘤摄取最高的体素为中心画一个大小为 1ml 的球形 VOI,可分析工作站上自动计算得到
MTV	肿瘤内具有代谢活性的组织,反映异常代谢的肿瘤细胞数量	在 PET/CT 分析工作站上设定 VOI 后可自动计算得到
TLG	糖酵解总量为肿瘤代谢体积乘以 SUVmean,是一个既能同时反映肿瘤代谢体积又能反映肿瘤代谢活性的综合指标	在 PET/CT 分析工作站上测得 MTV 和 SUVmean 后,两者相乘所得
CT		
长径	肿瘤最大径。是反映肿瘤大小的重要指标	在 PET/CT 分析工作站上设定线性 ROI 后可自动计算得到
短径	肿瘤最小径。是反映肿瘤大小的重要指标	在 PET/CT 分析工作站上设定线性 ROI 后可自动计算得到
面积	= 长径 × 短径。是反映肿瘤大小的重要指标	在 PET/CT 分析工作站上获得长径和短径后可计算
CT 值	反映肿瘤的密度和均质性	可在 PET/CT 分析工作站上测量得到,可测得某个点或某个范围的 CT 值

(五) 诊断报告撰写

1. 一般资料 患者姓名、性别、年龄、科别、住院号、病区、病床、门诊号、检查号、临床诊断、检查日期、报告医师签名、报告日期等。

2. 检查名称与检查方法或技术

3. PET/CT 影像学表现描述 分别描述 PET 及 CT 的影像表现,包括病变的位置、形态、大小、数目、密度、与邻近组织器官的关系,描述放射性浓聚程度,计算 SUVmax 和 / 或 SUVmean 等。如果多次检查应当进行对比。

4. 结论或诊断 具体要求如表 9-6。

5. 报告审核与签发 报告由有资质医师审核签发。

表 9-6 PET/CT 诊断结论应注意内容

序号	诊断结论
1	要与 PET/CT 影像表现描述相对应
2	应按肿瘤 TNM 分期的顺序分别进行描述
3	主要病变先描述，次要病变后描述
4	对于良性病变可根据对身体的危害程度分别给出相应的诊断
5	对于两次或多次检查的患者应当前后进行比较
6	尽可能给出明确的诊断，必要时给出鉴别诊断，对诊断不明确者，提出进一步检查方法或建议随访

非 ^{18}F-FDG PET/CT 肿瘤显像

非 ^{18}F-FDG 正电子显像剂作为 ^{18}F-FDG 的重要补充日益受到临床的重视，这方面的研究日益增多，虽然如此，非 ^{18}F-FDG 正电子显像剂在临床的应用量目前还是比较少，对这部分内容在此仅做简单介绍，其显像方式和图像分析可参照 ^{18}F-FDG 显像。

（一）氨基酸代谢显像

氨基酸是人体必需的营养物质，在体内主要作为蛋白质的合成前体，也可转化为具有重要生物活性的酶、激素等，另外也可通过氨基酸转运、脱氨、脱羧，变化为二氧化碳、尿素等而被其他组织利用或排出体外。其中蛋白质合成是主要代谢途径。疾病或生理、生化改变时可出现蛋白质合成异常，用放射性核素标记氨基酸可显示这种异常变化。

目前，用于人体 PET 显像的标记氨基酸有 L- 甲基 -^{11}C- 蛋氨酸（^{11}C-MET）、L-^{11}C- 酪氨酸、L-2-^{18}F- 酪氨酸、O-(2-^{18}F- 氟代乙基)-L- 酪氨酸（FET）、L-4-^{18}F- 苯丙氨酸、^{11}C- 氨基异丙氨酸及 ^{18}F- 谷氨酰胺（^{18}F-glutamine，^{18}F-GLN）等。其中 ^{11}C-MET 是临床应用较广泛的氨基酸显像剂，主要反应氨基酸的转运、吸收利用及恶性肿瘤细胞的代谢活性等，临床多用于恶性肿瘤的鉴别诊断及放化疗疗效监测，特别对脑胶质瘤的诊断意义更大。氨基酸显像还有助于鉴别肿瘤与炎症组织。与 ^{18}F-FDG 联合应用可弥补 ^{18}F-FDG 的不足，提高 PET/CT 对肿瘤的诊断能力。^{18}F- 谷氨酰胺也是一种具有很好临床应用价值的新型 PET 氨基酸显像剂，目前其临床应用研究备受关注。

（二）脂类代谢显像

^{11}C- 乙酸盐是近年来备受关注的脂类显像剂。近年来的研究显示 ^{11}C- 乙酸盐可用于肝细胞癌和肾透明细胞癌显像，可在一定程度上弥补 ^{18}F-FDG 显像在诊断高分化肝细胞癌和肾透明细胞癌方面的不足。^{11}C- 胆碱（^{11}C-choline）作为另一种脂类代谢显像剂近年来也备受关注，该显像剂在肿瘤部位的摄取与肿瘤细胞膜磷脂代谢相关，在一定程度上可以反映肿瘤的增殖，目前研究显示，该显像剂可用于前列腺癌、脑肿瘤、甲状腺癌、肝细胞癌等显像。除了 ^{11}C- 胆碱外，^{18}F 标记胆碱，如 ^{18}F- 代甲基胆碱、^{18}F- 氟代乙基胆碱及 ^{18}F- 氟代丙基胆碱等也逐渐应用于临床，其中 ^{18}F- 氟代甲基胆碱与甲基 -^{11}C- 胆碱显像效果相类似。

（三）核苷酸类显像

^{18}F- 脱氧胸腺嘧啶（^{18}F-fluorothymidine，^{18}F-FLT）和 5-^{18}F- 氟尿嘧啶（5-^{18}F-FU）是较常用的核苷

酸类代谢显像剂，可作为核酸的合成前体参与核酸的合成，反映细胞DNA增殖活跃程度。^{18}F-FLT近年来应用较多，在评价肿瘤的早期疗效方面具有明显的优势，在肿瘤良恶性鉴别上有一定的价值。

(四) 乏氧显像

存在有乏氧组织的肿瘤往往对放化疗治疗相对抵抗，对乏氧组织需要强化治疗才能有效地控制肿瘤。乏氧显像可以显示肿瘤内的乏氧组织，在指导治疗方面有重要的意义。肿瘤乏氧PET/CT显像主要有两大类：硝基咪唑类和非硝基咪唑类显像剂。

1. 硝基咪唑类显像　该类显像剂为亲脂化合物，通过主动扩散通过细胞膜进入细胞内，硝基(NO_2)在硝基还原酶的作用下被还原，在非乏氧细胞内，硝基还原产物可立即被氧化；而在乏氧细胞内，硝基还原产物不能发生再氧化，还原产物与细胞内大分子物质发生不可逆结合，滞留于乏氧细胞中，其浓聚程度与乏氧程度成正比。代表显像剂主要有^{18}F-fluoromisonidazole(^{18}F-MISO)，它可选择性地与肿瘤乏氧细胞结合，它可用于指导放疗(乏氧组织采用调强放疗更合适)并可用于预测放疗效果。

2. 非硝基咪唑类显像　该类显像剂也具有较高的细胞膜穿透性，在乏氧组织内的摄取可能与线粒体还原功能异常有关。代表显像剂为^{64}Cu-copper(Ⅱ)-diacetyl-bis(N^4-methylthiosemicarbazone)(^{64}Cu-ATSM)。

(五) 受体显像

受体类的显像剂是目前PET显像剂的研究热点。可用于临床的受体类显像剂目前还不是很多，主要有以下4种：

1. 整合素受体显像剂　整合素$\alpha_\gamma\beta_3$受体高表达于肿瘤组织内新生的血管内皮细胞膜上和肿瘤细胞膜上，^{68}Ga和^{18}F标记的靶向整合素$\alpha_\gamma\beta_3$受体的精氨酸-甘氨酸-天冬氨酸(Arg-Gly-Asp，RGD)多肽类显像剂可以与之特异性结合，可以用以显示和了解肿瘤内的新生血管增生情况，也可以了解肿瘤细胞整合素表达水平，在肿瘤定性诊断和指导抗肿瘤新生血管生成治疗方面有帮助。

2. 生长抑素受体显像剂　生长抑制受体(somatostatin receptor，SSTR)广泛高表达于神经内分泌肿瘤细胞膜上，如垂体肿瘤、小细胞癌、胰岛细胞瘤、胰腺神经内分泌癌、类癌、神经母细胞瘤等。^{68}Ga或^{18}F标记的生长抑素受体的配基奥曲肽(octreotide，OCT)或其类似物TOC、NOC、TATE等，目前已较为广泛地用于神经内分泌肿瘤的诊断和分期，并对临床治疗产生了积极的影响，成为了近年来PET肿瘤显像的新进展和新亮点。

3. 雌激素受体显像剂　靶向乳腺癌雌激素受体的内分泌治疗已成为乳腺癌综合治疗的重要组成部分，准确显示雌激素受体表达是否为阳性、同一个体不同病灶是否存在异质性以及在治疗过程中是否出现变化等无疑对指导治疗有非常重要的意义。^{18}F标记的雌二醇(^{18}F-17β-estradiol，^{18}F-FES)可以与雌激素受体特异性结合，可以用于研究乳腺癌雌激素表达状态。

4. 胰高血糖素样多肽-1受体显像　胰高血糖素样多肽-1(glucagon like peptide，GLP-1)受体高表达于胰岛素细胞瘤表面，Exendin-4是GLP-1的类似物，可以与GLP-1受体特异性结合，^{68}Ga-Exendin-4可以用于特异性诊断胰岛细胞瘤，对胰岛细胞瘤的诊断、定位和指导手术治疗有十分重要的作用。

(六) 放射免疫显像

肿瘤放射免疫显像是基于抗原-抗体特异性结合而设计的一种核医学显像方法。用放射性核素标记特定的抗体或小分子化合物，使其与肿瘤内高表达的抗原高特异性、高亲和力结合，而将肿瘤显像，可以在活体上显示特定抗原的表达高低，用于指导肿瘤放射免疫治疗。

前列腺特异性膜抗原(prostate specific membrane antigen,PSMA)高表达于超过90%的前列腺癌细胞上,同时也高表达于肿瘤新生血管上,可成为前列腺癌的特异性抗原,靶向PSMA的PET分子探针^{68}Ga-PSMA目前已较广泛地应用于前列腺癌,该显像较^{11}C-胆碱显像灵敏,在前列腺癌生化复发(即血PSA升高)患者中应用结果显示,它能灵敏地检测隐匿性前列腺癌复发病灶,甚至当PSA处于低水平(<0.5ng/ml)时。该显像是核医学的重要进展,是目前核医学显像的研究热点。

SPECT/CT肿瘤显像

SPECT/CT也可用于肿瘤显像,但其临床应用没有PET/CT广泛,在一些特定的肿瘤,该显像有一定的特色。

(一)^{67}Ga、^{201}Tl肿瘤显像

1. ^{67}Ga肿瘤显像　肿瘤摄取^{67}Ga存在多种机制,其中何种机制起主要作用尚不清楚。肿瘤丰富的血供及增高的血管通透性使大量^{67}Ga到达肿瘤部位,^{67}Ga通过转铁蛋白受体结合到肿瘤细胞表面,然后被运转到细胞内与胞浆蛋白(铁蛋白和乳铁蛋白)结合,这些蛋白在肿瘤细胞中高表达。^{67}Ga还可与细胞器中的大分子结合。^{67}Ga只能被生长旺盛、有活力的肿瘤组织摄取,而坏死或纤维化的肿瘤组织不摄取。其临床应用主要包括霍奇金病和非霍奇金淋巴瘤、恶性黑色素瘤、肝细胞癌、肺癌、头颈部肿瘤、腹部和盆腔肿瘤及软组织肿瘤等的检测和诊断。

2. ^{201}Tl肿瘤显像　^{201}Tl在肿瘤组织中内浓聚的机制不十分清楚。^{201}Tl进入肿瘤细胞内主要受细胞膜上Na^+-K^+ ATP泵调控。^{201}Tl能为肿瘤细胞所摄取,结缔组织也有少量摄取,但坏死组织无摄取。其临床应用主要有:脑内恶性肿瘤、甲状腺癌、乳腺癌、骨和软组织肿瘤等。

(二)^{99m}Tc标记放射性药物肿瘤显像

某些^{99m}Tc标记的放射性药物也可用以肿瘤的肿瘤显像,如^{99m}Tc-甲氧基异丁基异腈(methoxyisobutylisonitrile,^{99m}Tc-MIBI)、^{99m}Tc-2-双[双(2-乙氧乙基)膦]乙烷(^{99m}Tc-tetrofosmin,P53)、^{99m}Tc-亚甲基二磷酸(^{99m}Tc-methylene diphosphonate,^{99m}Tc-MDP)、^{99m}Tc-五价二硫基丁二酸[^{99m}Tc(V)-dimercaptosuccinic acid,^{99m}Tc(V)-DMSA]等。

1. ^{99m}Tc-MIBI、^{99m}Tc-tetrofosmin肿瘤显像　^{99m}Tc-MIBI能为恶性肿瘤所摄取,肿瘤细胞摄取^{99m}Tc-MIBI与其亲脂性和电荷有关。^{99m}Tc-MIBI可通过被动扩散进入肿瘤细胞内,由于^{99m}Tc-MIBI带正电,线粒体带负电,静电吸引使90%的^{99m}Tc-MIBI浓聚于线粒体内而使肿瘤显像。

^{99m}Tc-tetrofosmin与MIBI相似,两者均为亲脂性阳离子复合物,摄取与血流灌注量、细胞内线粒体含量和细胞活力有关。在线粒体内浓聚和潴留与静电引力有关。

^{99m}Tc-MIBI和^{99m}Tc-tetrofosmin的临床应用主要用于脑部肿瘤、乳腺癌、肺癌、骨和软组织肿瘤、甲状腺癌和Kaposi肉瘤等肿瘤的检测,除此以外,还用于肿瘤化疗产生的多药耐药的检测和疗效评价。^{99m}Tc-MIBI用于乳腺癌的显像报道较多。

2. ^{99m}Tc(V)-DMSA肿瘤显像　肿瘤摄取^{99m}Tc(V)-DMSA机制尚不清楚。目前认为^{99m}Tc(V)-DMSA在血浆内可稳定存在,到达肿瘤组织后发生水解反应,产生磷酸根样的锝酸根,以类磷酸样作用进入瘤细胞内。肿瘤血供丰富,细胞生长活跃,磷酸代谢旺盛,故摄取^{99m}Tc(V)-DMSA量大。

临床应用:主要用于甲状腺癌、肺肿瘤、软组织肿瘤等显像。近年来国内将其成功应用于肝脏肿瘤及卵巢癌显像诊断,另外还用于评价高强度聚焦超声治疗骨原发肿瘤后的疗效和诊断复发,其价值优于^{99m}Tc-MDP。

(三) 肿瘤受体显像

受体显像(receptor imaging)是利用放射性核素标记的配体或类似物与靶组织高表达的受体高亲和力、特异性结合的原理,来显示肿瘤受体空间分布、密度与亲和力的一种方法,是集配体、受体结合的高特异性和核素探测的高灵敏性于一体的显像技术。该显像方法亲和力与特异性较高、放射性标记配体到达靶点和血液清除速度快、穿透能力强,能在较短时间内获得肿瘤与正常组织高对比的图像,无免疫反应等,能无创的、能在活体内从分子水平上研究肿瘤生物学,并对肿瘤病因学探讨、早期诊断、指导治疗和判断疗效具有重要的临床意义。

1. 生长抑素受体显像 研究发现多种肿瘤呈现生长抑素受体(somatostatin receptors,SRS)高表达,特别神经内分泌肿瘤,对该受体进行显像对神经内分泌肿瘤的诊断和分期有重要的应用价值。所用的显像剂一般采用 ^{99m}Tc 或 ^{111}In 标记生长抑素类似物奥曲肽(octreotide)、RC-160、P587 等获得。常用显像剂包括 ^{123}I 或 ^{111}In- 奥曲肽、^{111}In-mauritius(lanreotide)、^{99m}Tc 标记的 sandostatin、RC-160(vapreotide)、P587 与 P829(depreotide)等。

2. 血管活性肠肽受体显像 血管活性肠肽受体(vasoactive intestinal peptide,VIP)在胃肠及胰腺肿瘤、嗜铬细胞瘤、成神经细胞瘤、无功能垂体瘤等神经内分泌肿瘤以及乳腺癌、卵巢癌、子宫内膜癌、前列腺癌、膀胱癌、结肠癌、食管癌、小细胞与非小细胞肺癌、脑瘤、淋巴瘤等肿瘤中具有高表达,因此,可用于上述肿瘤受体显像、诊断、预测疗效等。

3. 整合素受体显像 RGD 肽是一类含有精氨酸 - 甘氨酸 - 天冬氨酸(Arg-Gly-Asp)序列的短肽,能与整合素(integrin)αvβ3 受体特异性结合。多种放射性核素可以用于标记 RGD 肽,如 ^{125}I、^{131}I、^{111}In、^{99m}Tc 等。利用放射性核素 ^{99m}Tc 标记的 RGD 肽目前已应用于临床,如乳腺癌显像。

(四) 肿瘤乏氧显像

肿瘤组织内常存在乏氧组织,乏氧可使肿瘤内产生一系列生物学改变并导致肿瘤内环境的改变,如 pH 降低等,导致化疗药物不易进入肿瘤细胞,也使肿瘤细胞对放疗抗拒,因此是部分肿瘤对放射治疗敏感性低和预后不良的重要因素之一。核医学可以用于对肿瘤内乏氧组织进行显像,从而可以准确地确定肿瘤内是否存在乏氧以及其严重程度,用以指导进一步针对乏氧的治疗,提高治疗效果。常用的 ^{99m}Tc 标记的乏氧显像剂主要有 ^{99m}Tc-HL91 等。

(五) 前哨淋巴结显像

前哨淋巴结(sentinel lymph node,SLN)是指肿瘤细胞通过淋巴管扩散到达的第一站淋巴结。乳腺癌患者一般常规行腋窝淋巴结清扫,文献报道有 70%~80% 的患者进行腋窝淋巴结清扫后病理没有发现淋巴结转移,其中 10% 患者术后发生了明显的淋巴水肿,造成了患者生存质量的低下。如果前哨淋巴结组织未受肿瘤侵犯,则区域淋巴结没有肿瘤转移的危险,肿瘤出现远处转移的发生率低,预后良好,可以不进行区域淋巴结清扫从而可避免术后出现淋巴水肿。但如果前哨淋巴结出现肿瘤侵犯,则易出现远处转移,预后较差,行腋窝淋巴结清扫是必需的并需要密切临床观察以便及时发现肿瘤复发。

所用的显像剂主要为用于淋巴显像的 ^{99m}Tc 标记的硫胶体、微胶体、人血白蛋白等,另外还有低分子右旋糖酐、脂质体等。

临床应用:前哨淋巴结的概念起源于 Cabanas 对阴茎癌患者的描述,现已广泛应用于黑色素瘤、乳腺癌等恶性肿瘤,特别是乳腺癌术前评估。通过用核医学显像确定前哨淋巴结后,对其淋巴结进行定位和切除,如果前哨淋巴结病理验证为阴性,可不需要进行腋窝淋巴结清扫,如为阳性,则需进行包括区域淋巴结清扫在内的根治手术。通过对乳腺癌的临床研究,目前国内外的结果已显示核医学在前哨淋巴结定位方面的准确性,对指导乳腺癌手术有重要的价值。

四、病例分析

【病例 9-1】鼻咽癌(见文末彩图 9-1)

1. 临床表现 患者男性,57岁。鼻出血2月余,右耳听力下降1月余。无发热、头痛及右耳流脓。CT 示右侧鼻咽部软组织增厚,拟诊鼻咽癌。拟行 ^{18}F-FDG PET/CT 进一步明确诊断并了解全身情况。

2. PET/CT 所见 CT 示鼻咽右侧壁软组织增厚,右侧咽隐窝消失,PET 于相应部位见块状代谢明显增高,大小为 3.6cm×2.5cm,SUVmax 为 12.2(A,B1~B3)。右侧咽后间隙及右侧颈部(ⅡB 和Ⅲ区)见多个淋巴结增大,代谢增高,最明显的病变大小为 1.5cm×1.9cm,SUVmax 为 9.3(A,C1~C3,D1~D3)。全身其他部位未见明显异常。

3. PET/CT 诊断 鼻咽右侧壁鼻咽癌侵犯邻近组织;右侧咽后间隙及右侧颈部淋巴结转移;全身其他部位未见肿瘤转移病灶。

4. 病理学诊断 鼻咽部病灶为非角化未分化癌。

5. 病例分析要点 此病例 CT 见鼻咽右侧壁软组织肿块,伴右侧咽隐窝消失,PET 代谢明显增高,PET 所见病灶与 CT 所见病灶位置一致,肿瘤向周围组织浸润生长,这些影像表现为鼻咽癌的典型征象,与之相对应,临床也有相应的症状,如鼻出血和右耳听力下降,鼻出血一般为肿瘤内血管受损引起,而右耳听力下降为肿瘤阻塞右侧咽鼓管所致,与 PET/CT 影像表现相符。另外,PET/CT 同时发现右侧咽后间隙及右侧颈部Ⅱ、Ⅲ区见淋巴结增大,代谢增高,符合淋巴结转移的影像表现。咽后间隙和颈部Ⅱ区是鼻咽癌非常常见的转移部位,其中 70% 左右的鼻咽癌淋巴结转移发生于咽后间隙,而 90% 左右发生于颈部Ⅱ区。由于部分鼻咽部炎症患者也可在 PET/CT 影像上出现代谢增高和软组织增厚,将 PET/CT 和临床表现相结合进行综合分析,对正确诊断鼻咽癌非常重要。

【病例 9-2】右下肺早期肺癌(见文末彩图 9-2)

1. 临床表现 患者男性,58岁。查体 CT 发现右下肺结节。患者无特殊不适,健康查体时 CT 发现右下肺孤立性结节,性质待定。申请 PET/CT 进一步明确诊断。

2. PET/CT 所见 CT 示右下肺外基底段软组织结节,大小为 1.3cm×1.8cm,PET 示代谢增高,SUVmax 为 7.3(图 A,B1~B3)。针对该病灶行薄层 CT 示该病灶为混合性结节(大部分为实性组织,部分为磨玻璃样改变),呈明显分叶状改变,可见细小毛刺征和长毛刺征,并可见胸膜牵拉征和空泡征(图 C1~C3)。双肺门及纵隔内未见恶性肿瘤征象;全身其他部位也未见明显恶性肿瘤征象。

3. PET/CT 诊断 右下肺周围型肺癌。

4. 病理学诊断 手术病理为浸润性腺癌(腺泡型约 70%,贴壁型约 30%),右肺门及纵隔内无淋巴结转移。

5. 病例分析 肺孤立性结节的定性诊断是临床和影像学的难点。虽然 ^{18}F-FDGPET/CT 对肺孤立性结节鉴别诊断有重要的作用,但是有些良性病变如活动性结核、真菌肉芽肿或其他急性炎症病灶也会出现代谢明显增高,而部分早期肺癌(如原位癌、微小浸润性肺癌)可出现代谢不增高。因此对肺部孤立性结节的鉴别诊断,除要分析病灶代谢是否增高外,针对病灶行薄层扫描,分析该病灶在 CT 上是否具有肺癌征象也是必不可少的。从本病例看,右下肺病灶代谢增高,符合肺癌 PET 常见影像改变,从薄层 CT 看,该病灶为混合性结节并存在明显分叶状改变和细小毛刺征、胸膜牵拉征和空泡征等,也符合肺癌 CT 影像表现,两者影像表现相一致,因此可准确地诊断为肺癌。

对于肺部孤立性结节，综合分析临床高危因素（年龄、吸烟史）、PET和薄层CT影像所见，是准确诊断早期肺癌的基础。

【病例9-3】 食管癌（见文末彩图9-3）

1. 临床表现 患者男性，66岁。吞咽后胸痛1周余。体格检查无明显异常。胃镜示距门齿27~31cm处见新生物。临床诊断为食管癌，申请PET/CT行术前分期。

2. PET/CT所见 PET/CT于食管胸中下段见1个短粗条高代谢病灶，大小分别为2.0cm×1.4cm×3.6cm，SUVmax为19.5（A，B1~B3和C1~C3）。纵隔内及双侧锁骨上窝未见高代谢病灶或淋巴结增大。全身其他部位也未见明显恶性肿瘤征象。

3. PET/CT诊断 早期食管癌，未见区域淋巴结转移和远处转移。

4. 病理学诊断 食管中下段高-中分化鳞状细胞癌，侵及食管壁黏膜下层。纵隔内未见淋巴结转移灶。

5. 病例分析 绝大多数食管癌为鳞状细胞癌。食管癌 ^{18}F-FDG摄取常明显增高，典型的 ^{18}F-FDG PET/CT影像表现为食管壁增厚、管腔狭窄，增厚的食管壁处PET见代谢增高。虽然 ^{18}F-FDG PET/CT可清楚地显示食管癌的侵犯长度，但由于空间分辨率的受限，PET/CT难以准确地判断肿瘤对食管壁的浸润深度，而超声内镜在这方面有明显的优越性，因此在肿瘤T分期方面PET/CT不如超声内镜。但PET/CT在区域淋巴结转移和远处转移方面具有较明显的优势，在淋巴结转移灶检出方面，PET/CT优于CT，在远处转移灶检测方面PET/CT也非常灵敏并且十分全面，因此PET/CT与超声内镜相结合，在食管癌的术前分期方面是一种非常好的组合，对食管癌的治疗可产生良好的影响。

【病例9-4】 胃癌（见文末彩图9-4）

1. 临床表现 患者女性，60岁。上腹部胀痛伴后背部牵拉痛1月余。无反酸、嗳气，无胸闷、胸痛，无发热、盗汗，无吞咽困难。体格检查无明显异常。胃镜示距门齿37cm处见新生物。临床诊断为贲门胃底癌，申请PET/CT行术前分期。

2. PET/CT所见 PET/CT于贲门胃底见胃壁明显增厚，突向胃腔，贲门狭窄，PET于相应部位见代谢明显增高，大小分别为6.3cm×4.3cm×4.6cm，SUVmax分别为45.2（A，B1~B3和C1~C3）。胃小弯旁见多个淋巴结稍增大，代谢轻度增高（图像未提供）。全身其他部位也未见明显恶性肿瘤征象。

3. PET/CT诊断 贲门胃底癌伴胃小弯旁多发淋巴稍增大。

4. 病理学诊断 低分化腺癌，浸润至管壁全层，局部脉管内见癌栓。区域淋巴结未见转移；周围网膜组织未见肿瘤浸润。

5. 病例分析 胃癌的 ^{18}F-FDG PET/CT诊断需密切结合胃镜检查，大多数胃癌出现 ^{18}F-FDG代谢增高，但部分胃癌（特别是印戒细胞癌或低分化腺癌伴印戒细胞癌）易出现 ^{18}F-FDG代谢不增高而易诊断为良性病变。典型的胃癌PET/CT表现为胃壁明显增厚，代谢明显增高（如本病例），伴周围淋巴结增大，代谢增高。对于呈现为胃壁局限性或弥漫性增厚，而无明显 ^{18}F-FDG高摄取或仅出现部分组织 ^{18}F-FDG轻度摄取者，也不能仅依据PET代谢不高而诊断为良性病变，对于上述情况，要高度警惕胃印戒细胞癌的可能。仔细分析PET/CT所见的腹腔内是否存在腹膜增厚和/或腹水，对诊断有较大的帮助，因为胃印戒细胞癌常易出现腹膜浸润性转移。胃印戒细胞癌常沿胃壁浸润，因此其主要改变常呈现为胃壁明显增厚，而有时胃黏膜改变可不明显，因此有时胃镜发现胃黏膜仅有炎症性改变也不能除外胃印戒细胞癌，超声内镜有时有较好的帮助。

【病例 9-5】 胰腺癌(见文末彩图 9-5)

1. 临床表现 患者女性,48 岁。皮肤黏膜黄疸 1 月余,腹部不适 10 天。无腹痛、腹胀、恶心、呕吐,无反酸、嗳气,无胸闷、胸痛,无发热、盗汗。CT 示肝内胆管和胆总管扩张。生化检查:ALT 205U/L、AST 105U/L,总胆红素 375.7μmol/L,CA199 534.6μmol/L。临床诊断:梗阻性黄疸原因待查,申请 PET/CT 明确梗阻性黄疸。

2. PET/CT 所见 PET/CT 于胰腺头颈部见高代谢病灶,大小分别为 2.6cm×1.6cm,SUVmax 为 7.5,CT 于相应部位见软组织增厚伴胰腺体尾部萎缩和中胰管明显扩张(A,B1~B2 和 C1~C2)。肝内胆管轻度扩张;胆总管扩张(图像未提供)。胰腺周围未见高代谢病灶和淋巴结增大。全身其他部位也未见明显恶性肿瘤征象。

3. PET/CT 诊断 胰腺头颈部胰腺癌;区域未见淋巴结转移灶。

4. 病理学诊断(手术病理) 胰腺头颈中分化导管腺癌,局部侵犯神经。周围未见淋巴结转移。

5. 病例分析 胰腺癌的诊断需要综合 PET/CT 所见的胰腺癌直接征象和间接征象进行分析,临床表现及实验室检查对该病的准确诊断也十分重要。胰腺癌 ^{18}F-FDG PET/CT 的直接征象为胰腺内见结节状或块状高代谢病灶伴相应部位软组织增厚或肿块。间接征象为病灶远端胰腺萎缩或急性炎症,伴中胰管扩张,或肝内及胆总管扩张,或区域淋巴结增大,代谢增高,或腹膜增厚,代谢增高。胰腺癌患者常有黄疸、消瘦和腹痛症状,实验室检查常可见 CA199 或 CEA 升高。血糖对胰腺癌 ^{18}F-FDG PET/CT 显像影响较大,血糖增高者易出现假阴性。另外自身免疫性胰腺炎或其他胰腺炎症可导致假阳性,因此需要结合临床和影像学改变做细致地分析。

【病例 9-6】 结肠癌(见文末彩图 9-6)

1. 临床表现 患者男性,73 岁。黏液血便 2 个月。大便次数每天 2 次,下腹部偶有腹胀不适。无恶心、呕吐,无发热、盗汗。肠镜示距肛门 12cm 和 30cm 见新生物。临床诊断:结肠癌。申请 PET/CT 显像进行分期。

2. PET/CT 所见 PET/CT 于直肠和乙状结肠各见 1 个高代谢病灶,大小分别为 3.0cm×2.6cm×1.9cm、4.5cm×3.0cm×3.3cm,SUVmax 分别为 14.7、17.5,CT 于相应部位见肠壁增厚,但肠腔未见明显狭窄(A,B1~B3 和 C1~C3)。同时于乙状结肠周围见多个淋巴结稍增大,代谢轻度增高(图像未提供)。全身其他部位也未见明显恶性肿瘤征象。

3. PET/CT 诊断 乙状结肠和直肠见结肠癌;乙状结肠周围见区域淋巴结转移灶。

4. 病理学诊断 乙状结肠中分化腺癌,侵及深肌层;直肠息肉伴癌变。乙状结肠周围淋巴结转移(1/9)。

5. 病例分析 大多数结肠癌 ^{18}F-FDG 摄取明显增高,^{18}F-FDG PET/CT 在结肠癌诊断和分期方面有较好的应用价值。结直肠癌 ^{18}F-FDG PET/CT 易受肠道生理性浓聚影,但后者通过延迟显像常可以与结肠癌区分开来,肠道生理性浓聚延迟显像浓聚影形态和位置常出现明显变化,但结肠癌一般无明显变化。乙状结肠长度大,个体差异大,有时在腹腔内位置变化大,此病例乙状结肠位于相当于结肠脾曲处,易误诊为结肠脾曲结肠癌。结肠活动性结核、溃疡性结肠炎、克罗恩病和淋巴瘤也可见代谢增高,有时易误诊为结肠癌,需密切结合肠镜所见。

【病例 9-7】 宫颈癌(见文末彩图 9-7)

1. 临床表现 患者女性,53 岁。阴道流黄色液体 2 个月。阴道流液为黄色、异味、发臭,偶有少许阴道出血。实验学检查:人乳头瘤病毒核酸检测为高危亚型 HPV58(+)。宫颈细胞学刮片示非典型鳞状细胞癌。临床诊断:宫颈癌。申请 PET/CT 显像进行分期。

2. PET/CT 所见 PET/CT 于宫颈部见块状高代谢病灶,大小为 4.4cm×3.4cm,SUVmax 为

12.8，CT于相应部位见组织增厚，密度略降低(A，B1~B2)。同时于右侧髂内血管旁见淋巴结稍增大，代谢增高，大小为0.8cm×0.9cm，SUVmax为5.3。全身其他部位也未见明显恶性肿瘤征象。

3. PET/CT诊断 宫颈癌伴右侧髂内血管旁淋巴结转移。

4. 病理学诊断 活检病理宫颈中分化鳞状细胞癌。

5. 病例分析 绝大多数宫颈癌为鳞状细胞癌，^{18}F-FDG摄取常明显增高，因此^{18}F-FDG PET/CT很适合用于宫颈癌诊断和T分期。宫颈癌淋巴结转移灶和远处转移灶^{18}F-FDG摄取也很高，PET/CT可以灵敏地、准确地将其检出，因此在N分期和M分期方面具有其他影像技术所不具备的优势。在非绝经期妇女，月经期生理性浓聚会增加诊断困难，使PET/CT无法很好地鉴别肿瘤是否出现宫腔内侵犯，显像应尽量避开此时间段。

【病例9-8】 淋巴瘤(见文末彩图9-8)

1. 临床表现 患者男，54岁。鼻塞伴双侧颈部多发淋巴结增大2月余，无鼻出血、头痛，无明显发热、盗汗，无明显体重降低。鼻咽镜发现鼻咽部组织增厚，对增厚组织活检行病理学检查示弥漫大B细胞淋巴瘤，申请PET/CT行进一步肿瘤分期。

2. PET/CT所见 PET/CT示鼻咽部软组织增厚，代谢增高，大小为3.2cm×2.8cm，SUVmax为20.8。双侧上臂肌间隙、双侧咽旁间隙、双侧颈部、双侧锁骨上下窝、双侧腋窝、纵隔内、右侧膈肌脚、腹膜后区、腹部肠系膜间、双侧髂总血管旁、双侧髂内外血管旁及双侧腹股沟区等数量相当多淋巴结增大，代谢增高，部分相融合，最明显病灶位于左侧颈部，大小为3.0cm×2.0cm，SUVmax为22.6。脾脏稍增大，代谢明显增高，SUVmax为8.1。全身骨髓代谢弥漫性轻度增高。

3. 病理学诊断 弥漫大B细胞淋巴瘤。临床分期Ⅳ期淋巴瘤。

4. 病例分析要点 ^{18}F-FDG PET/CT是淋巴瘤分期和疗效评价的重要手段，目前已纳入淋巴瘤NCCN指南。大多数淋巴瘤^{18}F-FDG PET/CT可见典型的影像改变，如全身多部位或广泛淋巴结增大，代谢增高，与其他恶性肿瘤淋巴结转移不同，淋巴瘤的分布常散在分布，常不按淋巴回流径路分布，部分患者可出现左右基本对称，可伴脾脏增大，代谢增高，或其他结外脏器高代谢病灶。此病例鼻咽部可见高代谢病灶，需与鼻咽癌相鉴别，鼻咽癌淋巴结转移常按淋巴引流径路分布，并基本集中于双侧颈部，而此患者淋巴结病灶分布广泛，且不沿淋巴引流径路分布，两者存在明显的不同。大多数淋巴瘤病灶代谢增高，但部分惰性淋巴瘤^{18}F-FDG代谢不高，需要警惕。

【病例9-9】 肝细胞癌^{18}F-FDG显像阴性、^{11}C-胆碱显像阳性(见文末彩图9-9)

1. 临床表现 患者男性，58岁。乙肝病史20余年，发现肝占位性病变10天。MRI示肝S5段富血供结节，呈现为“快进快出”，考虑为结节型肝癌可能性大。AFP为24.4μg/L，CA-199和CEA正常。为了进一步明确诊断行PET/CT显像。

2. PET/CT所见 平扫CT未见明显肝硬化征象，肝右前叶见低密度结节，^{18}F-FDG PET/CT显像于该病灶处未见代谢增高，肝脏内其他部位未见明显占位性病变。^{11}C-胆碱显像于该病灶处见代谢局限性增高，大小为2.4cm×1.6cm，SUVmax为14.6。

3. PET/CT诊断 分化较好的肝细胞癌。

4. 病理学诊断 术后病理为高分化肝细胞癌。

5. 病例分析要点 此病例有乙肝病史20余年，AFP轻度增高，MRI高度怀疑肝细胞癌，呈典型“快进快出”改变。该病灶^{18}F-FDG显像为阴性，难以诊断为肝细胞癌。^{11}C-胆碱显像该病灶呈现^{11}C-胆碱代谢增高，提示为分化较高的肝细胞癌，对准确诊断肝细胞癌提供了重要的依据。此病例提示对于临床高度怀疑肝细胞癌而^{18}F-FDG显像阴性者，^{11}C-胆碱显像是一种较好的选择，有助于提高肝细胞癌诊断准确性，避免假阴性诊断。

五、小结

肿瘤PET/CT显像在临床的应用越来越受重视，目前最常用的显像剂为^{18}F-FDG，此显像在肿瘤的诊断、分期、疗效评价及治疗后肿瘤复发监测方面均具有重要的应用价值。通过这部分的实习，希望能掌握该显像的原理及适应证，全面地熟悉该显像的显像方法、图像质量常见的影响因素、图像分析及诊断要点，从而对^{18}F-FDG PET/CT显像有全面的感性认识和理解，为以后从事临床医学职业生涯打下良好基础。

（吴湖炳）

第十章
心血管系统

一、目的和要求

1. 掌握　心肌灌注显像的原理、方法、图像分析和临床应用；心肌代谢显像的原理，了解其临床意义。

2. 熟悉　心血池显像的原理和临床意义；心肌灌注显像的图像分析方法。

3. 了解　心脏负荷试验的原理和方法；核素心肌灌注显像与 CT 冠状动脉造影的关系。

二、实践学时

本章实践 4 学时。

三、实习内容

(一) 心肌灌注显像

1. 基本原理　正常或有功能的心肌细胞选择性摄取某些碱性离子或核素标记化合物，应用 SPECT 或 PET 进行心肌平面或断层显像，正常或有功能的心肌显影（显像剂分布均匀），而缺血心肌表现为显像剂稀疏，坏死心肌表现为显像剂缺损，据此达到诊断心脏疾病和了解心肌供血和功能的目的。

(1) 常用的单光子显像剂：^{99m}Tc-MIBI，^{201}Tl。

(2) 常用的正电子显像剂：^{82}Rb，$^{13}NH_3 \cdot H_2O$。

心肌灌注显像常规使用 SPECT 心肌断层显像，也可行 PET 心肌灌注断层显像，诊断心肌缺血需要负荷心肌灌注显像和静息心肌灌注显像联合使用。

2. 负荷心肌灌注显像的基本原理和方法　通过运动负荷试验（exercise stress test）或者药物负荷试验（pharmaceutical stress test）使正常心肌血流增加，而病变血管无进一步扩张能力或者扩张程度不及正常血管，因而可早期显示病变血管所致的心肌血流灌注异常，达到早期、无创诊断心肌缺血的目的。运动负荷试验可以使正常冠脉血流量增加 2~3 倍，并能提供许多有用的临床和生理学参数，如运动负荷量、最大心率、运动诱发的缺血症状、心电图变化以及血压反应等。药物负荷试验通常使用的腺苷和双嘧达莫（潘生丁）可使冠脉血流量增加 4~5 倍，多巴酚丁胺可增加 3 倍。药物负荷试验主要适用于无法达到目标运动负荷量的受检者，如身体残疾、年老体弱、病态肥胖和具有周围血管疾病的患者等。

3. 图像分析分为目测分析和定量分析。

目测分析可以分为两种形式：

(1) 定性分析：有无缺血。

(2) 缺血程度和范围的半定量分析：a. 采用目测5点记分法进行半定量缺血程度评分：0= 正常，1= 显像剂轻度或可疑减低，2= 显像剂中度减低，3= 显像剂严重减低，4= 显像剂缺损。b. 利用定量分析软件（QGS、ECT Toolbox、4D-MSPECT、pFAST 等）计算心肌缺血的程度和面积，该方法是目前国际公认的心肌缺血程度和面积的量化分析方法。基于门控采集的心肌灌注图像，还可获得左心室的整体和局部功能（如左室射血分数、左室收缩末容积、左室舒张末容积、左室室壁运动或室壁增厚等）。软件定量分析克服了目测法人为的偏差，重复性好，有利于准确动态的评价疾病进展和疗效观察。

4. 心肌灌注显像的异常表现

(1) 可逆性缺损（reversible defect）：指负荷心肌显像存在局部心肌显像剂分布稀疏和 / 或缺损区，在静息显像或 ^{201}Tl 延迟显像时显像剂完全充填。见于可逆性心肌缺血（见文末彩图 10-1）。

(2) 部分可逆性缺损（partial reversible defect）：指负荷心肌显像存在局部心肌显像剂分布稀疏和 / 或缺损区，在静息显像或 ^{201}Tl 延迟显像时，相应区域的缺损或稀疏程度较负荷时减轻和 / 或范围缩小。见于心肌梗死伴缺血（见文末彩图 10-2）。

(3) 固定缺损（fixed defects）：指负荷和静息心肌显像时，同一节段心肌始终表现为范围和程度相同的显像剂分布缺损和 / 或稀疏。多见于心肌梗死、心肌瘢痕和冬眠心肌（见文末彩图 10-3）。

5. 心肌灌注显像适应证

(1) 冠心病心肌缺血的诊断及缺血部位、范围和程度的评估。

(2) 冠心病危险度分层。

(3) 心肌缺血治疗效果的评价。

(4) 非心脏手术患者术前心肌缺血的评价。

(5) 心肌病和心肌炎的辅助诊断等。

(二) 心肌代谢显像

1. 基本原理　将放射性核素标记的游离脂肪酸、葡萄糖等心肌所必需的能量代谢底物（显像剂）通过静脉注射到体内并被心肌细胞迅速摄取，应用 SPECT 或者 PET 获得心肌代谢断层显像。葡萄糖是心肌细胞重要的能量代谢底物，^{18}F-FDG 是当前最常用和最重要的葡萄糖代谢显像剂，其结合心肌灌注显像可用于冬眠心肌的判断。

2. 临床应用　主要用于判断心肌活力（存活心肌）。心肌灌注显像与 ^{18}F-FDG PET 心肌葡萄糖代谢显像相结合是目前公认的判断心肌活力的“金标准”。心肌灌注显像表现为显像剂分布稀疏或缺损区域，代谢显像时表现为显像剂的填充，两者呈“灌注 - 代谢不匹配”，提示该部位心肌具有活力，为冬眠心肌；否则，两者呈“匹配性”改变，提示为瘢痕或坏死心肌（见文末彩图 10-4）。应用 PET 或者具有符合线路的 SPECT 进行 ^{18}F-FDG 代谢显像，结合 SPECT 静息心肌灌注显像，可进行存活心肌的判断，其诊断结果与 PET 心肌代谢结合 PET 灌注显像诊断结果的一致性达 90% 以上。

(三) 放射性核素心肌灌注显像与 CT 冠状动脉造影的关系

CT 冠状动脉造影（computed tomography coronary artery angiography，CTCA）与放射性核素心肌灌注显像（myocardial perfusion imaging，MPI）是两种不同的诊断冠心病的无创伤性影像技术。CTCA 主要从解剖学层面反映冠状动脉是否存在管腔的狭窄及动脉粥样硬化斑块的负荷，而 MPI 主要从功能层面准确反映心肌细胞是否存在缺血，以及心肌缺血的部位、程度和范围。如果 CTCA 检查与 MPI 检查结果均为阳性，提示冠状动脉粥样斑块导致的管腔狭窄已经引起了血流动力学改变，出现了心肌缺血，应当行血运重建治疗。如果 CTCA 检查为阳性，而 MPI 检查结果为阴性，提示冠状动脉粥样硬化斑块导致的管腔狭窄尚未引起血流动力学改变，心肌尚没有出现缺血改变，循证医学证据证明，该类患者发生心脏不良事件的风险低，临床上以药物治疗为主。如果CTCA检查结果为阴性，基本上可以排除心外膜下冠脉大血管病变，但并不能排除冠脉微血管病变，而核素心肌灌注显像是诊断冠脉微血管病变所致心肌缺血的重要方法。

(四) 心血池显像

1. 基本原理 受检者静脉注射 ^{99m}Tc 标记红细胞或人血白蛋白等显像剂，经过一定时间在体内达到平衡后，以受检者心电图R波为门控采集的触发信号，将R-R间期(一个心动周期)等分为16~32段，以R波为起点，γ相机或SPECT进行自动、连续、等时地采集一个心动周期内的连续放射性计数，并将多个心动周期相同时相放射性计数叠加，可获得心血池系列影像。通过计算机处理得到左、右心室的容积曲线并计算出心室收缩与舒张功能参数。为了更好地观察心室各室壁的变化，常规平面显像应进行多体位采集，如前位、左侧位和左前斜位图像采集，也可进行断层显像。核素心血池显像是基于放射性计数获得左、右心室功能，其不受心脏几何形状的影响，所获得的左、右心室功能重复性好，准确性高。

2. 适应证

(1) 各种心血管疾病需准确评价左或右心室功能者。

(2) 通过评价心室功能监测某些化学药物对心脏的毒性作用。

(3) 左心室室壁瘤的诊断。

(4) 心脏传导异常和心室收缩同步性评价。

四、病例分析

【病例 10-1】

1. 临床资料 患者女性，48岁。因"发现血压升高5月余，胸痛4个月"入院。患者4个月前开始出现胸痛，位于心前区，呈压迫性伴左肩、手臂及背部放射痛，持续约2min，休息后可缓解。

2. 辅助检查 心肌损伤标志物未见明显异常。静息状态下心脏超声未见明显异常。心电图提示窦性心动过缓，部分ST-T改变。

3. 核医学检查"二日法"行 ^{99m}Tc-MIBI运动负荷/静息心肌灌注显像检查明确诊断。行运动负荷踏车试验，采用Bruce方案。基础心率为51次/min，负荷高峰心率为121次/min，运动负荷过程中患者出现心前区隐痛，心电图提示Ⅱ、Ⅲ、avF、V_4-V_6 导联ST段压低，负荷终止1分钟后胸痛缓解。心肌灌注显像图像以及定量分析见文末彩图10-5。

4. 冠状动脉造影结果 冠状动脉左主干(LM)未见明显狭窄；左前降支(LAD)中段长病变，弥漫性狭窄，最严重处80%狭窄；左回旋支(LCX)未见明显狭窄；右冠状动脉(RCA)未见明显狭窄。

5. 病例分析与讨论 心肌灌注显像是诊断心肌缺血应用最广泛的无创影像学检查，对冠心病的诊断、危险分层、治疗决策的制定和疗效评价具有价值。其诊断冠心病的灵敏度和准确性优于运动心电图，并可准确判断心肌缺血的部位和范围，可根据冠状动脉心肌供血区域分布推测导致心肌缺血的"罪犯血管"。国内外相关指南均将稳定性冠心病患者有无心肌缺血及缺血范围作为行冠状动脉血运重建术的重要依据，缺血范围≥左室心肌面积的10%是行冠脉介入治疗的适应证(Ⅰ类推荐)。该病例通过心肌灌注显像可为临床提供有价值的诊断信息：①该患者存在心肌缺血；②心肌缺血的部位为左心室前壁、心尖及部分间壁，根据冠状动脉心肌供血区域分布，推测导致上述心肌缺血的"罪犯血管"为左前降支；③定量分析获得心肌缺血的范围占左心室心肌的18%(>10%)，为冠脉介入治疗提供了依据；④门控心肌灌注显像所得左心室收缩和舒张功能正常。

【病例 10-2】

1. 临床资料　患者男性，68 岁。因“反复劳累后心前区隐痛伴胸闷气短 4 年”入院。患者 4 年前出现劳累或活动后心前区胸痛伴胸闷气短，胸痛呈压榨样，疼痛数分钟，休息后可缓解，未予重视。近期患者胸闷气短加重于心内科就诊，入院后冠状动脉造影提示冠状动脉“三支病变”，拟行冠状动脉旁路移植术。

2. 辅助检查　冠状动脉造影：LM 未见明显狭窄，LAD 中段两节段 90%~95% 狭窄，远段 60% 狭窄，LCX 中段 30% 狭窄，远段 95% 狭窄，RCA 全长弥漫性病变，近段 95% 狭窄，远段 60% 狭窄。心脏超声检查：左室前壁室壁运动减低，左室射血分数为 45%。

3. 核医学检查　冠状动脉旁路移植术（CABG）前“二日法”行 ^{99m}Tc-MIBI 静息心肌灌注显像和 ^{18}F-FDG PET 心肌代谢显像判断其心肌血流灌注状况及心肌活力。CABG 术后 4 个月再次行 ^{99m}Tc-MIBI 静息心肌灌注显像判断疗效。存活心肌定性和定量评估，冠状动脉旁路移植术前后疗效评价见文末彩图 10-6。

4. 病例分析与讨论　存活心肌是指功能障碍的缺血心肌，当血流灌注恢复后其功能可恢复或逐步恢复。存活心肌通常包括顿抑心肌和冬眠心肌。^{18}F-FDG PET 心肌代谢显像与心肌灌注显像结合应用，根据灌注 - 代谢是否匹配可以准确判断心肌细胞有无活性，灌注 - 代谢不匹配为存活心肌（冬眠心肌），灌注 - 代谢匹配为瘢痕，该方法是目前评价心肌存活的“金标准”或“参考标准”。多项研究已证实，再血管化治疗前存活心肌评估能有效预测再血管化治疗患者的左心室功能改善和左心室容积减小。存活心肌所占左心室的比重越大，术后左心室功能恢复越好，左心室容积减小越明显。该患者心肌灌注显像结合 ^{18}F-FDG PET 心肌代谢显像显示左心室部分前壁、心尖、间壁及部分下壁呈心肌血流灌注 - 代谢不匹配，提示上述心肌节段为存活心肌，存活心肌占左室心肌面积的 16%（TPD 为 21%），提示血运重建可改善该患者心肌血流灌注和心功能，是血运重建（冠状动脉旁路移植术）的适应证。

同时，心肌灌注显像系列检查可以客观反映冠心病患者心肌血流灌注异常在药物治疗、冠状动脉支架植入术和 CABG 术治疗前、后的变化情况，对疗效进行客观评估。通过软件定量分析并获得定量指标，使得患者在治疗前后的疗效判断更为准确、可靠。该患者冠状动脉旁路移植术前、后心肌灌注显像显示血运重建术后有效改善了术前心肌血流灌注异常，同时心功能得到改善，左室重构得到逆转。

五、小结

核素心肌灌注显像和心肌代谢显像在冠心病的诊断、危险分层、预后判断及疗效评估中具有重要价值。与其他影像学方法相比，核素心肌显像的优势在于无创、准确判断有无心肌缺血及心肌缺血的部位，量化心肌缺血的程度和范围；准确评价存活心肌和瘢痕心肌的部位和范围；提供左心室整体和局部的功能参数。

（王跃涛　邵晓梁）

第十一章
神经系统

一、目的和要求

1. 掌握　脑血流灌注显像、脑代谢显像的原理及临床应用。

2. 熟悉　脑显像的图像采集、分析，正常与异常图像。

3. 了解　脑受体显像、脑脊液间隙显像及脑血管显像的原理、方法进应用。

二、实践学时

本章实践 2~4 学时。

三、实习内容

（一）脑血流灌注显像

1. 基本原理　静脉注射小分子、电中性、脂溶性的显像剂，穿透血脑屏障（blood brain barrier，BBB）进入脑细胞，脑细胞摄取的量与局部脑血流量（regional cerebral blood flow，rCBF）成正相关。显像剂进入脑细胞后转变为极性化合物，不能反向扩散回血液中而滞留在脑组织内。在体外通过 SPECT 或 PET 进行断层显像，观察各脑区的放射性分布，即可得到局部脑血流灌注的图像。

2. 显像方法

（1）显像剂

1）SPECT 显像剂：①^{99m}Tc 标记的显像剂：^{99m}Tc-ECD、^{99m}Tc-HMPAO；②^{123}I 标记的显像剂：^{123}I-IMP、^{123}I-HIPDM；③吸入性气体显像剂：^{133}Xe 性气体。

2）PET 显像剂：$^{13}N\text{-}NH_3 \cdot H_2O$、$^{15}O\text{-}H_2O$。

（2）仪器：SPECT 或 SPECT/CT，PET 或 PET/CT。目前国内常用的脑血流灌注显像仪器是 SPECT/CT。

（3）检查前准备：注射 ^{99m}Tc-ECD 或 ^{99m}Tc-HMPAO 前 30~60min，口服过氯酸钾 400mg，封闭脉络丛、鼻黏膜及甲状腺。检查前受检者保持安静，注射前 5min 视听封闭。

（4）药物注射与图像采集、处理

1）SPECT 显像：静脉注射 ^{99m}Tc-ECD 或 ^{99m}Tc-HMPAO740~1 110MBq（20~30mCi），15~30min 后进行断层采集。受检者平卧于检查床上，头托固定，眦耳线与地面垂直。使用低能高分辨或汇聚型准直器，采集矩阵 128×128，能峰 140keV，探头旋转 360°，6°/帧，25~35s/帧，共 60 帧。数据经滤波处理，衰减校正，重建出横断位、冠状位、矢状位图像。

2）PET 显像：静脉注射显像剂后，用 2D 或 3D 方式采集，图像经处理可获得上述三个不同断面的影像和相关定量参数。

(5) 介入试验：脑组织血供丰富，大脑前中后动脉末梢有广泛的侧支循环，具有较强的储备功能。当脑血流储备轻度下降时，常规脑血流灌注显像常常难以发现异常，通过介入试验，可以提高缺血性脑血管病的阳性检出率。介入试验包括药物负荷试验和刺激试验。临床上常用的负荷试验药物是乙酰唑胺，其通过升高脑内二氧化碳浓度，引起脑血管扩张。正常血管扩张后rCBF增加20%~30%，而病变血管扩张反应弱，缺血区或潜在缺血区rCBF增强不显著，呈放射性分布相对稀疏/缺损区。该试验需两次显像，第一次行常规脑血流灌注显像，第二次静脉注射乙酰唑胺1g，10min后行介入显像，将两次显像结果进行对比分析。刺激试验常用视、听、语言、运动负荷等生理性刺激，目前不常规使用。

3. 图像分析

(1) 正常影像：三个断面图像显示：大脑和小脑皮层、基底神经节、丘脑及脑干等灰质放射性摄取较高，白质及脑室系统放射性分布相对稀疏，左右两侧基本对称；介入试验后，各脑区放射性摄取增加。

(2) 异常影像：在两个或两个以上断面的同一部位呈现放射性分布异常。放射性分布异常可以表现为放射性分布稀疏、缺损或增高，两侧不对称，白质区扩大，脑中线偏移，失联络征，以及介入试验后局部脑区放射性摄取相对减低等。

PET脑血流灌注影像分析如同SPECT检查，由于PET空间分辨率高于SPECT，其影像显示更加清晰。

(二) 脑代谢显像

1. 葡萄糖代谢显像

(1) 原理与方法：葡萄糖几乎是脑组织唯一的能量来源，^{18}F-氟代脱氧葡萄糖(^{18}F-Fluorodeoxyglucose，^{18}F-FDG)是葡萄糖类似物，静脉注射后，脑组织摄取^{18}F-FDG的量反映了脑组织的功能的高低。^{18}F-FDG进入脑细胞后，在己糖激酶作用下磷酸化，不能进一步参与葡萄糖代谢而滞留于脑细胞内，通过PET显像，即可得到反映局部脑组织对葡萄糖利用和脑功能的图像注射显像剂前至少禁食4h；视听封闭5min，静脉注射^{18}F-FDG 185~370MBq(5~10mCi)，40~60min后进行显像。

(2) 图像分析

1) 正常影像：脑皮质呈明显的放射性浓聚，以枕叶、颞上回皮质和尾状核头部、壳核放射性摄取最高，小脑较低，左右两侧对称。SUV值、左右侧放射性计数比值、大脑局部区域与小脑计数比值等均可作为半定量分析的参数。

2) 异常影像：局部放射性摄取增高或减低、脑室扩大、脑外形失常、中线移位、失联络征等。

2. 氧代谢显像　脑是全身耗氧量最大的器官，占全身耗氧量的20%，$C^{15}O_2$、$^{15}O_2$气体被吸入后，参与氧代谢全过程。进行PET显像可以测定脑氧代谢率(cerebral metabolic rate of oxygen，$CMRO_2$)、氧提取分数(oxygen extraction fraction，OEF)等反映脑组织氧利用的参数。由于显像技术限制，较少开展。

3. 氨基酸代谢及其他代谢显像　^{11}C-甲基-L-蛋氨酸(^{11}C-methyl-L-methionine，^{11}C-MET)和^{18}F-氟代乙基酪氨酸(^{18}F-fluoroethyl tyrosine，^{18}F-FET)为代表的氨基酸代谢显像、^{11}C-乙酸盐(^{11}C-acetate)氧化代谢显像、^{11}C(^{18}F)-胆碱(^{11}C(^{18}F)-choline)代谢显像、^{11}C-胸腺嘧啶(^{11}C-thymine)、^{18}F-氟代胸腺嘧啶(^{18}F-thymine)为代表的核苷酸代谢显像越来越多地被应用于临床。这些显像剂与^{18}F-FDG相比，具有更好的靶/非靶比值，对于脑肿瘤的诊断、分期、预后、疗效评估等具有重要意义。

(三) 脑受体显像

基本原理　基于受体和配体特异性结合的特性，将放射性核素标记的神经递质或配体引入人体后，能选择性地与靶器官或组织细胞的受体相结合，通过 SPECT 或 PET 显像，显示受体的特定结合位点及其分布、密度、亲和力和功能。脑受体显像可以在活体内从分子水平显示各种神经受体的分布状态，了解其病理改变，揭示神经精神疾病的病因和发病机制，有助于临床的早期诊断、鉴别诊断、疗效观察、预后判断以及认知功能的研究。目前主要的神经受体显像剂见下表（表 11-1）

表 11-1 主要的神经受体显像剂

系统	靶点	SPECT 显像剂	PET 显像剂	主要应用
多巴胺	多巴胺递质		^{18}F-FDOPA	PD
	多巴胺转运体	^{99m}Tc-TRODAT-1	^{11}C- 可卡因	成瘾
			^{11}C-CIT	痴呆
			^{11}C-CFT	癫痫
	囊泡转运体		^{11}C-DTBZ	
	D1 受体	^{123}I-IBZP	^{11}C-SCH23390	
	D2 受体		^{11}C-NMSP	
乙酰胆碱	M 受体	^{123}I-QNB	^{11}C-QNB	AD
			^{11}C-NMPB	PD
	N 受体		^{11}C- 尼古丁	癫痫
	乙酰胆碱转运体	^{123}I-IBNM		
	乙酰胆碱酯酶		^{11}C-N-methyl-4-piperidyl acetate	
苯二氮草	苯二氮草受体	^{123}I- 碘代马西尼	^{11}C- 氟马西尼	AD
				HD
				癫痫
5- 羟色胺	5- 羟色胺受体	^{123}I-2-Ketansern		抑郁症
				癫痫
	5- 羟色胺转运蛋白	^{123}I-β-CIT		AD
				PD
阿片	阿片受体	^{123}I- 吗啡	^{11}C-DPN	癫痫
			^{11}C-CFN	成瘾
				抑郁症

不同的神经受体显像剂在脑内分布不同，在不同病理状态下表现也不同

（四）脑脊液间隙显像

脑脊液间隙显像反映脑脊液生成、循环和吸收的动力学变化，包括脑池、脑室和蛛网膜下腔显像，其中脑池显像最常用。显像剂为 ^{99m}Tc-DTPA74~185MBq（2~5mCi），注射体积 1ml。

1. 脑池显像　将用脑脊液稀释的显像剂注入蛛网膜下腔，注射后 1、3、6、24h 分别行前、后和侧位头部显像；疑脑脊液漏者需在注药前在鼻道、耳道及其他可疑部位放置棉球，显像结束后测量其放射性。

注射显像剂后 1h，脊髓蛛网膜下腔充盈，放射性分布均匀，小脑延髓池开始显影，3h 各基底池显影，6h 各基底池、四叠体池、胼胝体池和半球间池均显影，在前位呈三叉影像，24h 上矢状窦显影，两侧大脑凸面出现放射性并呈对称分布，脑室始终不显影。若鼻腔或外耳道显示放射性分布，堵

塞鼻孔或外耳道的棉球也证实有放射性，可以定位诊断脑脊液漏。显像剂随脑脊液反流进入侧脑室，使侧脑室持续显影，3~6h 前、后位影像为“豆芽状”，而上矢状窦不显影，则可以诊断交通性脑积水。

2. 脑室显像　将显像剂注入侧脑室，10min 后开始显像。正常情况下，侧脑室显影，第三、四脑室、小脑延髓池、基底池相继显影。

3. 蛛网膜下腔显像　显像方法同脑池显像，连续观察脑脊液流动情况，了解蛛网膜下腔是否通畅。

(五) 脑血管与血脑屏障功能显像

1. 原理与方法　“弹丸”式静脉注射显像剂，如 ^{99m}Tc-DTPA 555~740MBq(15~20mCi)，连续采集 60s，观察显像剂在脑血管充盈、灌注和清除的全过程，此后行前位、后位及侧位静态平面显像。

2. 影像分析　正常情况下，两侧颈内动脉、大脑前动脉、大脑中动脉和颅底 Willis 环形成五叉影像。若仅显示颈外动脉的头皮灌注，无“五叉”影像，上矢状窦不显影，提示脑死亡。该显像剂不能穿透血脑屏障，若局部脑实质内有放射性浓聚，提示血脑屏障破坏。

四、病例分析

【病例 11-1】

1. 临床资料　男性患者，64 岁。因右侧肢体乏力、嗜睡、失语 4 天入院。查体：血压 135/75mmHg，呈嗜睡状态，右侧肢体肌力Ⅲ级，Babinski 征(+)、Chaddock 征(+)、Oppenheim 征(+)、Gordon 征(+)。

2. 辅助检查　超声提示双侧颈总动脉内膜增厚，无法确定左侧颈内动脉起始部是否闭塞。头颅 CT 平扫示左侧额叶、顶叶低密度影，提示左侧额顶颞叶脑梗死(图 11-1)；MRI 检查示左侧额叶、顶叶、枕叶见大片异常信号，T1WI 呈低信号、等信号，T2WI 呈高信号，考虑左侧额顶枕叶大面积脑梗死(图 11-2)；MRA 检查可见左侧颈内动脉、大脑前动脉及大脑中动脉结构显示不清，考虑左侧颈内动脉闭塞(图 11-3)。

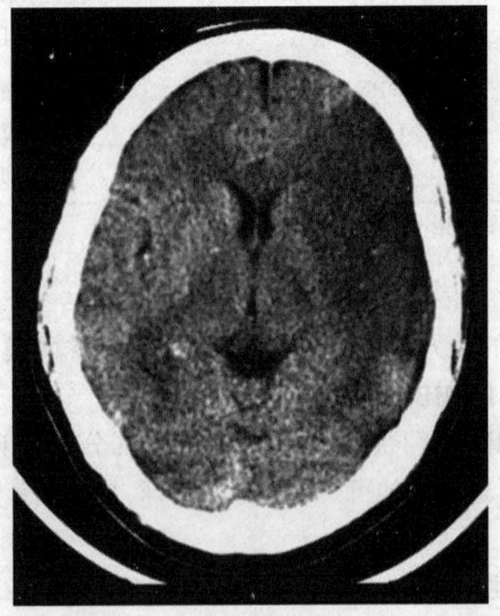

图 11-1　脑 CT 平扫示左侧半球内，额叶、顶叶低密度影

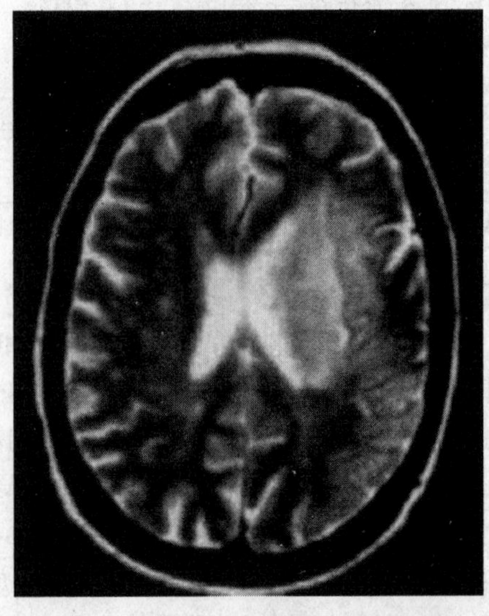

图 11-2　脑 MRI 示左侧额叶、顶叶、枕叶见大片 T2WI 高信号

3. 核医学检查　^{99m}Tc-ECD SPECT 脑血流灌注显像见图 11-4。

(1) 影像分析：SPECT 脑血流灌注显像(矢状面、冠状面、横断面)示左额叶、颞叶、顶叶、枕叶皮质，左侧基底节区放射性分布稀疏缺损；右侧小脑放射性分布弥漫性稀疏，余各部放射性分布未见明显异常。

(2) 影像诊断：左额叶、颞叶、顶叶、枕叶皮质，左侧基底节区血流灌注减低，考虑左侧额顶颞枕叶大面积脑梗死。右侧小脑血流灌注减低，考虑为交叉性小脑失联络。

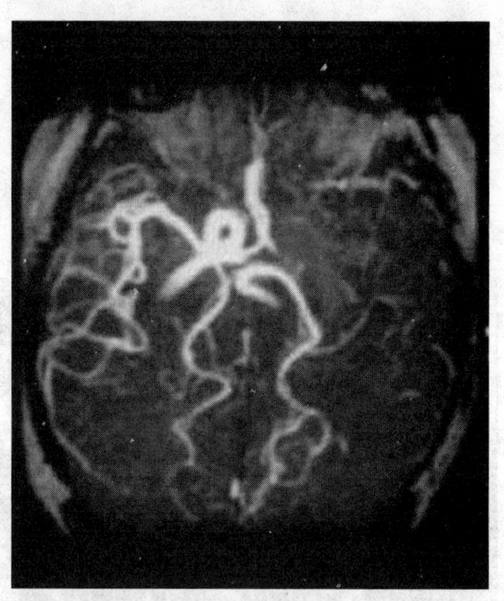

图 11-3　MRA 示左侧颈内动脉、大脑前动脉及大脑中动脉结构显示不清

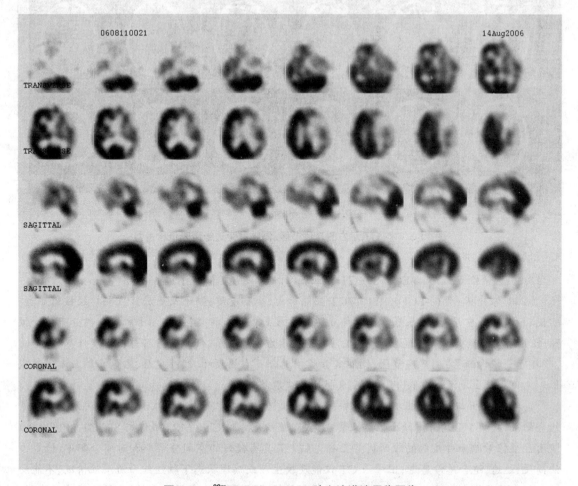

图 11-4　^{99m}Tc-ECD SPECT 脑血流灌注显像图像

【病例 11-2】

1. 临床资料　男性患者,63 岁。因左下肢无力 1 天入院。查体:血压 134/70mmHg,神智清楚,右下肢肌力Ⅱ～Ⅲ级,病理征阴性。

2. 辅助检查　头颅 CT 平扫示右侧基底节区、侧脑室旁可见边缘清晰的低密度灶(图 11-5),考虑右侧基底节区及侧脑室旁脑梗死。

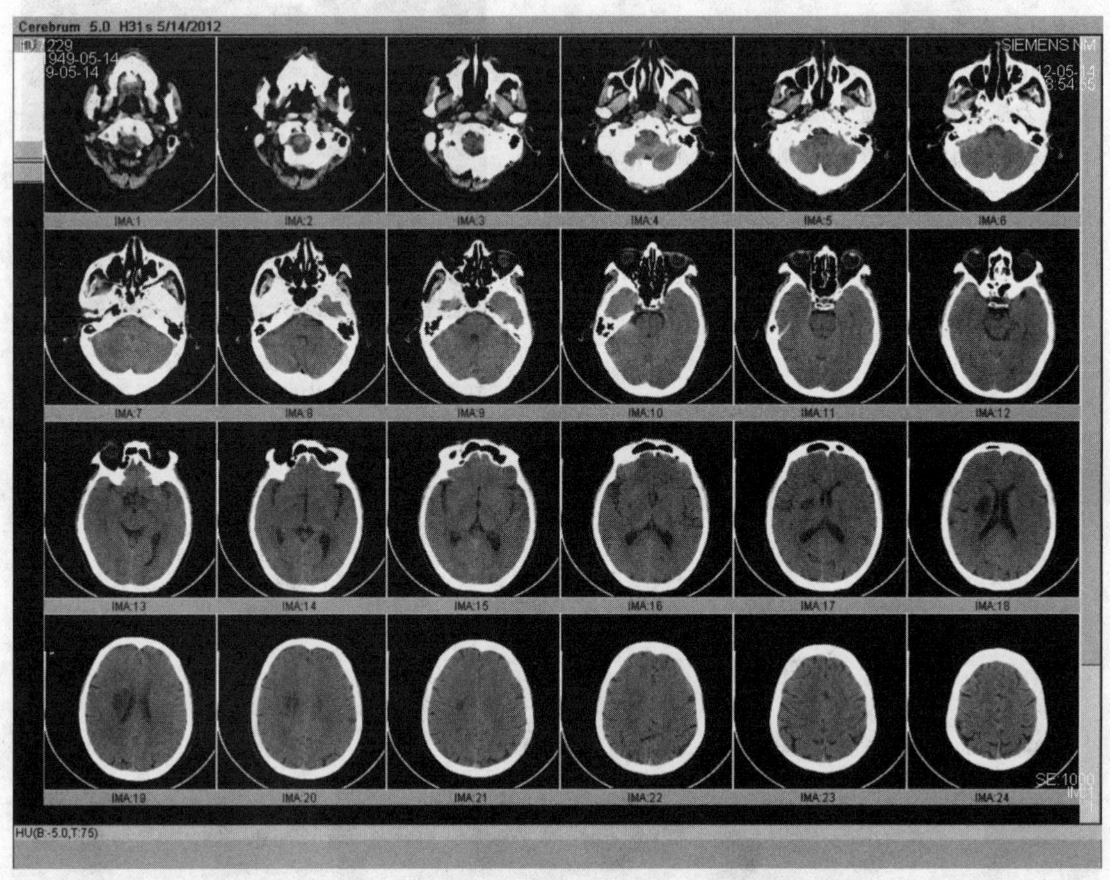

图 11-5　脑 CT 示右侧基底节区、侧脑室旁边缘清晰低密度灶

3. 核医学检查　^{99m}Tc-ECD SPECT 脑血流灌注显像见文末彩图 11-6~11-8。

(1) 影像分析:^{99m}Tc-ECD SPECT/CT 显像示大、小脑皮质,脑干及基底节主要神经核团显影;右侧额叶、颞叶皮层、右侧基底节及背侧丘脑可见放射性分布稀疏区;左侧小脑放射性分布弥漫性稀疏,余各部放射性分布未见明确异常;同机 CT 示右侧基底节、侧脑室旁可见低密度灶。

(2) 影像诊断:右侧基底节区、侧脑室旁脑梗死合并右侧额叶、颞叶皮层、右侧丘脑血流灌注减低。左侧小脑血流灌注减低,考虑为交叉性小脑失联络。

4. 病例分析与讨论　根据病史资料、临床症状、体征、CT、MRI 和 MRA、脑血流灌注显像等检查结果,病例 1、2 均考虑缺血性脑血管疾病,即脑梗死。脑 CT、MRI 成像与 SPECT、PET 脑血流灌注显像对脑血管疾病的诊断优势互补。脑 CT 具有较好的空间分辨率和时间分辨率,检查方法简便、迅速,适合急诊患者;但增强 CT 仅能反映生理或病理状态下脑组织血流灌注情况,不能反映脑组织的功能代谢情况及储备能力,尤其对脑缺血半暗区(可恢复的缺血灶)和梗死区难以鉴别,而放射性核素脑血流灌注显像可弥补CT的不足。脑MRI可同时进行DWI与MRA成像,定位脑组织缺血病灶和病变血管,可进行脑血管疾病早期诊断,敏感性、特异性较其他检查均有显著优势。对于部分CT和MRI检查阴性的缺血性脑疾病,如短暂性脑缺血发作,SPECT和PET脑血流灌注显像可早期发现异常,灵敏度远高于CT,采用药物介入试验可进一步提高潜在缺血灶的阳性检出率。在SPECT或PET灌注图像上,放射性减低区明显大于CT所示病灶,其不仅可以显示脑梗死范围,而且对梗死周围的缺血组织也可以明确显示。

五、小结

核医学脑血流灌注显像是研究脑局部血供的重要方法,联合运用介入试验可显著提高诊断敏感性和特异性;脑代谢显像在神经精神疾病和脑功能研究方面具有独特优势。脑神经递质和受体显像逐渐进入临床应用,在帕金森病、阿尔兹海默病、抑郁症等疾病的诊断、疗效评估、药物研发等方面发挥重要作用。另一方面,技术的进步,如PET/MRI的研发和应用,可以实现解剖图像和功能图像的融合,从而大大提高了异常病变及生理脑功能区的精确定位和准确判断,也极大地推动了神经系统核医学的发展。总之,神经系统核医学将成为探索人脑的重要工具,前景十分广阔。

(卢 霞 褚 玉 王荣福)

第十二章
骨骼系统

一、目的和要求

1. 掌握　骨骼显像的原理和临床应用。

2. 熟悉　骨显像的图像采集方法和图像分析方法。

3. 了解　骨密度的测量原理、方法及临床应用。

二、实践学时

本章实践 3 学时。

三、实习内容

(一) 骨骼显像

1. 显像原理　^{99m}Tc-MDP 经静脉注射随血流到达全身骨骼，与骨骼中的无机盐成分羟基磷灰石晶体发生离子交换或化学吸附，同时与有机成分骨胶原结合而沉积于入骨组织内，局部骨骼对显像剂的摄取与其血流量及代谢活跃程度有关，因此，利用放射性核素成像设备探测显像剂在骨骼内的分布情况，就可发现骨骼病变。

此外，^{18}F- 氟化钠(^{18}F-sodium fluoride)近年亦被应用于 PET 骨显像。^{18}F 因与 OH- 化学性质类似可与骨骼中羟基磷灰石晶体中的 OH- 进行离子交换而具有很强的亲骨性。^{18}F- 氟化钠在骨的摄取更高，血液清除更快，因此 ^{18}F 的 PET 骨显像具有更加的骨 / 本底放射性比值，显示解剖结构更为清晰精确。但 ^{18}F- 氟化钠由加速器生产，显像设备为 PET，昂贵的费用限制了其在临床上的普及应用。

2. 图像采集方法

(1) 静态显像：常规显像方式为显像剂注射后 3~6h 采集全身前、后位平面像，但根据需要，有时要加做局部平面显像或断层显像。

(2) 动态显像：通常包括血流相、血池相和延迟相显像，即三时相显像。

(3) 断层显像及 SPECT/CT：平面显像观察困难时可加做局部断层显像(即 SPECT)，获得局部骨骼的横断面、矢状面及冠状面的断层影像，或加做局部 SPECT/CT，同时获得 CT 解剖影像。

^{18}F- 氟化钠 PET/CT 显像分为局部区域(如头颈部、胸部、腹部或盆腔)、躯干(从颅底到大腿中段)和全身(从头顶到脚趾)显像。

3. 图像分析

(1) 正常图像：正常成人全身骨骼放射性分布基本对称，松质骨或扁骨放射性摄取相对较多，密质骨或长骨骨干放射性分布相对较低，肋骨与椎骨清晰可辨，软组织不显影，其他生理性摄取可见于肾脏、膀胱、甲状腺及乳腺等。此外，一些形态变异和生理性改变在阅片中应加以识别，如颅骨、胸骨、肋骨等的形态变异可导致摄取的多样变化，生长发育期儿童的长骨干骨骺端摄取放射性较成人普遍增浓，脊柱侧弯可致双侧骶髂关节摄取的不对称，肋软骨和甲状软骨的钙化以及肌腱附着点处可出现点状放射性摄取等。

在分析图像时，一些属于"伪像"的表现应予以注意，如注射显像剂部位往往出现一放射性"热点"；患者体位不对称常会导致左右对应结构的显影不对称；患者身上的金属物品会屏蔽γ射线而造成局部放射性"冷区"；尿液污染亦可造成假性放射性"热区"等。

(2) 异常图像：骨骼的异常摄取可表现为放射性浓聚区、放射性稀疏区或浓聚区与稀疏区并存。骨骼以外的组织除生理性摄取外，摄取显像剂属异常改变。如伴有骨化或钙化成分的肿瘤和非肿瘤病变、局部组织坏死、放射治疗后改变、浆膜腔积液、骨化性肌炎、某些结缔组织病、急性心肌梗死病灶等。

此外，恶性肿瘤骨骼广泛转移、原发性或继发性甲状旁腺功能亢进可以出现"超级骨显像"。图 12-1 其产生机制可能与弥漫的反应性骨形成有关。影像表现为全身骨骼对放射性显像剂呈普遍、均匀的摄取增加，双肾常不显影，软组织放射性很低。

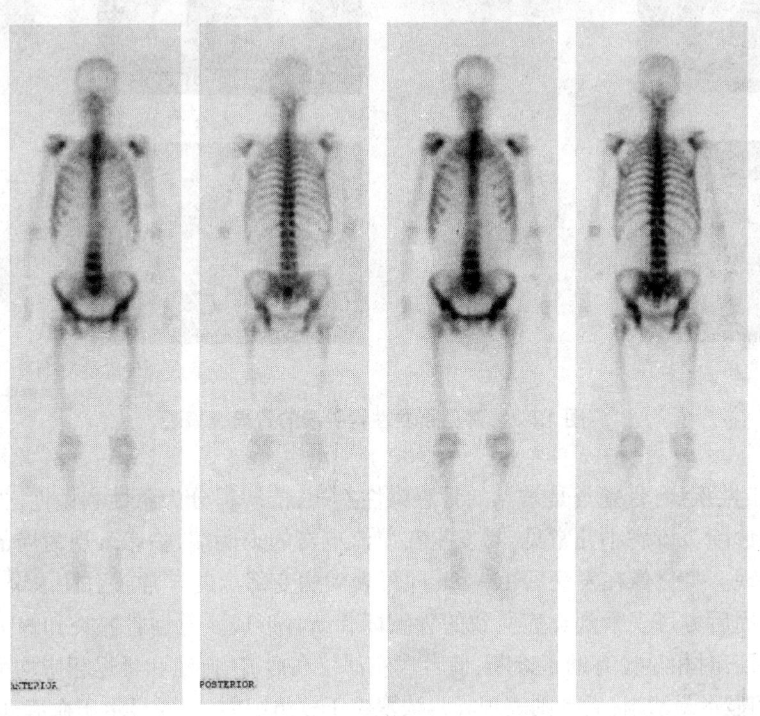

图 12-1 超级骨显像

4. 临床应用

(1) 骨转移性肿瘤：各种恶性肿瘤均可发生骨转移，其中以肺癌、乳腺癌、前列腺癌、胃癌、甲状腺癌、直肠癌等最为常见。以骨显像早期发现骨转移瘤对临床分期、探测病理性骨折的危险部位、确立相应的治疗方案及评价疗效等都有着重要的临床意义。骨转移病灶可发生于骨骼的任何部位，以脊柱、肋骨和骨盆最常见，其骨显像的特征性表现为全身骨多发、非对称性分布的异常放射性浓聚区，病灶有呈膨胀性生长或沿骨骼走行分布的趋势。一些溶骨性改变为主的病灶可表现为放射性稀疏缺损区，或稀疏区与浓聚区并存。当发生弥漫性骨转移时，可呈超级骨显像（super scan）表现。

（2）原发性骨肿瘤：骨显像在原发性骨肿瘤早期诊断中的主要作用是用于与骨转移瘤的鉴别诊断及了解原发肿瘤有无其他部位的转移，同时还可用于观察放、化疗疗效及临床随访。原发性骨肿瘤中起源于骨基本组织的肿瘤由于具有成骨特性可摄取显像剂，但一般恶性肿瘤（如骨肉瘤与软骨肉瘤）摄取程度很高，骨巨细胞瘤可见“皂泡样”改变，良性肿瘤（如骨样骨瘤、骨软骨瘤等）摄取相对较低；骨附属组织来源的肿瘤本身多不摄取显像剂，但恶性肿瘤的渗透性溶骨作用可导致肿瘤周边骨的成骨反应或骨膜新骨形成，因此常可见肿瘤周边骨骼出现不规则的放射性浓聚区（如脊索瘤等），而良性肿瘤由于生长缓慢，周边成骨反应不明显（如神经纤维瘤等），多表现边界清晰的放射性稀疏区，或稀疏区周边伴有轻度的“环形”浓聚（图 12-2）。观察肿瘤实体对显像剂的摄取状况可为术前病理诊断提供一定的参考，但客观评价肿瘤实体对显像剂的摄取情况提倡使用断层显像技术。

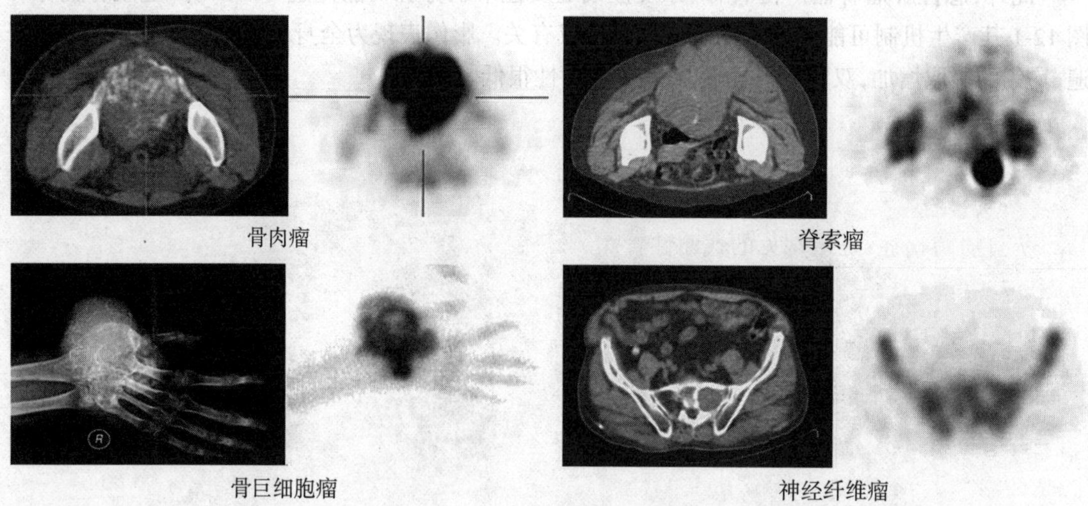

图 12-2　常见原发性骨肿瘤的骨显像表现

（3）骨感染性疾病：骨髓炎是常见的骨感染性疾病，依病程分为急性和慢性，骨显像主要用于急性骨髓炎的诊断。该病小儿常见，易发生在血流丰富的干骺端，临床表现为局部疼痛、肿胀，或伴有败血症表现。骨显像在发病后 12~48h 即可表现病变部位的异常放射性浓聚，而 X 射线检查则在发病 1~2 周后方可观察到炎症所致的骨破坏和新骨形成。急性骨髓炎和蜂窝织炎有时临床鉴别困难，此时三时相显像有助于诊断：前者病变部位在血流、血池和延迟相中均可见异常放射性浓聚，但骨骼相显示最清晰；后者则表现异常浓聚位于软组织内，主要显示于血流、血池相中。

（4）缺血性骨坏死：股骨头坏死较为常见，其病因是股骨头血供障碍。骨显像表现与病程有关：早期因局部血供减少或中断，血流、血池和骨骼三时相显像中均表现局部放射性减低，但此期改变一般在临床上较少检出；但随着病程的进展，发生坏死的股骨头作用于髋臼造成接触面的损伤及炎症反应，此时会显示出本病的特征性影像表现，即在股骨头稀疏缺损区的周边会出现环形放射性浓聚现象，呈现“炸面圈”征。

（5）骨创伤：骨折发生后局部会出现放射性浓聚现象，血流相可持续 4 周，血池相可持续 8 周，而骨显像可持续至 4~24 个月。骨显像主要用于临床疑有骨折但 X 射线检查阴性或可疑的情况，多见于发生在肋骨、胸骨、腕骨、跗骨、肩胛骨、骶骨等特殊部位的微小骨折或隐匿性骨折、运动员或舞蹈演员的因局部重复应力所致的应力性骨折或疲劳性骨折以及膝关节假体置换术后并发的髌骨、股骨髁上或胫骨骨折等。此外，当发生股骨颈骨折后，骨显像可用于观察股骨头的血供情况，以确定采用股骨头假体置换术或单纯的复位固定术。

(6) 代谢性骨病：指一组以骨代谢异常为主要表现的疾病，如原发性和继发性甲状旁腺功能亢进症、肾性骨病、骨质疏松症、骨软化症及 Paget 病等。骨显像中代谢性骨病的早期可见骨骼对显像剂弥漫性摄取增高，随着疾病的发展显示出一些特征性表现，认识各种骨代谢性疾病的骨显像特征，在很多情况下可对临床疾病的诊断与鉴别诊断可提供有效帮助。以下三种常见代谢性骨病为实习重点内容。

1) 甲状旁腺功能亢进症：骨显像表现为全身骨骼显像剂摄取普遍增高，骨与软组织对比增强，颅骨、下颌骨、胸骨、中轴骨和四肢长骨呈对称性放射性摄取增高，肾影浅淡或不显影，呈“superscan”征。颅骨可见“黑颅”征，胸骨可见“领带”征，肋软骨连结处可见“串珠样”改变，若并发纤维囊性骨炎(又称棕色瘤)，或发生肺、胃黏膜和软组织等异位钙化，或严重骨质疏松导致骨折发生时，相应部位可见异常放射性浓聚。

2) 肾性骨病：是一种与慢性肾衰竭相关的代谢性骨病，由于有功能的肾单位减少，维生素 D 代谢受阻，造成磷排泄障碍，高磷酸血症又引起血钙减低，继而引起继发性甲旁亢。该病的主要骨骼改变包括纤维囊性骨炎、骨软化症、骨硬化和骨外钙化等。骨显像中可见骨骼弥漫性显像剂摄取增高，其分布可以是均匀或不均匀的，同时可见到一种或多种上述甲旁亢代谢性骨病的征象。

3) 骨质疏松症：是最常见的代谢性骨病，由于骨矿物质含量减低和骨小梁结构的破坏，导致骨骼脆性增加，在轻微外伤或无外伤情况下容易发生骨折。骨显像中可见全身骨骼摄取显像剂普遍减低，骨与软组织对比度较差，发生骨折时可见单发或多发性异常浓聚灶，以脊柱和肋骨最为常见。骨折病灶通常具有以下特征：椎体病灶呈“一”字形；肋骨的病灶呈点状或与肋骨走行相垂直的短线状；骶骨病灶则表现“H”形改变；病灶均无膨胀性生长或沿骨骼走行分布的特征(图 12-3)。

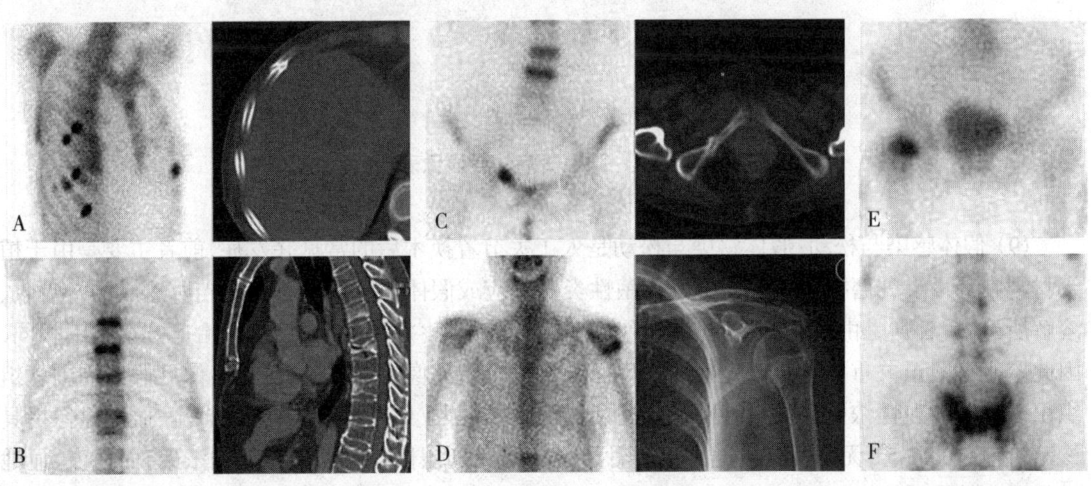

图 12-3 骨质疏松骨折的骨显像表现

A. 肋骨多发“点”状浓聚灶；B. 椎体多发“一”字型浓聚灶；C. 右侧耻骨点状浓聚灶；D. 左侧肱骨颈浓聚灶；E. 右侧股骨颈浓聚灶；F. 骶骨“H”型浓聚灶

(7) 骨关节病：骨关节疾病的类型较多，包括感染性关节炎、骨性关节炎、类风湿性关节炎、强直性脊柱炎、Reiter 病、银屑病、痛风、系统性红斑狼疮等，不同类型之间有明显的重叠，临床表现多为关节疼痛及运动障碍，多关节受累时可能表现为定位不明的骨痛，此时需与骨转移瘤进行鉴别。骨显像中受累关节可见异常放射性浓聚，但感染性关节炎多累及髋或膝；骨性关节炎多累及腕、下位颈椎、腰椎、骶髂关节、髋、膝和踝等；类风湿关节炎多表现指、趾、腕、肘、踝、膝关节的对称性受累；强直性脊柱炎早期多累及骶髂关节，进展期可见脊柱弥漫性显像剂摄取增高，同时椎体两侧小关节形成两条线样浓聚。

(8) 肺性肥大性骨关节病：其发生与胸部恶性肿瘤和肺部炎症性疾病有关，并多见于周围型肺癌。发病机制目前尚不清楚，其病理改变为早期骨膜轻度炎症性反应，随病程进展长骨皮质外骨质积聚形成新骨。骨显像(图 12-4)通常表现为四肢长骨骨皮质显像剂摄取对称性增浓，呈"双轨征"。

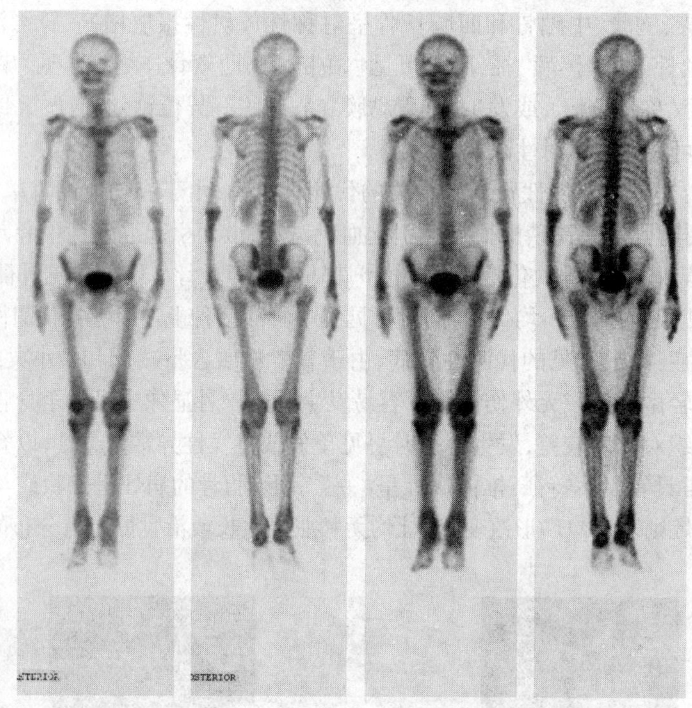

图 12-4 肺性骨病的骨显像表现

(9) 假体感染与松动：假体感染与松动是人工关节置换术后的常见并发症，前者主要是由于植入材料在界面上的磨损产生碎屑引发无菌性炎症反应或假体固定后的应力遮挡所造成的骨吸收、溶解所致，后者则是由致病菌引起。二者临床均表现关节疼痛和活动障碍，但治疗方案大不相同，因此鉴别诊断至关重要。假体感染的典型征象为三时相显像中的血流、血池显像见假体周围软组织出现异常放射性浓聚，延迟相见假体周围骨骼出现异常放射性浓聚，其中的血流、血池显像更具诊断价值(图 12-5)；无菌性松动通常仅于骨显像中可见到假体与骨骼临界处的浓聚，而血流、血池显像无阳性发现。

(二) 骨密度测定

1. 原理骨密度(bone mineral density，BMD)测定通过测定 γ 射线或 X 射线通过人体时被吸收的射线量来计算骨矿物质含量。

2. 方法骨密度测量方法有下列几种，其中的双能量 X 射线吸收法为目前最常用方法。

(1) 单光子和单能 X 射线吸收法(single photon absorptiometry，SPA)。

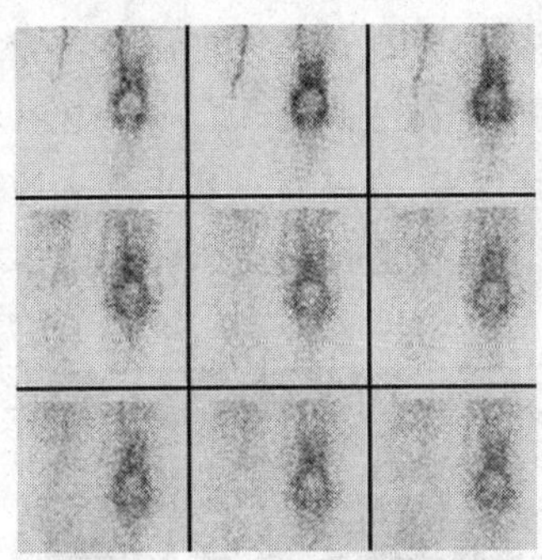
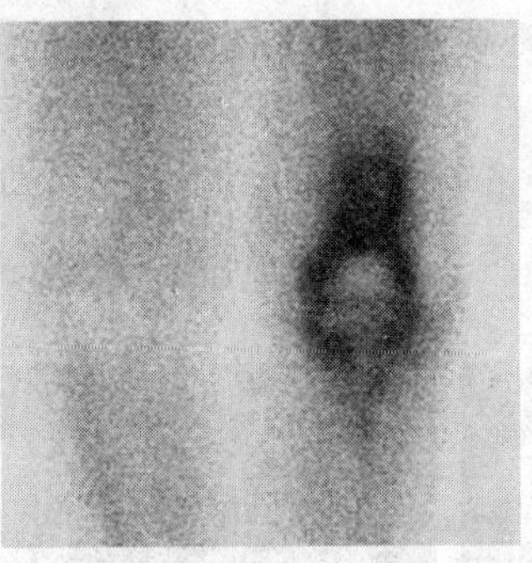
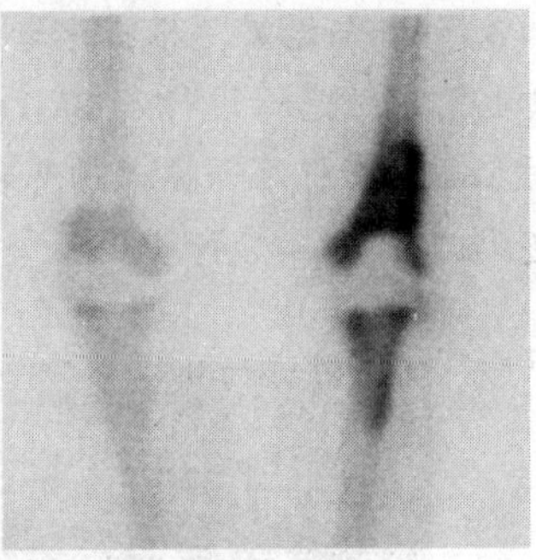

图 12-5 膝关节假体置换术后关节感染

(2) 双光子吸收法(dual photons absorptiometry,DPA)。

(3) 双能 X 射线吸收法(dual energy X-ray absorptiometry,DXA)。

(4) 定量 CT(quantitative computed tomography,QCT)测量法。

(5) 定量超声(quantitative ultrasound,QUS)测量法。

3. 结果分析参照世界卫生组织(WHO)推荐的诊断标准,基于 DXA 测定:骨密度值低于同性别、同种族健康成人的骨峰值不足 1 个标准差属正常;降低 1~2.5 个标准差为骨量低下(骨量减少);降低程度等于和大于 2.5 个标准差为骨质疏松;骨密度降低程度符合骨质疏松诊断标准,同时伴有一处或多处骨折时为严重骨质疏松(WHO:Guidelines for preclinical evaluation and clinical trials in osteoporosis,1998,Geneva)。现在也通常用 T-Score(T 值)表示,即 T 值≥-1.0 为正常,-2.5<T 值<-1.0 为骨量减少,T 值≤-2.5 为骨质疏松。临床上常用的推荐测量部位是腰椎 1~4 和股骨颈,诊断时要结合临床情况进行分析。

4. 临床应用

(1) 骨质疏松的诊断。

(2) 骨质疏松性骨折的预测。

(3) 监测自然病程或药物干预疗效。

四、病例分析

【病例 12-1】

1. 临床资料 患者女性,56 岁。出现不明原因全身骨疼痛 3 个月。3 年前曾行左乳癌切除术,病理诊断为早期浸润性导管癌,术后分期 $T_1N_0M_0$;8 年前曾患类风湿性关节炎,并有长期类固醇激素治疗史。查体:左乳切除术后,左前胸壁、右乳及双侧腋窝未触及异常肿物;脊柱、肋骨有多处压痛,但痛点定位不明确。胸部 X 光片未见异常。乳腺超声无异常发现。血清学检查:血钙 2.9mmol/L(参考值:2.1~2.8mmol/L);血磷 1.21mmol/L(0.8~1.45mmol/L);碱性磷酸酶 305U/L(参考值:45~132U/L);多项肿瘤标志物检测均为阴性。临床为除外骨转移瘤而行骨显像检查。

2. 影像检查 全身骨骼显影欠清晰,双侧肋骨可见多发点状或与肋骨走行相垂直的短线状放射性浓聚灶,脊柱放射性分布不均匀,T_5 椎体可见"一字"型放射性浓聚现象(图 12-6)。

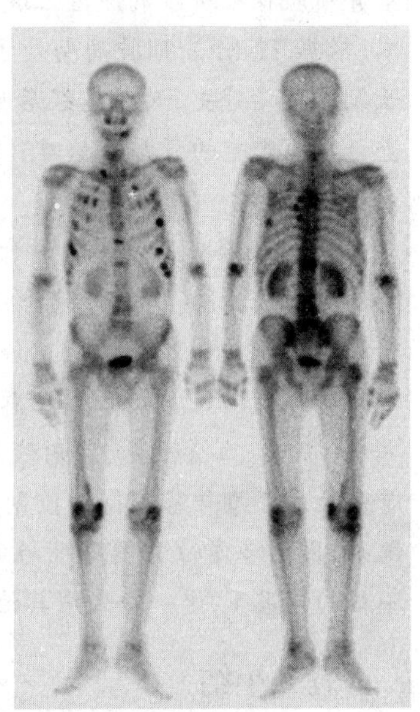

图 12-6 骨质疏松性骨折患者的全身前、后位平面骨显像

3. 诊断与治疗　根据患者的病史、临床表现及影像检查结果，考虑该患者可能存在骨质疏松性骨折。对该患者进行了BMD检查，结果提示腰椎和髋关节的T值分别为 −2.9 和 −3.8，符合骨质疏松症诊断标准。临床对患者采取制动及抗骨质疏松症药物治疗，在随访观察中患者的骨痛症状逐渐减轻，一年后行MR检查，结果显示多椎体呈楔形改变，未发现恶性病变征象（图12-7）。

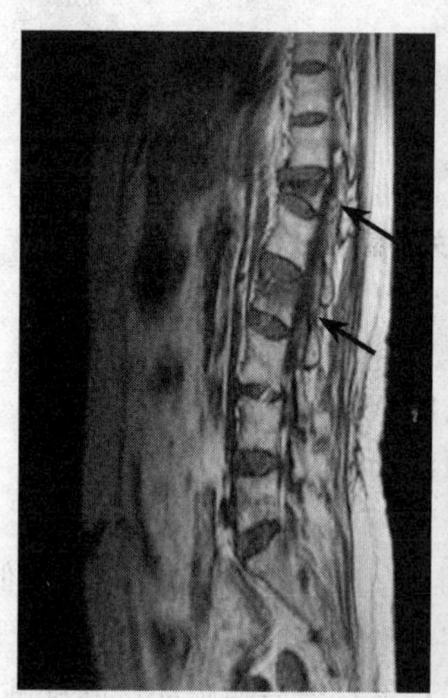
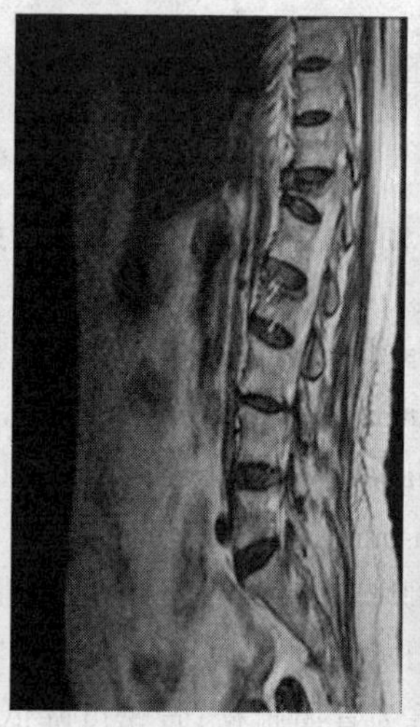
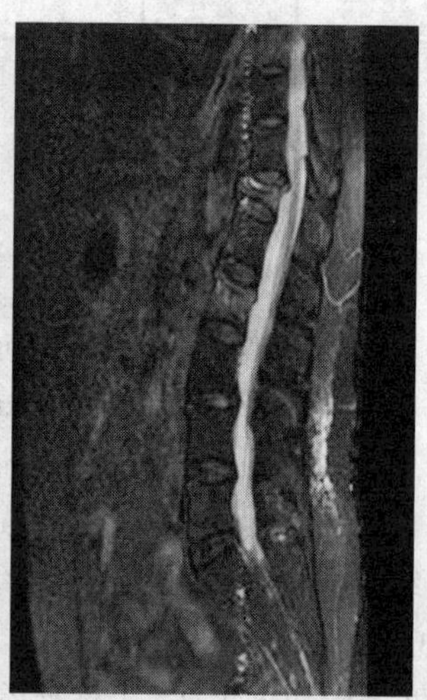

图12-7　骨质疏松性骨折患者的MR影像

4. 分析　对不明原因骨痛的诊断通常包括疑诊、诊断和求因三个诊断步骤。根据患者的临床症状和既往乳腺癌病史，出现不明原因骨痛是首先要考虑有无骨转移瘤发生，此时应首选骨显像进行排查。骨显像结果显示肋骨与脊柱发现异常放射性浓聚灶，确认了骨骼存在病变，但病灶均呈点状或垂直短线状，无膨胀性生长或沿骨骼走行分布的特征，故认为多发骨病灶应考虑到严重骨质疏松症所致的隐匿性骨折所致，其原因如下：①患者虽然有乳腺癌病史，但实施了肿瘤全切术，根据TNM分期肿瘤尚处于早期，发生骨转移的概率相对较低；②患者既往有免疫系统疾病和长期激素治疗史，又为绝经后妇女，这些因素均与骨质疏松症的发生密切相关；③患者的BMD检查证实有严重的骨质疏松症；④血清学检查中血钙和碱性磷酸酶的增高可符合骨代谢疾病活动期表现。

骨质疏松症为最常见的代谢性骨病，骨痛是其常见的临床表现，骨显像中发现隐匿性骨折可解释其骨痛原因。然而，对于临床尚未发现的骨质疏松性骨折（尤其是多发骨折出现时）如何与骨转移瘤鉴别是骨显像诊断中值得注意的问题，因为诊断结果可能将直接影响到临床的诊疗决策。诊断骨质疏松性骨折必须注意以下几个方面：①影像符合骨质疏松症的特征性表现；②临床资料（年龄、病史、血清检查、X射线片、CT、MRI等）无恶性肿瘤证据，或虽有恶性肿瘤史但有证据提示肿瘤处于早期并基本得到控制；③BMD测定证实有骨质疏松症；④需密切结合临床除外多发性骨髓瘤，因为多发性骨髓瘤可与多发性骨质疏松性骨折有相似的影像表现；⑤在除外骨转移瘤证据不足的情况下，进一步采用其他诊断方法或进行临床随访。

五、小结

骨显像是临床中使用频度最高的核素显像技术，具有高灵敏和全身大视野成像的优势，不仅能显示骨骼的形态，同时能反映骨骼局部血流、代谢的变化，此外，还可根据临床需要选择不同的成像方式以提高病灶的检出能力,因此对多种骨骼疾病的诊断都具有独特的临床价值。值得注意的是,在实际临床中以排除骨转移瘤为目的的检查者占骨显像受检者的大多数,这些患者中既包括了已确诊有恶性肿瘤的患者,也包括了无恶性肿瘤史者,因此在骨显像的诊断中要注意鉴别诊断,这就意味着影像诊断不能是简单的“看图说话”,需充分结合临床进行综合分析判断,关注病史、血清学检查及其他影像检查等资料,只有这样才能使骨显像为临床疾病的诊断与鉴别诊断提供更加有价值的信息。

骨显像的特异性低,同病异影和异病同影较常见,骨良性病变易误诊为骨转移瘤。对此,图像融合技术或综合影像的应用在骨显像中有重要价值。所谓图像融合既包括骨断层图和骨 CT 图一起阅片的视觉融合,也包括目前 SPECT/CT 的骨断层和同机 CT 融合。

面对当今影像技术发展的突飞猛进,骨显像要继续保持在骨骼检查中的优势地位,摆在我国核医学工作者面前的任务是:改进骨显像操作技术,推广断层骨显像,尽可能采用图像融合技术,改善图像质量,强调精准解剖定位,提高判断能力,认真鉴别良性和恶性病变,更好地满足临床需要。

(孙希刚　安 锐)

第十三章 内分泌系统

一、目的和要求

1. 掌握 内分泌系统核医学检查原理及临床应用。
2. 熟悉 平面和断层图像采集及分析方法。
3. 了解 核医学检查在一些疾病中的独特临床价值。

二、实践学时

本章实践 2 学时。

三、实习内容

(一) 甲状腺

1. 甲状腺功能体外测定

(1) 主要检测项目及临床意义

1) 甲状腺激素包括三碘甲状腺原氨酸(triiodothyronine,T_3)、甲状腺素(thyroxin,T_4)和反三碘甲状腺原氨酸(reverse T_3,rT_3)。T_4 在外周血中可脱碘转变成 T_3,也可以转变成 rT_3。T_3 和 T_4 在血中以游离和结合两种状态存在,游离状态的 T_3 和 T_4 称为游离三碘甲状腺原氨酸(free T_3,FT_3)和游离甲状腺素(free T_4,FT_4),总甲状腺激素[总三碘甲状腺原氨酸(total T_3,TT_3)和总甲状腺素(total T_4,TT_4)]则是游离和结合两种状态的总合。TT_3、TT_4 的水平除了受甲状腺功能的影响外,还受甲状腺结合球蛋白(thyroid binding globulin,TBG)含量或其与甲状腺激素结合力大小的影响。FT_3、FT_4 是真正发挥生理作用的甲状腺激素,因此测定血清中 FT_3 和 FT_4 能更准确地反映甲状腺的功能状态。rT_3 没有生理活性。

2) 促甲状腺激素(thyroid stimulating hormone,TSH)是腺垂体分泌的糖蛋白激素,能促进甲状腺激素的合成与分泌。下丘脑分泌的促甲状腺激素释放激素(thyrotropin releasing hormone,TRH)促进 TSH 的合成,同时 TSH 也受血清甲状腺激素的负反馈调节。TSH 是目前评价甲状腺功能最好的检测指标,是评价下丘脑 - 垂体 - 甲状腺轴功能的重要手段。

3) 甲状腺球蛋白(thyroglobulin,Tg)是甲状腺滤泡上皮细胞合成分泌的糖蛋白,主要储存于滤泡腔内,正常情况下可有很少量的 Tg 释放入血。多种原因(如手术、放射性损伤、出血、炎症等)可造成甲状腺滤泡破坏,导致 Tg 大量释放入血。甲状腺大小也影响 Tg 水平。另外,血清 Tg 监测在分化型甲状腺癌患者术后随访中有重要价值。

4) 甲状腺球蛋白抗体(thyroglobulin antibody,TGAb)、甲状腺微粒体抗体(thyroid microsome antibody,TMAb)和甲状腺过氧化物酶抗体(thyroid peroxidase antibody,TPOAb)属于自身免疫性抗

体,是常用的甲状腺自身免疫疾病的诊断指标。甲状腺球蛋白和甲状腺微粒体是甲状腺滤泡细胞的正常成分,而甲状腺过氧化物酶是甲状腺微粒体的主要抗原成分,因此临床上常用 TPOAb 测定替代 TMAb。血清 TGAb 和 TPOAb 升高,特别是 TPOAb 明显升高是慢性淋巴性甲状腺炎的重要诊断指标。

5) 促甲状腺激素受体抗体(TSH receptor antibody,TRAb)也是一种自身免疫性抗体,其主要亚型 TSH 受体刺激性抗体(TSH-stimulating antibody,TSAb)与 TSH 受体结合产生类似 TSH 的生物效应。Graves 病(Graves disease,GD)是一种自身免疫性甲状腺疾病,患者血清 TRAb 特别是 TSAb 常升高。TRAb 可通过胎盘,因此孕期母体内 TRAb 水平较高,有可能造成新生儿甲亢。

(2) 甲状腺体外测定指标的综合应用

1) 甲亢的诊断和疗效观察:对于甲亢的诊断,各检测指标的价值依次为:$TSH>FT_3>FT_4>TT_3>TT_4>rT_3$。临床怀疑甲亢,以 FT_3、FT_4 和 TSH 为首选检测指标。典型的甲亢 FT_3、FT_4、TT_3、TT_4 水平升高,TSH 降低。亚临床甲亢表现为 T_3、T_4 正常,TSH 降低,常见于甲亢早期、甲亢治疗恢复期等。有些患者表现为 T_3 或 T_4 型甲亢。rT_3 在甲亢时常与 T_3、T_4 呈一致性变化,部分患者早期可仅有 rT_3 升高,故也常作为判断指标之一。TRAb 的检测有助于甲亢的病因诊断,TRAb 升高对 Graves 病的诊断很有帮助。

应用抗甲状腺药物治疗甲亢的过程中,应定期检测血清甲状腺激素和 TSH 以便调整治疗方案及用药剂量,其主要指标是 T_3。血清甲状腺激素和 TSH 水平均恢复正常,说明疗效良好。在 TRAb 也恢复正常的情况下,可考虑停药,且复发率低。

2) 甲减的诊断和药量监测:甲减分为原发性甲减、继发性甲减和周围性甲减。对于甲减的诊断,各检测指标的价值依次为:$TSH>FT_4>TT_4>FT_3>TT_3$。临床怀疑甲减,以 FT_3、FT_4 和 TSH 为首选检测指标。原发性甲减血清甲状腺激素减低,TSH 升高。亚临床甲减时,T_3、T_4 正常而 TSH 升高。TSH 检测常用于新生儿先天性甲减的筛查。继发性甲减表现为血清甲状腺激素和 TSH 均减低。甲状腺激素抵抗综合征时,血清 TT_3、TT_4、FT_3、FT_4 升高,但外周组织对甲状腺激素不敏感,临床上也表现为甲减。

在甲减替代治疗过程中,应定期检测血清甲状腺激素和 TSH。当这些指标正常时,说明用药量合适。

3) 分化型甲状腺癌的疗效监测:分化型甲状腺癌患者行甲状腺全切和 / 或 ^{131}I 清甲治疗后,应随访血清 Tg 水平,若出现 Tg 再次升高,则提示甲状腺癌的复发或转移。另外,甲状腺癌患者术后进行甲状腺激素替代抑制治疗过程中,需根据 TSH 水平来调整甲状腺激素用量。

4) 慢性淋巴细胞性甲状腺炎的诊断:90% 左右的慢性淋巴细胞性甲状腺炎患者血清 TGAb 和 TPOAb 显著升高。

5) 亚急性甲状腺炎的诊断:急性期血清 T_3、T_4 水平正常或轻度升高,TSH 可下降,甲状腺摄 ^{131}I 率明显减低,呈“分离现象”,可用来诊断此病。由于甲状腺细胞被破坏,血清 Tg 升高,可作为其辅助诊断指标。

2. 甲状腺功能的体内试验

(1) 甲状腺摄 ^{131}I 试验(^{131}I thyroid uptake test)

1) 原理:放射性的 ^{131} 碘(^{131}Iodine,^{131}I)与非放射性碘同样可以作为合成激素的原料被甲状腺组织摄取并参与甲状腺激素的合成,其被摄取的量和速度与甲状腺功能密切相关。受检者口服 ^{131}I 后测量不同时间甲状腺部位的计数率,可以了解 ^{131}I 被甲状腺组织摄取的情况,从而判断甲状腺的功能。

2) 方法:检查前须停用含碘丰富的食物和药物以及其他影响甲状腺摄碘功能的物质,如海产品、碘制剂、甲状腺激素、抗甲状腺药物等。停用时间一般为2~6周。

受检者空腹口服 ^{131}I-NaI 74~185kBq后，同时取等量的 ^{131}I放入颈部模型中作为标准源。用甲功仪测量服 ^{131}I后不同时间(2h、4h、24h或3h、6h、24h)甲状腺部位、标准源的计数率。

本方法还可用于测量 ^{131}I在甲状腺内的有效半衰期，评估 ^{131}I在甲状腺内的代谢速度，为 ^{131}I治疗甲亢的剂量估算提供依据。

3) 结果判定：本检查通过计算甲状腺摄 ^{131}I率和绘制甲状腺摄 ^{131}I率曲线来判断结果(图13-1)。

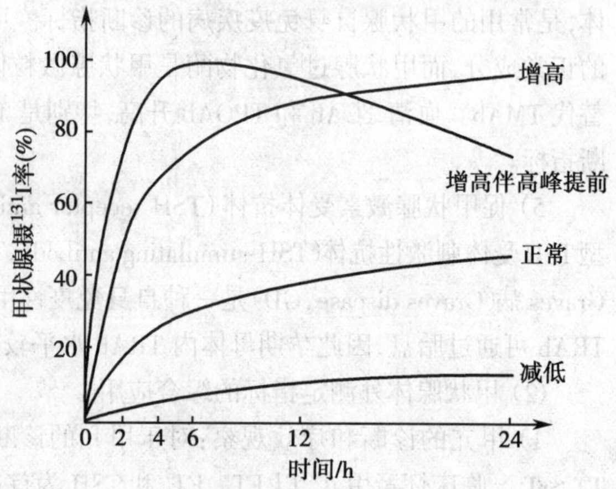

图13-1 甲状腺摄 ^{131}I率曲线

$$甲状腺摄^{131}I率(\%)=\frac{甲状腺部位计数率-本底计数率}{标准源计数率-本底计数率}\times 100 \quad 式(13\text{-}1)$$

甲状腺摄 ^{131}I率的参考数值各地区有一定差异。正常人的甲状腺摄 ^{131}I率随时间逐渐上升，24h达到高峰。

4) 临床意义：甲亢患者表现为摄 ^{131}I率增高，部分患者可出现高峰提前；亚急性甲状腺炎患者急性期摄 ^{131}I率明显减低；甲减患者可出现摄 ^{131}I率降低；缺碘性甲状腺肿患者摄 ^{131}I率增高，但不出现高峰提前；单纯性甲状腺肿摄 ^{131}I率多正常。^{131}I治疗前甲状腺摄 ^{131}I率和有效半减期是 ^{131}I剂量估算的重要参考指标。

(2) 过氯酸盐释放试验(perchlorate discharge test)：过氯酸盐能阻止甲状腺从血中摄取碘离子，并促进碘离子从甲状腺内释放入血。正常甲状腺摄入的碘离子在过氧化物酶参与下，几秒钟内就被氧化为碘分子。过氯酸盐只能阻止甲状腺继续摄碘，而不能使已经有机化的碘自甲状腺内释出。当过氧化物酶缺乏或存在甲状腺酪氨酸碘化障碍时，被摄取的碘离子不能有机化，此时给予过氯酸盐则使存在于甲状腺内的离子碘迅速被释放出来，据此可以辅助诊断甲状腺内碘有机化障碍的相关疾病。

空腹口服 ^{131}I 185kBq，2h后测量甲状腺摄 ^{131}I率，然后口服过氯酸钾400~800mg，1h后测量摄 ^{131}I率，按下式计算碘释放率：

$$碘释放率(\%)=\frac{服KClO_4前摄^{131}I率-服KClO_4后摄^{131}I率}{服KClO_4后摄^{131}I率}\times 100 \quad 式(13\text{-}2)$$

释放率>10%示碘有机化部分障碍，释放率>50%为明显障碍。碘有机化障碍可见于慢性淋巴细胞性甲状腺炎、家族性酶缺乏克汀病、耳聋-甲状腺肿综合征等。

(3) 甲状腺激素抑制试验(thyroid hormone suppression test)：正常人服甲状腺激素后，血中的 T_3、T_4 浓度增高，通过负反馈作用，TSH分泌减少，甲状腺摄 ^{131}I率随之减低。甲亢患者(主要是指GD)体内存在TSH受体的自身抗体，可刺激甲状腺引起摄 ^{131}I率增高，从而不受血中 T_4、T_3 浓度的反馈调节，表现为不受抑制。本检查主要用于判断垂体-甲状腺调节轴的功能有无异常。

具体方法是在第一次甲状腺摄 ^{131}I试验后，给患者口服甲状腺片，每次40mg，每日3次，连服1周。然后重复甲状腺摄 ^{131}I试验1次。按下列公式计算抑制率。

$$抑制率(\%)=\frac{第一次24h摄^{131}I率-第二次24h摄^{131}I率}{第一次24h摄^{131}I率}\times 100 \qquad 式(13\text{-}3)$$

抑制率 >50% 为正常抑制，25%~50% 为部分抑制，<25% 为不抑制。正常抑制时，提示垂体 - 甲状腺轴存在着正常的调节关系，可以排除甲亢的存在；不抑制时，表示垂体 - 甲状腺轴正常的调节关系遭到破坏，可诊断甲亢；部分抑制时，为可疑甲亢，需结合其他有关资料进行分析而确定。本检查有助于突眼的鉴别，部分甲亢性突眼患者，临床症状不典型，血清甲状腺激素水平正常，而垂体 - 甲状腺轴调节关系被破坏为其重要特征，即抑制率 <25%。

3. 甲状腺静态显像(thyroid static imaging)

(1) 原理：甲状腺细胞有摄取碘或锝的能力，碘被摄取后，随即有机化，而锝不能有机化。放射性碘或锝引入人体后，即可被有功能的甲状腺组织所摄取，在体外通过显像仪(γ 相机或 SPECT)探测从甲状腺组织内所发出的 γ 射线，可获得甲状腺影像，了解甲状腺的位置、形态、大小及功能状态。

甲状腺静态显像常用的显像剂为 $^{99m}TcO_4^-$ 和 ^{131}I，也可使用 ^{123}I。

目前，颈部甲状腺显像常用 $^{99m}TcO_4^-$，分化型甲状腺癌转移灶显像及异位甲状腺显像常用 ^{131}I 或 ^{123}I。

(2) 方法：用放射性碘做显像剂时，检查前受检者需停用含碘丰富的食物和药物以及其他影响甲状腺摄碘功能的物质，时间一般为 1~2 周。

显像剂 ^{131}I 用量为 1.85~3.7MBq，空腹口服 24h 后显像；若为寻找甲状腺癌转移灶，用量为 74~185MBq，口服 24h、48h 后显像。

显像剂 $^{99m}TcO_4^-$ 用量为 111~185MBq，空腹口服 1h 或静脉注射 20~30min 后显像。

常规行颈部前位静态平面显像，患者仰卧位，颈部尽量伸展，γ 相机或 SPECT 探头对准患者颈部，必要时可加做侧位显像和其他部位显像。寻找甲状腺癌全身转移灶时需行全身显像。临床上怀疑甲状腺结节而平面显像不能明确诊断或结节性甲状腺肿等特殊情况时，需做断层显像，同时采用 SPECT/CT 行图像融合。

(3) 正常所见：正常甲状腺位于颈前，多呈蝴蝶型，分左、右两叶，两叶下部可由峡部相连。正常甲状腺重量 20~25g。双叶内显像剂分布大致均匀。双叶发育可不一致，有多种变异形态，甚至一叶或峡部缺如。约 17% 的正常人可见到锥体叶。

(4) 临床应用

1) 异位甲状腺的诊断：异位甲状腺多见于舌根部、喉前、舌骨下和胸骨后。若颈前正常部位未见甲状腺显影，而在其他部位出现浓聚影像，在排除甲状腺癌转移的前提下，即可诊为异位甲状腺(图 13-2)。

2) 甲状腺结节功能的判定：根据甲状腺结节部位显像剂的浓聚状态，可将结节分为四种类型，即："热结节"(hot nodule)、"温结节"(warm nodule)、"凉结节"(cool nodule)、"冷结节"(cold nodule)。这四种结节的功能依次从高到低(图 13-3)。

"热"结节多见于功能自主性甲状腺腺瘤(又称 Plummer 病)，该影像表现为单个"热"结节伴周围正常甲状腺组织不同程度的放射性摄取减低。若正常甲状腺组织被完全抑制，影像表现为孤立的"热"结节，周围及对侧的甲状腺组织不显影。此影像需与先天性一叶缺如、一叶发育不全伴对侧代偿性增生、非功能自主性腺瘤等进行鉴别。

"冷"结节、"凉"结节可见于腺瘤、结节性甲状腺肿、甲状腺炎、甲状腺癌。甲状腺癌多表现为"冷"结节，故对于"冷"结节应提高警惕，可选择 ^{99m}Tc-MIBI、^{201}Tl、$^{99m}Tc(V)$-DMSA 等亲肿瘤显像剂

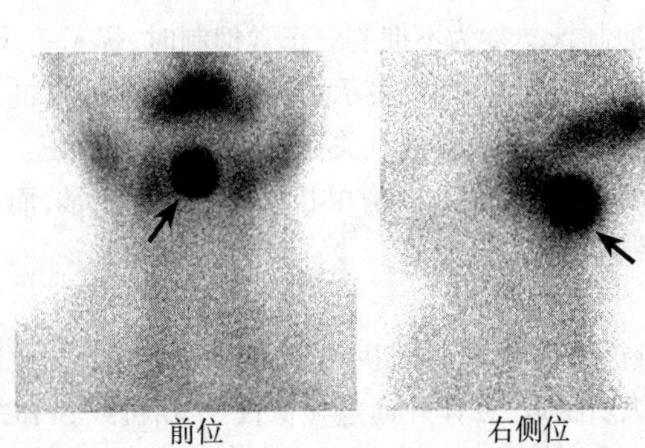

图 13-2 舌根部异位甲状腺

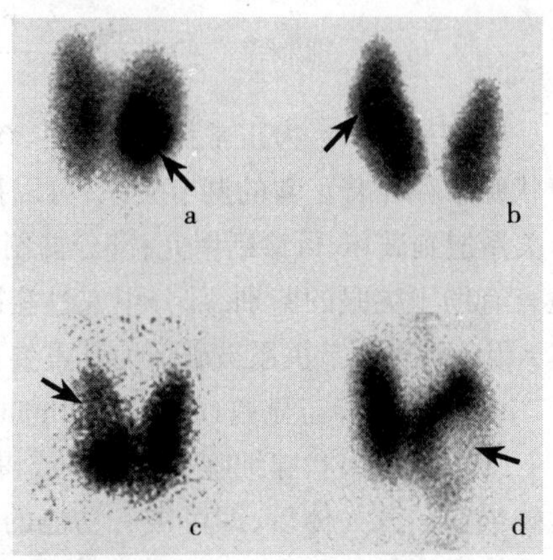

图 13-3 四种甲状腺结节（a 热结节、b 温结节、c 凉结节、d 冷结节）

进行亲肿瘤显像或进行甲状腺血流灌注显像，如结节能聚集亲肿瘤显像剂或结节血流增加，提示恶性病变可能性大。在结节良恶性的鉴别诊断中，应密切结合彩色多普勒超声，必要时进行针吸活检。

3）寻找功能性甲状腺癌转移灶：分化型甲状腺癌（乳头状癌和滤泡状癌）转移灶，因具有摄 ^{131}I 功能而显影。手术切除或用大剂量 ^{131}I 清除正常甲状腺组织后，可提高阳性率。分化不良的转移灶多不能显影，故阴性结果不能排除转移灶的存在。

4）颈前肿物的鉴别诊断：若甲状腺影像轮廓完整，肿物在甲状腺影像之外，且不摄取显像剂，一般认为肿物与甲状腺无关。若肿物相邻的甲状腺轮廓不完整，提示肿物与甲状腺关系密切。

5）甲状腺炎的辅助诊断：在亚急性甲状腺炎病程的不同阶段，可有不同的影像表现。急性期，甲状腺显像表现为局限性稀疏、缺损区，或双叶弥漫性稀疏改变甚至完全不显影，此时血中甲状腺激素水平升高且甲状腺摄 ^{131}I 率降低，为典型的分离现象。如病情恢复，甲状腺显像可逐渐恢复正常。

6）甲状腺重量的估算：利用计算机感兴趣区技术，测量双叶长度和勾画甲状腺轮廓，可以估算甲状腺重量，为进行 ^{131}I 治疗提供信息。

（二）甲状旁腺显像（parathyroid imaging）

1. 原理 ^{201}Tl 或 ^{99m}Tc-MIBI 可以聚集于功能亢进的甲状旁腺组织，也可被正常甲状腺组织摄取。因此，利用上述显像剂可同时得到两种腺体的影像。而 $^{99m}TcO_4^-$ 只被甲状腺组织摄取而不被甲状旁腺摄取，因此只显示甲状腺影像，通过计算机减影技术，将两种影像相减即可得到甲状旁腺影像。此外，^{99m}Tc-MIBI 被正常甲状腺和功能亢进的甲状旁腺组织摄取后，在两种腺体中的清除速度不同，从甲状旁腺组织清除较慢。因此，采用双时相显像法（早期相和延迟相），可诊断功能亢进的甲状旁腺病灶。

2. 方法

（1）^{201}Tl 和 $^{99m}TcO_4^-$ 双核素减影法（dual isotope subtraction scintigraphy）：患者取仰卧位，静脉注入 ^{201}Tl 74~111MBq 10~20min 后，进行前位颈部（包括上纵隔）静态显像。之后患者保持不动，再静脉注入 $^{99m}TcO_4^-$185~370MBq 10~20min 后进行显像。利用计算机进行减影，从 ^{201}Tl 影像中减去 $^{99m}TcO_4^-$ 影像即可得到甲状旁腺影像。

(2) ^{99m}Tc-MIBI 和 $^{99m}TcO_4^-$ 双示踪剂减影法(dual tracer subtraction scintigraphy):先静脉注入 ^{99m}Tc-MIBI 370MBq,10~20min 显像,24h 后再进行 $^{99m}TcO_4^-$ 甲状腺显像,利用计算机将两次图像进行减影得到甲状旁腺影像。

(3) ^{99m}Tc-MIBI 双时相法(double phase scintigraphy):^{99m}Tc-MIBI 用量为 370MBq,静脉注射后 15~20min 行早期显像,2h 后行延迟显像。此法在临床最为常用。

检查时,患者仰卧位,颈部尽量伸展,探头对准患者颈部(包括上纵隔)行前位显像。现在临床上多进行 SPECT/CT 颈部断层显像,更利于病灶的检出和定位诊断。

3. 正常所见　甲状旁腺功能正常时甲状旁腺不显影,双时相法仅见甲状腺显影,颈部无异常浓聚灶。

4. 临床应用　功能亢进甲状旁腺病变(包括腺瘤、增生、甲状旁腺癌)的定位诊断。功能亢进的甲状旁腺病变呈异常放射性浓聚(图 13-4)。本检查对腺瘤的检出率高于增生病变。特别是在异位甲状旁腺腺瘤诊断中有独特价值。断层显像和 SPECT/CT 融合图像可以提高小病灶的检出及异位病灶的诊断和定位。

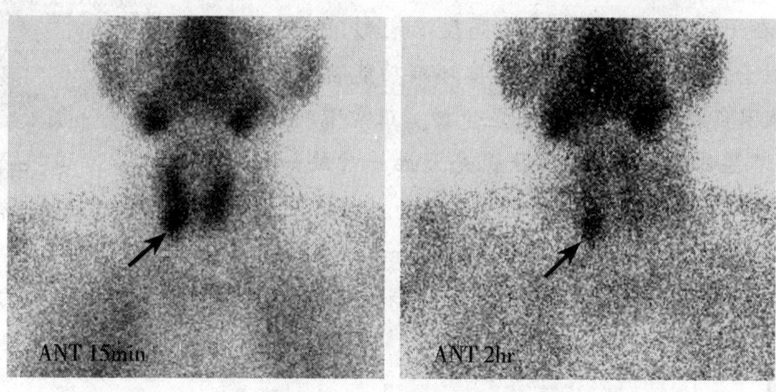

图 13-4　右下甲状旁腺腺瘤(^{99m}Tc-MIBI 双时相法)

(三) 肾上腺髓质显像(adrenal medulla imaging)

1. 原理　^{131}I 或 ^{123}I 标记的间位碘代卞胍(meta-iodobenzyl guanidine,MIBG)为去甲肾上腺素的类似物,能与肾上腺素能受体结合,可使富含肾上腺素能受体的组织和器官,如肾上腺髓质、心肌、腮腺和脾脏等显像。

2. 方法　停用影响肾上腺髓质对显像剂摄取的药物至少一周,检查前须封闭甲状腺和清洁肠道。

缓慢静脉注射 ^{131}I-MIBG 74~111MBq 后 24h、48h、72h 显像;或静脉注射 ^{123}I-MIBG 370MBq 后 24h 显像。

常规行后位肾上腺部位局部显像及全身显像,必要时加做 SPECT/CT 局部断层显像。

3. 正常所见　正常人肾上腺髓质多不显影,24h 显影者约占 10%,48~96h 显影者约占 20%。影像小且欠清晰,双侧大致对称。唾液腺、心肌、脾脏等交感神经纤维分布丰富的组织可见显像剂浓聚;MIBG 通过肝脏代谢,肝、肠道、膀胱等排泄脏器可见显影。

4. 临床应用

(1) 嗜铬细胞瘤的诊断:嗜铬细胞瘤大部分发生在肾上腺,小部分异位于肾上腺外(也称为副神经节细胞瘤),常见于腹主动脉旁。肿瘤呈团状高度浓聚影,诊断准确性大于 95%。本检查对异位嗜铬细胞瘤的诊断更具优势。恶性嗜铬细胞瘤约占 10%,其转移灶也可表现为异常放射性浓聚。

本检查可用于寻找恶性嗜铬细胞转移灶及监测术后复发。

(2) 肾上腺髓质增生的辅助诊断：注射显像剂后48h双侧肾上腺显影清晰，72h进一步增浓，提示肾上腺增生。

(3) 其他肿瘤：神经母细胞瘤、副神经节细胞瘤、甲状腺髓样癌等的瘤体及转移灶也可摄取^{131}I-MIBG而被显示。本检查有助于肿瘤的诊断和分期。

四、病例分析

【病例13-1】

患者女性，55岁。心悸、多汗，发现颈部肿物1年余。查体：左颈部可触及巨大肿物，大小约4cm，心率90次/min。化验血清TT_3、TT_4、FT_3、FT_4升高，TSH降低。颈部超声示甲状腺左叶巨大结节，其内血流丰富。行$^{99m}TcO_4^-$甲状腺静态显像左颈部可见一巨大团状浓聚影（热结节），右叶影像明显减淡（图13-5）。

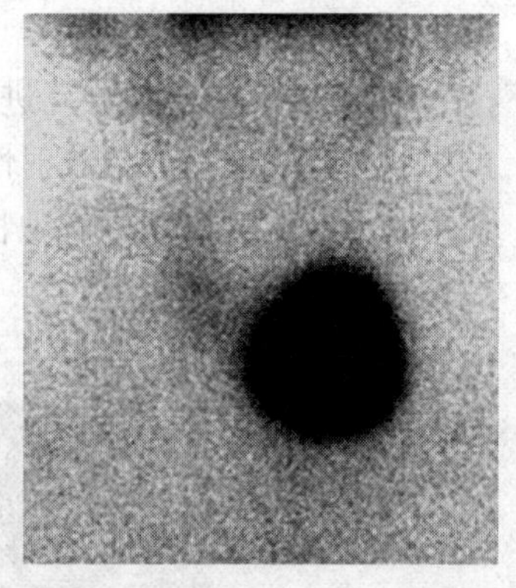

图13-5 甲状腺左叶功能自主性甲状腺腺瘤

此患者临床有甲亢症状，血清甲状腺激素升高，提示甲亢诊断。左颈部肿物在甲状腺显像中表现为高度浓聚影，甲状腺“热结节”可能性大。结合临床表现，此患者高度怀疑功能自主性甲状腺腺瘤，右叶甲状腺因负反馈调节功能明显受抑。正常甲状腺组织功能完全受抑时可不显影，此时需与甲状腺先天性一叶缺如相鉴别，可行TSH兴奋显像、^{99m}Tc-MIBI显像或超声检查。

甲状腺静态显像作为功能性检查方法，在Graves病和Plummer病甲亢的鉴别诊断中有重要意义，前者表现为甲状腺弥漫性肿大，而后者则表现为功能自主性“热结节”。

【病例13-2】

患者女性，71岁。甲状腺乳头状癌根治术后1年，^{131}I内照射治疗后3个月，随访血清Tg>500ng/ml，^{131}I显像示左侧骨盆区团状异常浓聚灶，SPECT/CT示左髂骨骨质破坏伴软组织肿物形成，肿物呈放射性浓聚（见文末彩图13-6），考虑甲癌左髂骨转移。

分化型甲状腺癌（乳头状癌和滤泡状癌）转移灶，因其组织分化相对较好，可以摄取^{131}I而显影。手术切除或用大剂量^{131}I清除正常甲状腺组织后，能进一步提高病灶的检出率。但组织分化不良的转移灶多不显影，故阴性结果不能排除转移灶的存在。

Tg是甲状腺滤泡上皮细胞合成分泌的糖蛋白，主要储存于滤泡腔内。甲状腺癌术前血清Tg值对诊断没有意义。行甲状腺全切后和/或进行了大剂量^{131}I内照射治疗后的分化型甲状腺癌患者，血清Tg的检测在随诊中非常重要。因为甲状腺组织去除后血清Tg几乎测不到，如果Tg明显升高或呈进行性升高，则表明体内有甲状腺组织的生长，提示肿瘤复发或转移。在随访过程中，Tg出现异常升高，应进一步行^{131}I显像、超声及PET/CT等检查及时发现肿瘤病灶。SPECT/CT断层显像可较好显示病灶的形态学改变，对定性和定位诊断提供信息。

【病例13-3】

患者男性，52岁。体检发现血钙升高1个月，无明显不适。颈部超声提示：甲状腺右叶背侧2.8cm×1.5cm低回声结节，考虑甲状旁腺来源。查体：甲状腺右叶可触及肿物，质硬，随吞咽活动。实验室检查：Ca 2.92(2.11~2.52)mmol/L，P 0.80(0.85~1.51)mmol/L，甲状旁腺素(PTH)220.3(15~65)pg/ml，血清TT_3、TT_4、FT_3、FT_4、TSH均正常。行^{99m}Tc-MIBI双时相甲状旁腺显像+早期SPECT/

CT 颈部断层显像，平面早期相甲状腺右叶可见团状异常放射性浓聚影，延迟相该浓聚影未见减淡（见文末彩图 13-7A），SPECT/CT 断层图像中可见右叶背侧低密度结节，结节处呈团状放射性浓聚（见文末彩图 13-7B），考虑该结节为功能亢进的甲状旁腺组织，腺瘤可能大。患者手术病理证实为甲状旁腺腺癌。

该患者血钙升高，血磷降低，血清甲状旁腺素明显升高，符合原发性甲状旁腺功能亢进（简称原发甲旁亢）。原发甲旁亢最常见的病因是甲状旁腺腺瘤。患者超声及体检均提示右颈部结节，甲状旁腺显像可以进一步明确该结节性质。^{99m}Tc-MIBI 可以被甲状腺和甲状旁腺两种组织摄取，从甲状腺的清除速率快于甲状旁腺。因此功能亢进的甲状旁腺组织在 ^{99m}Tc-MIBI 早期相和延迟相中均表现为明显的放射性浓聚，而甲状腺肿物的放射性浓聚影在延迟相中会随着甲状腺影像的减淡也明显减淡。SPECT/CT 断层显像的 CT 影像有助于异常浓聚影的定位，确定浓聚影是甲状腺肿物还是甲状旁腺病变。同时，SPECT 断层显像提高了探测的灵敏度，可以发现更小的病灶。CT 图像上发现的可疑甲状旁腺病变，在 SPECT 图像上可以观察其是否摄取显像剂，从而判断其性质，排除一些非甲状旁腺病变。因此，SPECT/CT 断层显像在诊断功能亢进的甲状旁腺病变方面更具优势。

【病例 13-4】

患者女性，65 岁。发作性头晕、多汗 1 年，加重伴心悸乏力 2 月余。发作时测血压为 24.0/17.3 KPa，心率 136 次 /min，并出现恶心、呕吐，呕吐物为胃内容物，无晕厥。血清肾素升高；血清去甲肾上腺素升高；尿香草扁桃酸（vanillylmandelic acid，VMA）升高。^{131}I-MIBG 肾上腺髓质显像于左上腹可见一团状异常浓聚影，位置低于正常肾上腺部位，考虑为异位嗜铬细胞瘤（图 13-8a）。CT 检查证实在肾脏水平腹主动脉左侧可见肿物（图 13-8b）。最后诊断为腹主动脉旁异位嗜铬细胞瘤（副神经节细胞瘤）。

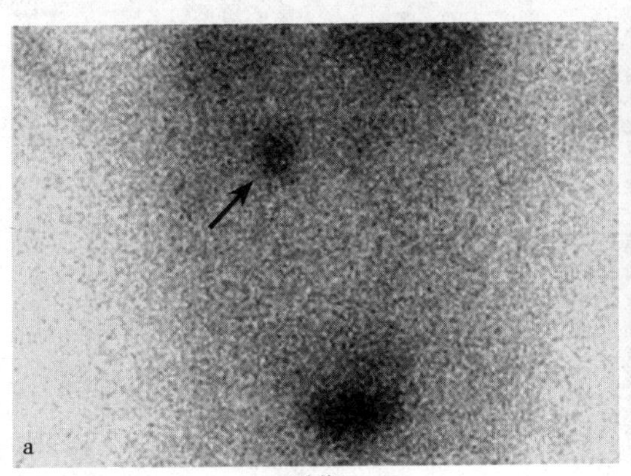

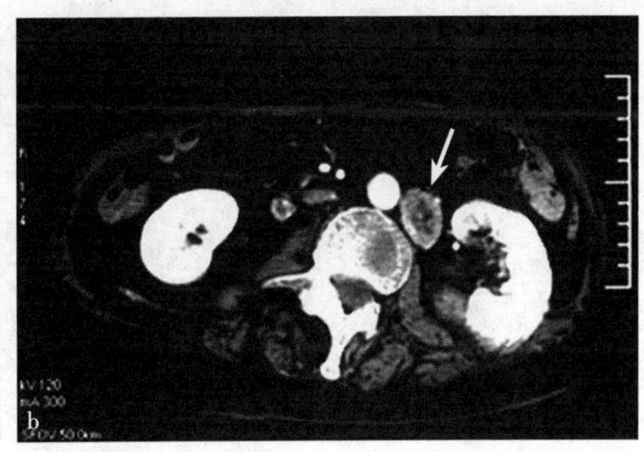

图 13-8 腹主动脉旁异位嗜铬细胞瘤

嗜铬细胞瘤的诊断主要根据临床表现和血生化检查，并不困难。手术是本病最有效的治疗方法。^{131}I-MIBG 肾上腺髓质显像是一种较准确的嗜铬细胞瘤的定位诊断方法，灵敏度可达 85% 以上，特异性接近 100%，准确率大于 95%。对于发生在肾上腺部位的嗜铬细胞瘤，^{131}I-MIBG 肾上腺髓质显像与 MR、CT 及超声的准确度相近。约有 10% 的嗜铬细胞瘤发生于肾上腺外，对于这种异位嗜铬细胞瘤，^{131}I-MIBG 肾上腺髓质显像由于特异性很高，诊断价值明显高于 MR、CT 及超声。^{131}I-MIBG 肾上腺髓质显像的不足之处在于对病灶的定位不够精确，对肿瘤与邻近结构的关系及受累情况观察困难。故宜采用SPECT/CT检查或与其他影像方法密切相结合以及为临床提供更为准确的信息。

五、小结

1. 甲亢时血清甲状腺激素升高,TSH降低;TRAb在Graves病中常升高;甲状腺摄^{131}I率升高,并可出现高峰提前,甲状腺激素抑制试验表现为不受抑。

2. 甲减时血清甲状腺激素降低,原发甲减TSH升高,继发甲减TSH降低。

3. 亚急性甲状腺炎急性期血中甲状腺激素水平正常或升高,甲状腺摄^{131}I率明显减低,呈“分离现象”;甲状腺静态显像中甲状腺显影不良。

4. 分化型甲状腺癌的疗效观察和随访中应检测血清Tg、甲状腺激素、TSH水平,^{131}I显像有助于发现功能性甲状腺癌转移灶。

5. 甲状腺静态显像在异位甲状腺、甲状腺结节功能判定、功能自主性甲状腺腺瘤、分化型甲状腺癌转移灶诊断中有重要价值。在诊断异位甲状腺和甲癌转移灶时以选用放射性碘显像剂为佳。

6. 甲状旁腺显像主要用于功能亢进甲状旁腺病灶的诊断和定位。

7. 肾上腺髓质显像对于嗜铬细胞瘤的定位诊断有很高的应用价值,在异位嗜铬细胞瘤诊断中最具优势。

(范　岩)

第十四章
泌 尿 系 统

一、目的和要求

1. 掌握　肾动态显像(dynamic renography)的原理和方法,介入试验以及肾动态显像的临床应用。

2. 熟悉　肾小球滤过率和肾有效血浆流量测定的原理和方法,肾动态显像正常、异常所见和肾图。

3. 了解　肾静态显像、膀胱输尿管反流显像和阴囊显像。

二、实践学时

本章实践 2 学时。

三、实习内容

(一) 肾动态显像

1. 原理　静脉注射经肾小球滤过或肾小管上皮细胞摄取、分泌而不被再吸收的显像剂后,启动 γ 照相机或 SPECT 进行连续动态采集,可获得显像剂经腹主动脉、肾动脉灌注,迅速浓聚于肾实质,随尿液逐渐流经肾盏、肾盂、输尿管并进入膀胱的全过程系列影像。应用 ROI 技术对双肾系列影像进行处理,得到显像剂通过肾脏的时间 - 放射活性曲线(time activity curve,TAC)。通过对系列影像及 TAC 的分析,可为临床提供有关双肾血供、实质功能和尿路通畅性等方面的信息。

2. 方法　患者检查前 30~60min 饮水 300~500ml,显像前排空膀胱。受检者取坐位或仰卧位,γ 相机或 SPECT 探头常规后位采集、探头后置,视野包括双肾和膀胱;肾移植者取仰卧位,探头前置以移植肾为中心。经肘静脉"弹丸"式注射显像剂,同时以 1~2s/ 帧速度采集 60s 为肾血流灌注相,随后以 30~60s/ 帧速度采集 20~30min 为肾功能动态相,必要时可采集延迟影像。通过 ROI 技术获取双肾血流灌注和实质功能的 TAC,并得到分肾高峰时间、半排时间等肾功能参数。

3. 注意事项

(1) 检查过程中,患者须保持体位不动。

(2) "弹丸"注射需高质量。

(3) 显像药物标记率要 >96%。

4. 适应证

(1) 了解双肾大小、形态、位置、功能及上尿路通畅情况。

(2) 估价肾动脉病变及双肾血供情况,协助诊断肾血管性高血压。

(3) 了解肾内占位性病变区域的血流灌注情况,用以鉴别良、恶性病变。

(4) 诊断肾动脉栓塞及观察溶栓疗效。

(5) 监测移植肾血流灌注和功能情况。

(6) 肾外伤后，了解其血运及观察是否有尿漏存在。

(7) 腹部肿物的鉴别诊断，确定其为肾内或肾外肿物。

(8) 肾实质病变主要累及部位(肾小球或肾小管)的探讨。

(9) 急性肾衰竭病变部位的鉴别。

(10) 非显像肾图疑有对位影响或不能区分功能受损与上尿路引流不畅而临床需要鉴别诊断。

(二) 介入试验

1. 利尿剂介入试验

(1) 原理：当肾盂、输尿管肌肉松弛、结构异常或尿路感染等非梗阻性因素引起上尿路扩张时，因其局部容积增加，尿流动力学发生改变，尿液流速率减慢，尿液潴留于扩张尿路的时间延长，动态显像及肾图检查显示上尿路放射性持续滞留的假性梗阻征象。应用利尿剂后，短时间内由于尿量明显增多，尿流速率加快，通过加速排出淤积在扩张尿路中的示踪剂。而机械性梗阻所致的尿路扩张，应用利尿剂后虽然尿流率增加，但由于梗阻未解除，示踪剂不能有效排出。

(2) 方法：目前利尿介入试验(diuresis intervention test)大多采用单次法：常规肾图检查表现为持续上升型曲线或肾动态显像15~20min肾盂有明显放射性滞留且影像增大即梗阻时，嘱受检者保持原有体位，静脉缓慢注射利尿剂，并继续描记肾图曲线15min或动态采集影像20min。常用利尿剂为呋塞米(furosemide)。

(3) 注意事项

1) 患者进行检查前务必排空膀胱。

2) 嘱患者饮用足量的水以排除因有效血容量不足致产生终尿少而错误判断患者肾功能及尿路梗阻情况。

3) 密切关注患者注射利尿剂后的反应并给予恰当处理。

(4) 适应证

1) 肾盂显像剂潴留的鉴别诊断(上尿路机械性梗阻与非梗阻性尿路扩张)。

2) 对机械性上尿路梗阻解除手术后，肾动态显像示上尿路仍有显像剂滞留时，观察梗阻是否已经解除。

3) 定期随访部分性梗阻者的肾功能变化。

4) 随访单纯肾盂扩张的变化。

(5) 临床应用：利尿剂介入试验是鉴别上尿路机械性梗阻与非梗阻性尿路扩张的可靠方法，能够明确诊断约85%的可疑性尿路梗阻，为临床正确制订处置方案及客观判断疗效提供依据。

2. 卡托普利试验

(1) 原理：肾血管性高血压(renovascular hypertension，RVH)是指继发于肾动脉主干或其主要分支狭窄、肾动脉低灌注而引起的高血压，其病理生理特点是肾脏低灌注激活肾素 - 血管紧张素 - 醛固酮系统，通过收缩外周血管和增强肾潴留水、钠作用使血压升高。对引起高血压的肾动脉狭窄进行矫正的时间越早，RVH的治愈机会就越高。

临床上，部分高血压患者合并有与其高血压无关的肾动脉狭窄(renal artery stenosis，RAS)。因此，对于具有高血压又有RAS的患者，正确区别是RVH还是高血压合并RAS至关重要，因为两者的治疗原则不同，RVH经血管成形术能有效地缓解高血压，而后者即使血管成形术后也需终身服药控制高血压。卡托普利是一种血管紧张素转化酶抑制剂(angiotensin converting enzyme inhibitor，

ACEI),常用的卡托普利介入试验(captopril test)能有效地诊断和鉴别诊断 RVH。当 RVH 患者的肾动脉轻度狭窄时,肾血流灌注减低,刺激患侧肾脏的近球小体释放肾素增加,促进血管紧张素原(angiotensinogen)转化为血管紧张素Ⅰ(angiotoninⅠ,AⅠ),AⅠ在血管紧张素转化酶的作用下生成血管紧张素Ⅱ(angiotoninⅡ,AⅡ)。AⅡ通过收缩出球小动脉,维持肾小球毛细血管滤过压,以保持肾小球滤过率(glomerular filtration rate,GFR)正常。因此,常规肾动态显像与肾图可表现为正常或轻微异常。

卡托普利通过抑制血管紧张素转化酶使 AⅡ生成减少,阻断正常代偿机制,解除出球小动脉的收缩,使肾小球毛细血管滤过压降低和 GFR 下降。而正常肾血管对卡托普利则无反应。因此,应用卡托普利后,患侧肾动态影像和肾图曲线出现异常或原有异常加剧,从而提高对 RVH 诊断的敏感性和准确性。

(2) 方法:对临床疑 RVH 者,首先进行卡托普利介入肾显像。受检者需停用 ACEI 3~5d,检查当日早晨可进食液体食物。建立静脉输液通道,检查前 1h 服卡托普利,成人 25~50mg,儿童 0.5mg/kg(最大剂量 25mg)。服用卡托普利后每隔 15min 测量并记录血压直至检查结束,当出现血压严重下降时,可静脉输注生理盐水。静脉注射显像剂时同时注入呋塞米 20~40mg。其余同常规肾动态显像。若介入试验正常,则无须进一步检查。反之,若介入肾显像出现任何异常,则须于 24h 后在无卡托普利介入的条件下再次进行肾动态显像即基础肾显像。

(3) 注意事项

1) 患者在接受检查前需停用 ACEI 3~5d。

2) 肾功能不全患者敏感性较低。卡托普利试验通常不用于严重功能损害及萎缩的肾脏,而用于评价这部分患者的对侧肾脏。

3) 在患者服用卡托普利后密切关注血压变化,部分对卡托普利较敏感的患者血压下降明显要积极采取措施。

(4) 适应证

1) 为临床拟实施肾动脉成形术等治疗方法提供可靠的依据,同时能客观地预测 RVH 的手术疗效和评价其治疗效果。

2) 有效区别单纯性肾动脉狭窄,避免不必要的侵入性检查或手术。

3) 指导 ACEI 的应用。介入试验阳性者严禁使用 ACEI,而阴性者使用 ACEI 则不会影响肾功能。

(三) 肾小球滤过率和肾有效血浆流量测定的原理和方法

1. 肾小球滤过率测定　临床评价肾功能相对欠准确,在血浆尿素氮、肌酐水平升高前,患者可能已有明显肾功能降低。放射性核素测定 GFR 具有操作简便、敏感性高、准确性与重复性好等特点。GFR 测定分为显像法与体外血浆标本法,本小节重点介绍显像法。

(1) 原理:GFR 是指单位时间内经肾小球滤过的血浆容量(ml/min)。静脉注射仅从肾小球自由滤过,而不被肾小管重吸收的放射性示踪剂,肾脏早期摄取该示踪剂的速率与肾小球滤过率成正比。通过测定肾脏摄取示踪剂的放射性计数或不同时相血液中示踪剂的放射性活度,利用相应的数学公式便可计算出 GFR 值,显像法能提供左、右分肾 GFR 及双肾总 GFR。

(2) 方法:常用示踪剂为 ^{99m}Tc-DTPA,剂量 185~740MBq。受检者 3d 内停服利尿药物并禁行静脉肾盂造影(IVP)检查,其余准备及患者体位、仪器条件与显像剂注射方式同肾动态显像。目前的 γ 照相机和 SPECT 均配置有专门测定 GFR 的采集和处理程序,仅要求输入受检者身高(cm)、体重(kg)和检查前注射器内示踪剂的活度,并按照程序提示进行操作,即可自动计算出分肾 GFR。本方法操作简便，既不收集尿液也不取血，患者易于接受，两次检测结果重复性好（r=0.99），并与内源性肌酐清除法测得的 GFR 之间具有良好的相关性（r=0.99）。

(3) 注意事项

1) ^{99m}Tc-DTPA 放化纯度必须 >95%，过多的游离 $^{99m}TcO_4^-$ 会影响测定值。

2)"弹丸"式注射的质量是准确定量 GFR 的保证。

3) 正确勾画双肾的轮廓和本底是获得准确 GFR 值的基础。

4) 在测定移植肾 GFR 时，患者应采取仰卧位，探头贴近髂窝的移植肾部位。

5) 注意采集体位对肾脏形态及功能显示的影响。

(4) 适应证

1) 综合了解肾脏的形态、功能和尿路通畅情况。

2) 对各种肾病的肾功能判断。

3) 对各种肾病的疗效观察。

4) 了解糖尿病对肾功能的影响。

5) 移植肾监护。

6) 病肾残留肾功能，供选择病肾手术类型时参考。

7) 新药对肾功能的影响。

(5) 临床应用：正常人群中，GFR 随着年龄的增加有所下降（表 14-1），40 岁以后大约平均每年下降 1%。

GFR 是反映肾功能的重要指标之一，也是评价总肾和分肾功能比较敏感的指标。对肾功能受损者，当其总 GFR 下降 40~50ml/min 时才会出现血浆肌酐、尿素氮水平升高，GFR 的随访则能较早发现肾小球功能的异常变化。因此，GFR 测定可作为判断肾功能受损程度、选择治疗方法、观察疗效及监测移植肾术后肾功能的客观指标，同时结合肾有效血浆流量（ERPF）测定，有助于鉴别肾脏损害的主要部位。

表 14-1 显像法测定各年龄组 GFR 的正常参考值（$\bar{x}\pm s$，ml/min）

年龄组	分肾 GFR	总 GFR
20 岁 ~	57.9 ± 9.0	115.9 ± 16.5
30 岁 ~	57.3 ± 10.3	113.1 ± 17.7
40 岁 ~	55.3 ± 8.5	110.5 ± 11.1
>50 岁	44.1 ± 7.0	88.1 ± 14.4
混合组	52.9 ± 10.6	105.6 ± 18.7

2. 肾有效血浆流量测定

(1) 原理：肾脏在单位时间内完全清除某种物质的血浆毫升数称为该物质的肾清除率（ml/min）。若血浆中的某种物质（如马尿酸类衍生物或酚红）一次流过肾脏时，经由肾小球滤过和肾小管摄取与分泌，完全被清除而不被重吸收，此即肾脏的最大清除率。这种情况下，每分钟该物质通过尿液排出的量应等于流经肾脏血浆中所含的量，因此该物质的血浆清除率等于每分钟流经肾脏的血浆容量。

肾动脉血流的 92%~96% 供应肾泌尿部分（肾单位），其余供给肾被膜、肾盂等非泌尿部分。由于流经肾单位以外肾血流中的上述物质不被清除，所以测得的肾最大清除率低于实际每分钟肾脏的血浆流量，故称为肾有效血浆流量（effective renal plasma flow，ERPF）。因此，ERPF 定义为单位时间内流经肾单位的血浆容量。

(2) 方法：ERPF 测定有显像法与血浆标本法两种，最常用示踪剂为 ^{131}I-OIH，剂量 9.25~11.1MBq，受检者的准备与 GFR 测定相同。其中显像法也可通过仪器配置的专门采集与处理程序，按照提示进行操作自动计算出分肾 ERPF。如果使用 ^{99m}Tc-MAG$_3$ 与 ^{99m}Tc-EC 测定 ERPF，由于这两种示踪剂与 ^{131}I-OIH 在血浆蛋白结合率、肾清除率等方面存在差异，因此需要对 ERPF 的计算公式作相应修正，并应建立各自参考正常值。

(3) 注意事项

1) 显像剂放化纯度必须 >95%。

2)"弹丸"式注射的质量是准确定量 ERPF 的保证。

3) 正确勾画双肾的轮廓和本底区。

4) 测定移植肾的 ERPR 时，患者应取仰卧位，探头贴近髂窝的移植肾部位。

(4) 适应证

1) 各种急、慢性肾脏疾病的肾功能测定。

2) 各种肾外疾病时肾功能测定。

3) 各种肾病的疗效观察。

4) 移植肾监护。

5) 新药对肾功能的影响。

(5) 临床应用：ERPF 是反映肾脏血流动力学比较敏感的指标，也是判断肾功能的重要指标之一，可因测定方法不同有一定差异，并随年龄增加有所下降。推荐显像法的正常参考值为：左肾（281.51 ± 54.82）ml/min，右肾（254.51 ± 65.48）ml/min，总肾（537.85 ± 109.08）ml/min。

ERPF 测定所用示踪剂主要经肾小管分泌，因此主要反映肾小管功能。而测定 GFR 的示踪剂由肾小球滤过，无肾小管分泌，主要反映肾小球功能。临床上常同时测定 ERPF 和 GFR，可用于：

1) 早期发现肾功能异常。

2) 判断肾脏疾病时的功能改变和肾外疾病对肾功能的影响。

3) 观察受损肾功能的治疗效果。

4) 监测移植肾的功能与排异反应。

5) 评价新药对肾功能的损害。

6) 肾滤过分数（GFR/ERPF 比值）有助于鉴别病变部位，降低提示以肾小球功能受损为主，而增高表明以肾小管受损为主。

（四）肾图

1. 原理　静脉注射由肾小管上皮细胞分泌而不被重吸收的放射性示踪剂，立即启动专用的肾图仪连续记录示踪剂到达双肾被肾脏浓聚和排出的全过程，并以 TAC 表示，称为放射性肾图（radiorenogram），简称肾图，用以评价分肾的血供、实质功能和上尿路通畅性。

2. 方法　患者准备同肾动态显像。目前最常用的示踪剂为 ^{131}I-OIH，剂量 155~555kBq。受检者取坐位，根据需要可取仰卧位，肾图仪的两个探测器分别紧贴于背部左、右肾中心体壁，经肘静脉弹丸式注射示踪剂后，立即启动肾图仪自动记录 15~20min，即可获得肾图曲线。肾移植患者检查时，两个探头分别对准移植肾和膀胱区。

3. 注意事项

(1) 测定时探头须准确对位于双肾的部位，在静脉注射后 2min 内，注意调整探头对位的准确性。

(2) 检查过程中，患者须保持体位不动。

(3)“弹丸”注射需高质量。

(4) 对近期内曾做过静脉肾盂造影的患者，应适当推迟检查时间。

4. 适应证

(1) 了解双肾功能及上尿路通畅情况。

(2) 移植肾的检测。

(3) 肾输尿管术后疗效观察。

(4) 尿路反流的诊断。

(五) 肾静态显像

1. 原理　肾静态显像(static renography)又称为肾皮质显像(renal cortical scintigraphy)，是利用缓慢通过肾脏的显像剂，随血液流经肾脏后分别由肾小管分泌(^{99m}Tc-DMSA)或肾小球滤过(^{99m}Tc-GH)，其中部分被近曲小管上皮细胞重吸收并与细胞质内巯基结合，从而较长时间滞留于皮质内，通过平面显像或断层显像能够清晰显示肾皮质影像，以了解肾脏的位置、大小、形态与实质功能，并可显示占位病变。

2. 方法　受检者一般无需特殊准备，检查前排空膀胱。静脉注射显像剂(见表 14-1)后 1~3h 进行显像。平面显像时受检者取仰卧位或坐位，探头视野覆盖腹腔及盆腔，常规采集后位、左后斜位和右后斜位影像，必要时加做前位和侧位显像。正常肾静态影像双肾呈蚕豆状，轮廓清晰，边缘整齐。双肾纵轴呈“八”字形，位于腰椎两侧，肾门平第 1~2 腰椎，右肾常较左肾稍低和宽，但短于左肾，大小约为 11cm×6cm，两肾纵径差 <1.5cm，横径差 <1.0cm。肾影周边放射性分布较高，肾门区和中心处稍低，两侧基本对称。

3. 注意事项　注射显像剂后，建议患者多饮水，将未与肾小管细胞结合的显像药物排出体外。

4. 适应证

(1) 了解双肾大小、形态、位置；诊断肾畸形和肾萎缩。

(2) 肾内占位性病变、缺血性病变和破坏性病变(包括瘢痕和外伤)的检测。

(3) 分肾功能的测定。

(4) 鉴别诊断腹部肿物与肾脏关系。

(5) 观察尿毒症肾脏的影像与功能。

(6) 肾血管性高血压筛查。

(7) 肾盂肾炎的辅助诊断。

5. 临床应用

(1) 异常肾的诊断：肾畸形和位置、大小异常的判断。

(2) 泌尿系感染的辅助诊断：急性肾盂肾炎时，肾静态影像表现为肾内局限性放射性减低或缺损区，可为单发或多发，可发生于一侧或双侧肾脏。慢性肾盂肾炎则表现为肾影缩小，瘢痕形成处显像剂摄取降低，整个肾脏放射性分布不均匀。

(六) 膀胱输尿管反流显像

1. 原理　膀胱显像(radionuclide cystography)是将放射性示踪剂引入膀胱后，通过观察肾脏、输尿管和膀胱放射性分布变化，判断有无膀胱输尿管反流及其程度。

2. 方法　根据给药途径的不同，膀胱显像分为直接法与间接法。①直接法：是将放射性示踪剂(常用 ^{99m}Tc- 硫胶体，剂量 37MBq)经导尿管直接注入膀胱，通过显像观察膀胱充盈及其后排尿过程中输尿管或肾内有无放射性出现,是最常用的膀胱显像方法。②间接法:作为肾动态显像的一部分,显像结束后嘱受检者不排尿。待肾区和输尿管放射性显著减少时,受检者取坐位,探头后置,分别行常规、憋尿并下腹部加压及排尿动态显像。利用 ROI 技术从动态系列影像中得到膀胱、双肾和双侧输尿管(全程或某段)区的 TAC。

膀胱显像过程中,分别于排尿前、后各采集 1 帧静态图像,收集排出尿液并记录尿量。利用 ROI 技术测定出现反流时膀胱区与尿反流影像区的放射性计数率,以及排尿前、后膀胱计数率,可按以下公式计算尿反流量和膀胱残留尿量:

$$\text{尿反流量}(\%)=\frac{\text{尿反流部位影像的计数率}}{\text{同一时间的膀胱计数率}}\times 100\% \qquad \text{式(14-1)}$$

$$\text{膀胱残余尿量}(\text{ml})=\frac{\text{排尿量}(\text{ml})\times\text{排尿后膀胱计数率}}{\text{排尿前膀胱计数率}-\text{排尿后膀胱计数率}} \qquad \text{式(14-2)}$$

3. 注意事项

(1) 行间接法显像前 2 天尽可能不进行静脉肾盂造影。

(2) 显像前要训练受检者学会憋尿,显像时进行良好配合,注意收集尿液,防止污染。

(3) 肾功能不良或肾积水患者,因肾区放射性下降缓慢无法进行间接法显像。

(4) 放置导尿管时要按无菌操作进行,以防感染。

4. 适应证

(1) 反复泌尿系感染的原因探讨。

(2) 观察下尿路梗阻或神经性膀胱患者有无尿反流存在及其程度。

(3) 尿反流疗效随访观察。

(4) 直接法更适于难以配合的幼儿及因肾功能不良或肾积水而无法行间接法显像者。

5. 正常所见及结果分析　正常时肾脏和输尿管影像进一步减弱,相应 TAC 呈进行性下降。若肾脏和 / 或输尿管有明显放射性增加或 TAC 呈上升表现,提示存在尿液反流。根据示踪剂反流的部位及其形态,反流程度可分为:轻度,反流仅限于输尿管;中度,反流达肾盂肾盏;重度,反流至扩张的肾集合系统,并可见增粗、迂曲的输尿管影。

四、病例分析

【病例 14-1】

患者男性,63 岁。肾移植术后 12 年余,泌尿系统 CTA 提示移植肾动脉近端狭窄约 50%,为了解患者目前肾功能情况,随即又让患者行肾动态显像,显示该患者右侧髂窝移植肾功能正常(见文末彩图 14-1),实验室检查提示尿素、肌酐正常。

该病例说明肾动态显像是了解肾功能的一种很好的方法,且较敏感。

【病例 14-2】

患者女性,6 岁。双肾积水,右侧肾盂成形术后,手术后该患者行常规肾动态显像,图像如文末彩图 14-2,该患者下一步应做何种核医学检查?

根据该患者肾动态显像结果,可见双肾仍存在积水,为明确手术效果,鉴别现在为单纯的肾盂扩张还是仍存在上尿路机械性梗阻,需进行利尿介入肾动态显像。

患者行利尿肾动态图像如见文末彩图 14-3,该患者是否还需进行进一步的治疗,为什么?

从该患者利尿肾动态,可以分析患者目前为积水原因解除后的单纯肾盂扩张,上尿路是通畅的,因此不需再进行治疗。

【病例 14-3】

患者女性,55 岁。高血压 5 年,因血生化检查示血肌酐、尿素氮均轻度升高,行基础肾动态显像如图 14-4,根据你所掌握的核医学知识,请回答以下问题:

该患者应考虑什么诊断？还可进行哪项核医学检查进一步诊断？

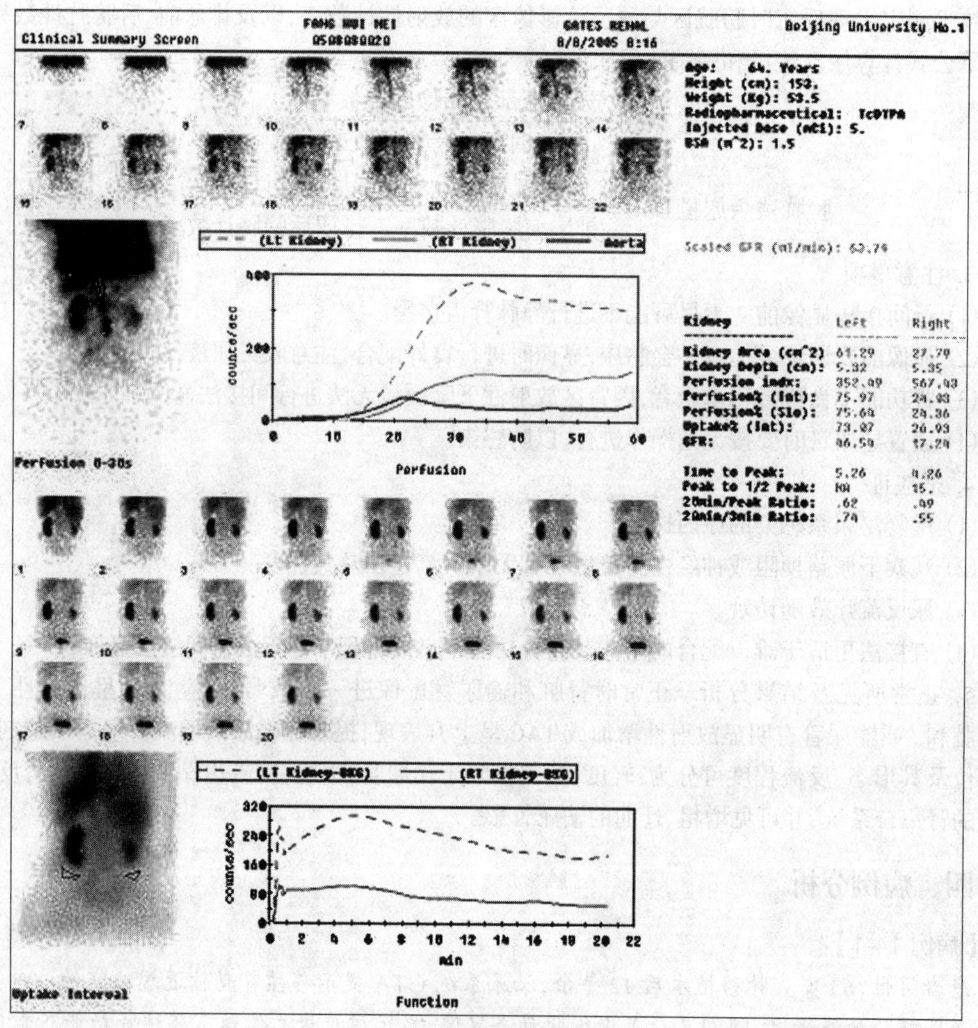

图 14-4 基础肾动态显像

肾动态图像可见右肾影小,放射性分布较淡,GFR 为 17ml/min;左肾清除速率略慢,c 段下降略缓慢,GFR 为 47ml/min

该患者不能除外患有 RVH。可进行 captopril 试验。

如行 captopril 介入试验图像如图 14-5,该患者可以行何种治疗？不能用哪类降压药？

患者双肾 captopril 试验均为阳性,可以考虑肾动脉血管成形术治疗。该患者不能用 ACEI 类降压药。

【病例 14-4】

患儿女性,2 岁。筛查发现左侧多囊肾。B 超可见:左肾结构模糊,内及多个无回声区,大小

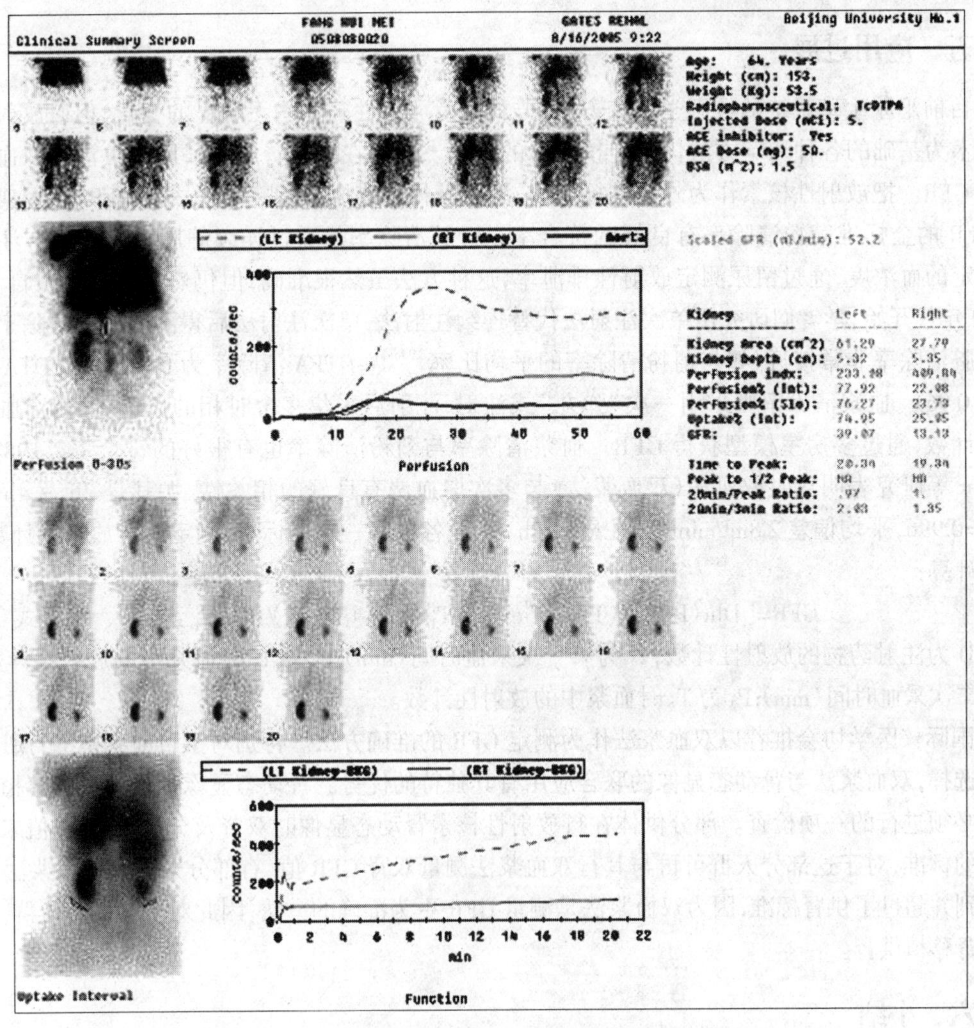

图 14-5 captopril 肾动态显像

行 captopril 负荷后，双肾皮质摄取及清除功能均进一步减低，右肾 GFR 变化为 13ml/min，肾图更加低平；左肾 GFR 变化为 39ml/min，肾图为持续上升型

4.4~14.2mm。肾动态显像结果见文末彩图 14-6，左肾体积增大，内可见多个放射性减低区，左肾功能轻度减低。

【病例 14-5】

患儿男性，6 个月。B 超检查显示马蹄肾，左肾积水，左肾肾盂分离 41.4mm。行肾动态显像如文末彩图 14-7。

【病例 14-6】

患者女性，41 岁。卵巢癌术后化疗后，临床医生欲了解其肾功能情况，患者常规进行 ^{99m}Tc-DTPA、^{99m}Tc-EC 肾动态显像结果如见文末彩图 14-8。

^{99m}Tc-DTPA 为肾小球滤过型显像剂，^{99m}Tc-EC 为肾小管分泌性显像剂。该患者同时进行了两种不同的肾动态显像，结果显示，^{99m}Tc-EC 清除速率明显高于 ^{99m}Tc-DTPA。

五、应用进展

目前泌尿生殖系统的核医学检查方法、方式以及放射性药物均无明显的变化,但以放射性示踪技术为基础的各种测定方法仍然是核医学的优势。如现在备受肾脏内科医生关注的双血浆法测定 GFR。把放射性核素作为外源性标志物,测定其肾脏或血浆清除率来估计 GFR,与经典的评价 GFR 的金标准菊粉清除率有良好的符合率。肾脏清除率是通过连续静脉输注或皮下注射获得稳定的血浓度,通过留尿测定放射性排泄率,这种方法虽然很准确,但仍然费时、费力,自 20 世纪 80 年代开始,学者们研究用单次注射法代替连续注射法,单次注射法后得到的肾脏清除率与菊粉肾脏清除率非常接近(如与菊粉清除率的平均比率,^{99m}Tc-DTPA 清除率为 0.97,^{51}Cr-EDTA 清除率为 0.96)。血浆清除率则采用一次"弹丸"式注射,注射后采集多个时相的血标本,测定血浆放射性计数,通过多房室模型获得 GFR。血浆清除率与菊粉清除率也有很好的符合率。1987 年,Waller 等研究表明双时取血法(双血浆法)与多次取血法有良好的相关性,尤其是 2h 及 4h 标本法(r=0.996,平均偏差 2.8ml/min),于注射后 2h 及 4h 各抽取一次血标本,测定血浆放射性计数,以公式计算:

$$GFR=[D\ln(P_1/P_2)/(T_2-T_1)]\exp[(T_1\ln P_2)-(T_2\ln P_1)/(T_2-T_1)] \quad 式(14\text{-}3)$$

D 为注射药物的放射性计数;T_1 为第一次采血时间(min);P_1 为 T_1 时血浆中的放射性计数;T_2 为第二次采血时间(min);P_2 为 T_2 时血浆中的放射性计数。

国际核医学协会推荐以双血浆法作为测定 GFR 的准确方法。特别对于目前我国的肾脏移植供体选择,双血浆法与肾动态显像的联合应用有其独特的优势。肾动态显像是供体进行移植肾供肾前必须进行的一项检查。部分供体在行放射性核素肾动态显像时双肾及分肾的 GFR 值未达到供肾的标准,对于这部分人群可再与其行双血浆法测量双肾 GFR 值,有部分人群其双血浆法 GFR 值达到并超过了供肾标准,因为双血浆法是测量 GFR 更为准确的方法,因此对于这部分人群,仍可进行肾移植供肾。

六、小结

超声、CT 和 MRI 在判定双肾形态、结构、大小及液性组织方面具有很大的优势,而在功能测定方面,主要依据双肾组织的密度变化。核医学显像方法通过肾小球滤过或肾小管上皮细胞摄取、分泌显像剂来判定肾单位的功能,是一种功能影像诊断技术。相对于其他肾功能监测指标,如:血肌酐、血尿素氮、内生肌酐清除率、胱氨酸蛋白酶抑制剂 C(Cystatin C)等,核医学显像法可以判断分肾功能,为查找病因、追溯病源以及治疗后的随访观察提供更多的信息,因此,在肾功能的评价方面具有得天独厚的优势。

(宋少莉)

第十五章
消化系统

一、目的和要求

1. 掌握　肝胆动态显像、消化道出血显像及异位胃黏膜显像的原理、方法、图像分析和临床应用及意义。

2. 熟悉　肝血流灌注及肝血池显像、唾液腺显像的原理、图像分析和临床应用。

3. 了解　胃肠功能测定的原理和临床应用。

二、实践学时

本章实践 4 学时。

三、实习内容

(一) 肝胆显像

1. 肝胆显像(hepatobiliary imaging)原理、方法　肝实质的肝细胞能选择性摄取放射性肝胆显像剂，并通过近似处理胆红素的过程，将显像剂分泌到胆汁，并逐步由胆道系统排泄至肠道。应用SPECT进行动态肝胆显像，可以观察显像剂被肝脏摄取、分泌、排出至肠道的过程，获得一系列肝、胆动态显像，了解肝胆系形态，评价肝细胞功能及胆道通畅情况。

常用的显像剂有两大类，一类为 ^{99m}Tc- 亚氨二乙酸类化合物(^{99m}Tc-IDAs)，以 ^{99m}Tc- 二乙基乙酰替苯胺亚氨二乙酸(^{99m}Tc-EHIDA)常用。另一类为 ^{99m}Tc 标记的吡哆醛 - 氨基酸类化合物(^{99m}Tc-PAA)，以 ^{99m}Tc- 吡哆 -5- 甲基色氨酸(^{99m}Tc-PMT)常用。

检查前禁食 4~12h，停用对奥狄括约肌有影响的药物 6~12h。成人给药 185MBq~ 370MBq (5~10mCi)，小儿 7.4MBq/kg(0.2mCi/kg)。动态连续采集 40~60min(每 3~5min 一帧)或 5、10、20、30、45、60min 分别作动态显像，必要时延长时间、加做介入试验或断层显像。

2. 适应证

(1) 鉴别先天性胆道闭锁和新生儿肝炎。

(2) 诊断胆总管囊肿等先天性胆道异常。

(3) 肝胆系手术、支架植入后的疗效观察和随访、胆汁漏的诊断。

(4) 异位胆囊和肝胆功能的诊断。

(5) 诊断十二指肠 - 胃反流。

3. 图像分析　肝胆显像读片时应注意观察各时相影像的动态变化，注意心前区放射性存在的时间、肝影持续聚集和消失的过程、胆系有无胆管扩张、胆囊显影与否及显影时间以及肠道出现放射性的时间等。

(1) 肝实质相:注射显像剂1~20min肝脏显影逐渐清晰并持续聚集放射性。

(2) 胆管排泄相:注射显像剂5min后肝影逐渐减淡,心影消失,左右肝管、总肝管、胆囊、胆总管逐次显现。胆囊一般在45min内显影(图15-1)。

(3) 肠道排泄相:放射性药物排至肠道一般不迟于45~60min。

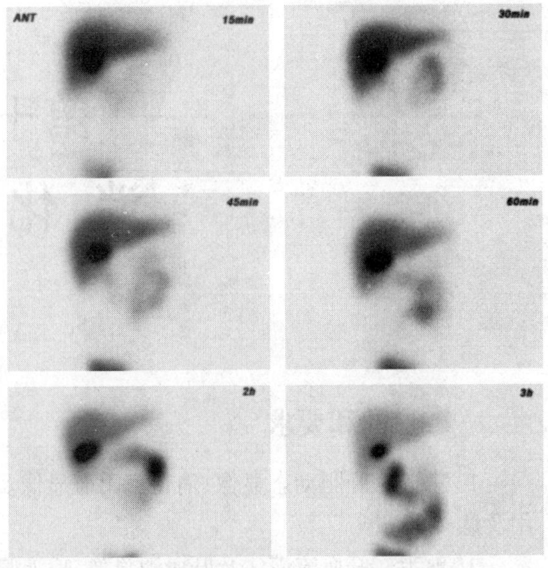

图15-1 正常肝胆显像

4. 临床应用 目前肝胆显像主要用于新生儿黄疸及胆道疾病的鉴别诊断。

(1) 婴儿肝炎综合征(IHS):先天性胆道闭锁(BA)是婴儿持续性黄疸的主要原因。新生儿黄疸患者行肝胆显像,如60min肠道不显影,延长显像时间至24h,肠道仍然未见显影,高度怀疑先天性胆道闭锁症。经苯巴比妥5mg/(kg·d)治疗7~10d后,再次行肝胆显像,24h肠道仍无放射性,可诊断为先天性胆道闭锁症(图15-2A、B)。新生儿肝炎肝胆显像多表现为肝脏显影不清晰,心影持续存在,肠道出现放射性延迟或不出现放射性。肠道出现放射性可除外先天性胆道闭锁。

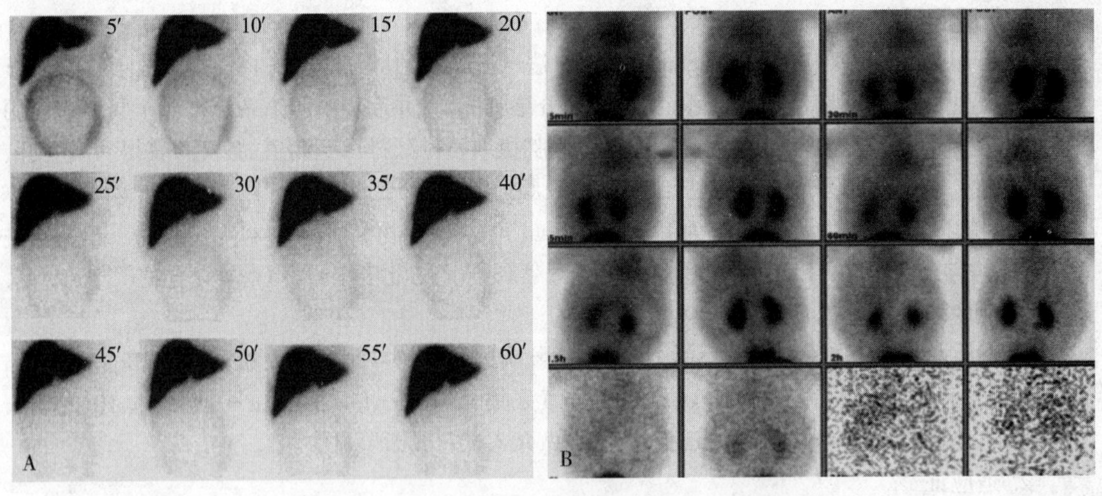

图15-2 先天性胆道闭锁肝胆动态显像及延迟显像

(2) 胆道疾病的鉴别诊断:肝胆显像可鉴别肝外完全性和不完全性胆道梗阻。肠道是否出现放射性,是胆管完全性梗阻和不完全性梗阻的鉴别指标。胆汁排泄至肠道时间延长,超过60min,提示胆汁排泄不畅,可能存在胆总管不完全性梗阻(图15-3)。肝胆显像早期,肝区或胆囊区出现放射性缺损,延迟显像放射性缺损区呈异常放射性浓聚(图15-4),提示胆总管囊肿。如胆道术后患者,行肝胆显影,腹腔内出现异常放射性浓聚,提示胆汁漏(图15-5)。肝胆显像后胃出现放射性浓聚可诊断胆汁反流性胃炎。

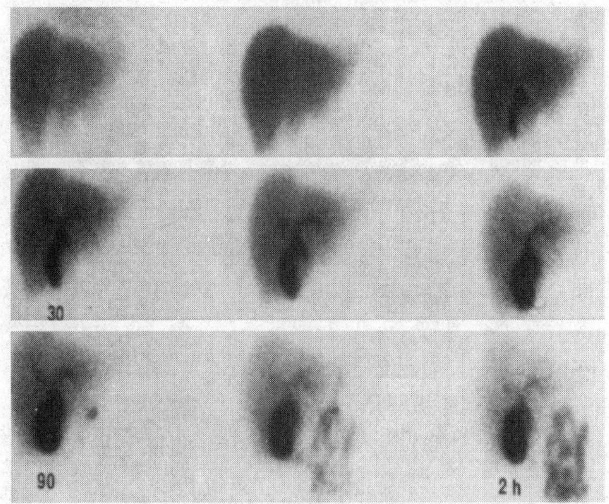

图 15-3 胆总管梗阻图

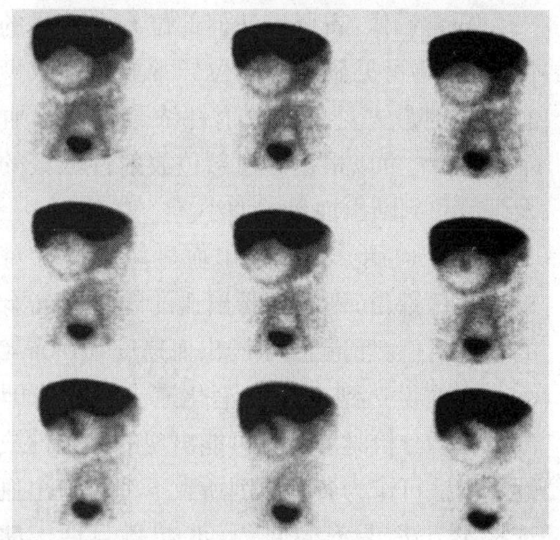

图 15-4 胆总管囊肿肝胆动态显像

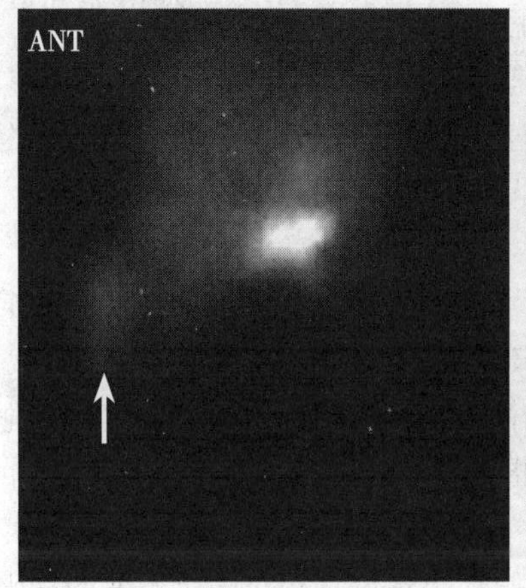

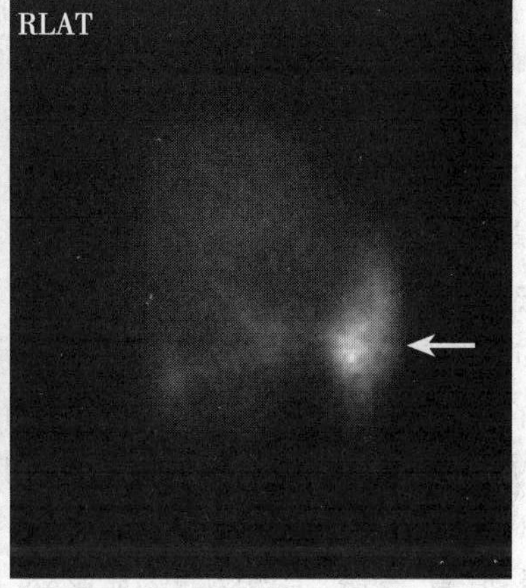

图 15-5 胆道术后肝胆显像

(二) 消化道出血显像

1. 消化道出血显像原理 静脉注射 ^{99m}Tc 标记的不能透过血管壁的显像剂，使腹部大血管及肝、脾富血供脏器显影，肠壁因血供不如肝、脾丰富，一般不显影。当胃肠道管壁破裂、出血时，显像剂从出血部位不断进入胃肠道，并在胃肠道持续聚集。应用 SPECT 等显像设备就可以作出胃肠道活动性出血诊断并判断出血程度。

常用的显像剂有两大类，一类为 ^{99m}Tc 标记红细胞(^{99m}Tc-RBC)，此类显像剂能较长时间存在于血液循环中，可进行多次延迟显像，用于慢性、间歇性胃肠道出血。另一类为 ^{99m}Tc- 胶体(^{99m}Tc- 硫胶体或植酸钠)，此类显像常用于急性活动性出血，可清晰显示出血灶，但不能进行延迟显像，不适用于间歇性出血。

显像方法：目前多采用体内标记红细胞法，动态多次或加延迟采集，必要时加做断层显像。

图像分析 正常影像：^{99m}Tc-RBC 显像时，腹部可见肝、脾、肾显影。膀胱也可清晰显影，胃肠道基本不显影(见文末彩图 15-6)。^{99m}Tc- 硫胶体或植酸钠显像时，肝、脾可清晰显影，脊柱和骨盆可轻度显影，肾及腹腔大血管不显影。

异常影像：胃肠道任何部位有一定量的活动性出血，均可见到相应部位异常放射性浓聚。动态显像时最先见到的放射性浓聚点为出血部位(图 15-7)。可以根据出血部位放射性浓聚的范围及强度可判断出血量的大小。

临床应用　消化道出血显像主要针对内镜检查盲区部位，即空回肠出血的定位诊断有重要的临床价值。理论上，小肠出血速度在0.05~0.1ml/min，出血量达到 2~3ml，消化道出血显像即能检出。图像分析时应注意可能出现的假阳性或假阴性。本法可作为各种原因所致下消化道出血的首选检出方法，具有简便、无创、灵敏且便于动态观察的特点。

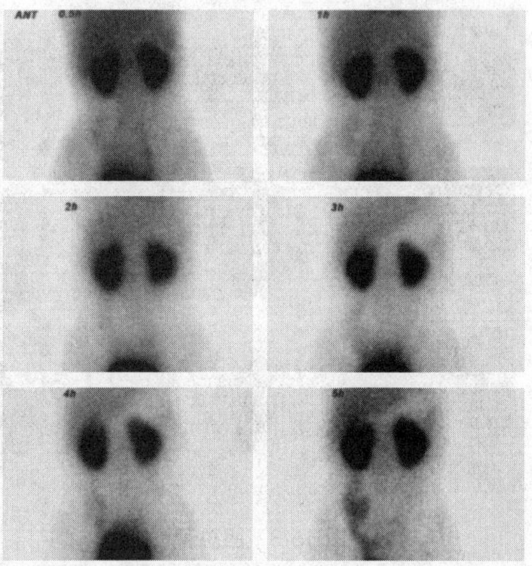

图 15-7　^{99m}Tc- 植酸钠下消化道出血显像右下腹出血灶

2. 异位胃黏膜显像(ectopic gastric mucosa)

原理　正常胃黏膜具有摄取 $^{99m}TcO_4^-$ 的特性，与正常胃黏膜一样，异位胃黏膜黏液细胞也具有快速摄取 $^{99m}TcO_4^-$ 并分泌入胃肠道的特性，故在静脉注射 $^{99m}TcO_4^-$ 后，异位胃黏膜很快聚集 $^{99m}TcO_4^-$ 而呈现放射性浓聚影像，据此可特异性地诊断异位的胃黏膜，即异位胃黏膜显像。

显像剂：高锝酸钠($Na^{99m}TcO_4$)。

显像方法：患者禁食 4~6h，停用相关药物。静脉注射 $Na^{99m}TcO_4$ 后动态采集 5~40min，必要时加做一张 60min 的延迟采集图像，动态多次或加延迟采集，或加做断层显像。

图像分析　正常影像：可见胃大量浓集放射性，肾及膀胱逐渐显影。腹部其他部位无放射性浓集。有时胃液中的放射性进入肠道可致十二指肠及小肠区域呈现形态不固定的放射性分布(见文末彩图 15-8)。

异常影像：除胃、肾脏、结肠脾曲等显影外，腹部出现位置相对固定不变的局限性放射性异常浓集区，多位于右下腹小肠区，且和胃影同时显现。多时相动态显像其位置、形态比较固定，随时间延长影像渐浓，提示为憩室影像(图 15-9)。

临床应用　本法是目前诊断梅克尔憩室最简便有效的方法。由于平面显像存在解剖位置的重叠，因此须充分考虑假阳性和假阴性的可能，必要时加做断层或融合显像。对于下消化道出血患儿，可根据出血活动情况选择消化道出血显像或异位胃黏膜显像，先后进行该两项检查或重复检查可减少漏诊。

(三) 肝血流灌注和肝血池显像

1. 肝血流灌注和肝血池显像原理　肝脏具有 25%肝动脉供血和 75%门静脉供血的双重血供系统，且两个系统血流在血窦内混合，血窦间的小孔相互沟通，使得肝左、右叶得到较为均衡的血流灌注。肝脏是血供丰富的器官，总含血量 250~300ml。最常用的显像剂为 ^{99m}Tc 标记的红细胞。经静脉注射后，显像剂在肝血池中浓聚，达到平衡后，根据病变区血容量多少，即放射性分布高于、等于、低于周围正常肝组织来鉴别肝内占位性病变的性质。

显像剂：^{99m}Tc 标记的红细胞(^{99m}Tc-RBC)，剂量为 740MBq(15~20mCi)，分别采集肝血流灌注像、平衡影像，必要行延迟显像(注射后 2h)或加做断层显像。

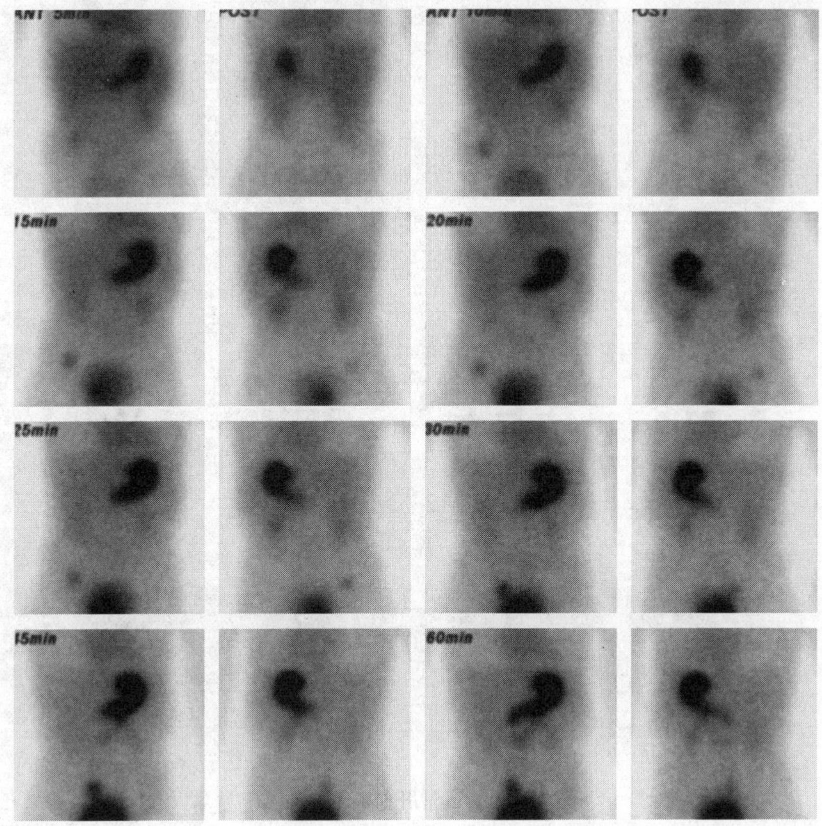

图 15-9　异位胃黏膜显像阳性

2. 适应证

(1) 肝海绵状血管瘤的诊断和鉴别诊断(与肝细胞肝癌)。

(2) 鉴别诊断血供丰富和乏血供肝占位病变。血供丰富的病变包括肝血管瘤、肝细胞肝癌等；乏血供病变包括肝囊肿、肝硬化结节等。

(3) 了解肝或肝内局部病变的肝动脉和门静脉血供。

(4) 肝血流灌注可测定肝血流量及肝动脉、门静脉血流之比。

3. 图像分析

正常影像

(1) 动脉期:“弹丸”式注射放射性显像剂后,依次可见显像剂通过心脏各房室,肺及左心显影2~4s 腹主动脉开始显影,继续 2~4s 双肾及脾显影,而肝区不出现明显放射性(图 15-10)。

(2) 静脉期:双肾显影后 12~18s,肝区放射性持续增加,并逐渐高于肾。此为门静脉灌注表现。

(3) 平衡期:30min 或更长时间后,显像剂在血液中充分混合,达到平衡状态时可观察到心、脾、肝等的血池影像。正常情况下,肝区放射性分布均匀,强度一般低于心血池影像和脾脏影像(图 15-11)。

异常影像

(1) 动脉期:病灶周围血流增强是肝动脉供血为主的肝肿瘤的影像特征。部分血管瘤也有此表现。

(2) 静脉期:全肝放射性普遍增高往往是肝硬化、门静脉高压的表现之一。

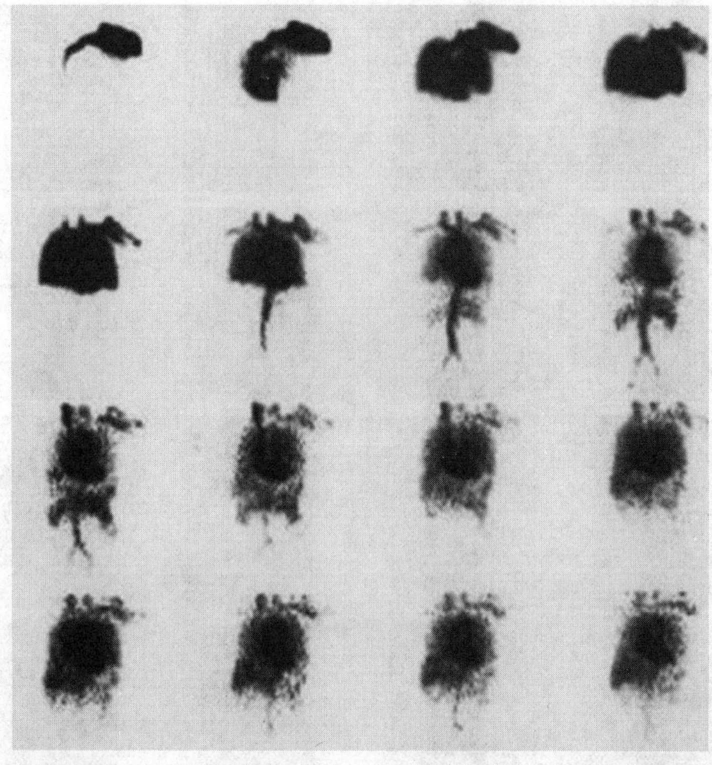

图 15-10　正常肝血流灌注显像

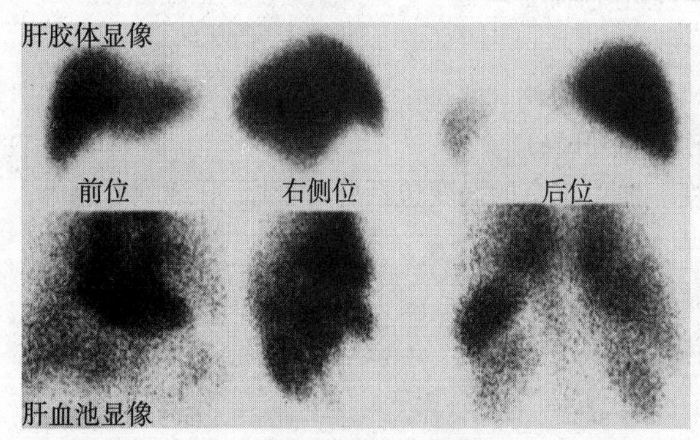

图 15-11　正常肝血池显像

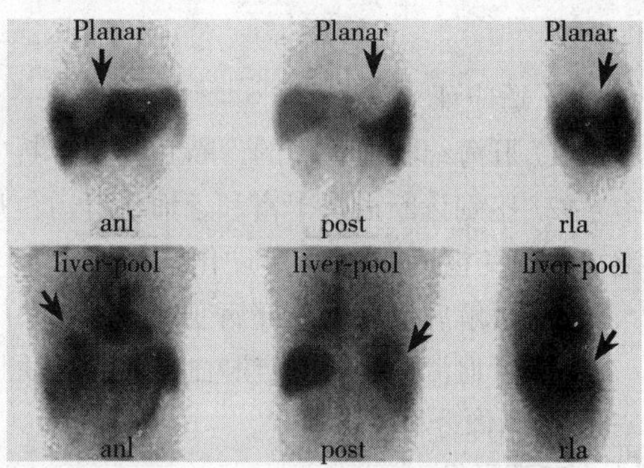

图 15-12　肝血管瘤平面显像

(3) 平衡期：病变部位放射性与周围正常肝组织相比较，有高于、等于、低于正常肝组织，分别为血池“过度充填”“充填”“不充填”(图 15-12)。

4. 临床应用　肝血流灌注和肝血池显像诊断 2~3cm 以上肝海绵状血管瘤的特异性近于 100%。但其仍受设备的空间分辨率的限制，不能发现小病灶。随着多层螺旋 CT 为代表的影像技术的发展，明显提高了对肝血管瘤以及肝脏病变的诊断，在临床中广泛应用。

(四) 唾液腺显像

1. 唾液腺显像原理　唾液腺的间叶导管上皮细胞能够主动摄取高锝酸盐($^{99m}TcO_4^-$)。$^{99m}TcO_4^-$ 伴随唾液一起进入口腔。通过静脉注射 $^{99m}TcO_4^-$ 可获得唾液腺放射性核素影像和核素显像定量测

定的时间 - 放射性活度曲线。唾液腺显像(salivary gland imaging)反映了唾液腺细胞对 $^{99m}TcO_4^-$ 的摄取、分泌和排泄,可对唾液腺位置、大小、形态和功能进行全面的观察。

显像剂:$^{99m}TcO_4^-$。

方法:患者无需特殊准备,静脉注 $^{99m}TcO_4^-$ 后,进行快速动态显像观察唾液腺血流灌注。5min、10min、20min、40min 时行静态显像。舌下含服维生素 C,漱口后再行静态显像。采用前后位和 / 或左右侧位,视野包括甲状腺。前后保持同一体位可做出时间 - 放射性活度曲线,并定量分析。

2. 图像分析　正常影像:腮腺、下颌下腺显影清晰,两侧对称;舌下腺显影较淡。酸刺激引起唾液显著分泌并很快被引流。正常时唾液腺和甲状腺摄显像剂的速率相同。时间 - 放射性活度曲线近似呈反"S"形,反应唾液腺的摄取、分泌和排泄(图 15-13)。

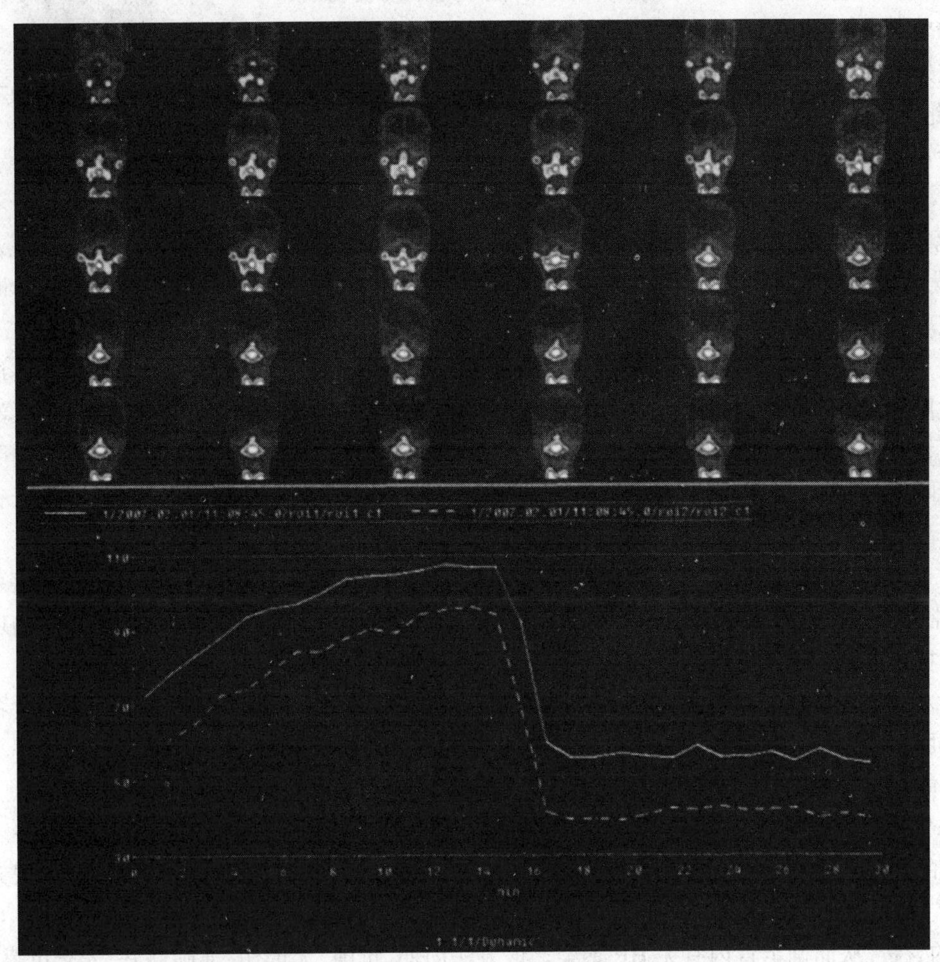

图 15-13　正常唾液腺

异常影像:双侧唾液腺摄取亢进或低下(图 15-14)。病毒或细菌感染等导致唾液腺摄取亢进;干燥综合征导致唾液腺摄取低下,摄取不对称、不均匀。腺管梗阻时表现为放射性唾液潴留,酸刺激时更显著。

3. 临床应用　唾液腺显像被广泛应用于唾液腺功能评价,唾液腺摄取放射性减低常见于干燥综合征。摄取增加可见于细菌、病毒感染,酒精中毒或放疗所致的炎性反应。同时可对唾液腺肿物的性质进行鉴别诊断。唾液腺肿物不摄取 $^{99m}TcO_4^-$（为冷区），若边缘光滑多为良性肿物如混合瘤、囊肿或脓肿，而边缘模糊不清多为恶性肿瘤。唾液腺肿物摄取 $^{99m}TcO_4^-$ 增加（为热区），常见于淋巴乳头状囊腺瘤。唾液腺肿物放射性与正常唾液腺相似考虑为混合瘤和单纯腺瘤。

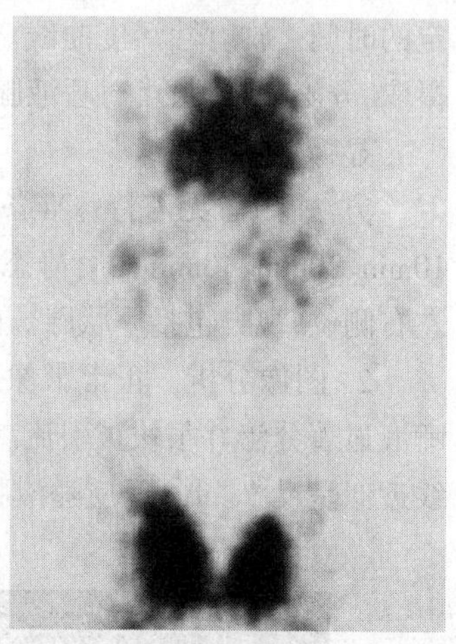

图 15-14　双侧唾液腺不显影

但唾液腺分泌功能受多种因素影响，不同操作者等因素都可导致结果有差异，另外，受设备的性能等影响，基层医院的临床应用有限制。

（五）胃肠功能测定

1. 食管通过功能测定　当口服含有放射性示踪剂的食物后，利用 SPECT 等显像设备记录食物随食管蠕动进入胃的全过程，经计算机处理可得到示踪剂通过食管时间和一定时间内的通过百分率，据此对食管运动功能作出判断。临床中主要用于贲门失弛缓症和食管痉挛症的诊断。

2. 胃食管反流显像　通过给受试者口服含有放射性示踪剂的饮料，同时在上腹部给予不同压力，观察食管下段有无放射性出现以及放射性出现多少、持续时间，可明确有无胃食管反流及其程度，称为胃食管反流显像。本法主要用于反流性食管炎的诊断，尤其对儿童胃食管反流诊断有很大价值。

3. 胃排空功能测定　将不被胃黏膜吸收的示踪剂混匀于放射性试餐（液体试餐、固体试餐及双核素固体 - 液体混合试餐）内，食用后它随胃蠕动从胃进入肠道中，用 SPECT 在胃区显像，通过计算机计算出胃排空时间、胃排空率以反映胃的运动功能，称为胃排空功能测定。胃排空受多种因素影响，如试餐种类、配制方法、检查时体位、性别、检查时患者身体状况等。本检查用于查找胃功能紊乱的原因，同时观察治疗效果。

4. 十二指肠 - 胃反流显像　肝胆显像剂静脉注射后被肝多角细胞摄取和分泌，经胆道系统排出，正常情况下不会进入胃内。如存在十二指肠 - 胃反流，胃区出现放射性分布，严重时出现胃显影。本检查可用于胆汁反流性胃炎和胃大部分切除后合并症的诊断和疗效观察。

5. 小肠通过显像　将不被胃肠黏膜吸收的放射性试餐后，在体外用 SPECT 连续观察食物从胃进入小肠、结肠的整个过程，通过计算机计算出小肠通过时间和小肠残留率等参数，以了解小肠的运动功能。临床中主要用于小肠功能紊乱的判断。

6. 胃幽门螺杆菌（HP）检测　胃幽门螺杆菌感染是胃炎和消化性溃疡的主要原因之一。口服一定量的 ^{13}C 或 ^{14}C- 尿素后，若胃内存在 HP，它所产生的高活性的尿素酶能将 ^{13}C 或 ^{14}C- 尿素分解成氨和 $^{13}CO_2$ 或 $^{14}CO_2$，$^{13}CO_2$ 或 $^{14}CO_2$ 进入血液后经肺排出。通过专用的仪器收集并测定 $^{13}CO_2$ 或 $^{14}CO_2$ 的含量，从而确定胃内有无 HP 感染。该方法简便、价廉、无创伤，准确性好，安全可靠，患者易于接受，在临床中广泛使用。

四、病例分析

【病例 15-1】

患者女性，3 岁。右下腹疼痛，便血 3 天，临床怀疑梅克尔憩室，请问：

(1) 用什么核医学方法诊断？

(2) 请讲述该方法的原理和临床应用。

(3) 下图(图 15-15)为检查结果,请描述检查所见并作出诊断。

【病例 15-2】

患者女性,2 个月。皮肤黄染 2 月余,胆红素增高,大便呈陶土样,肝胆动态显像结果见下图(图 15-16):

(1) 请描述检查所见。

(2) 给出诊断并解释诊断的依据。

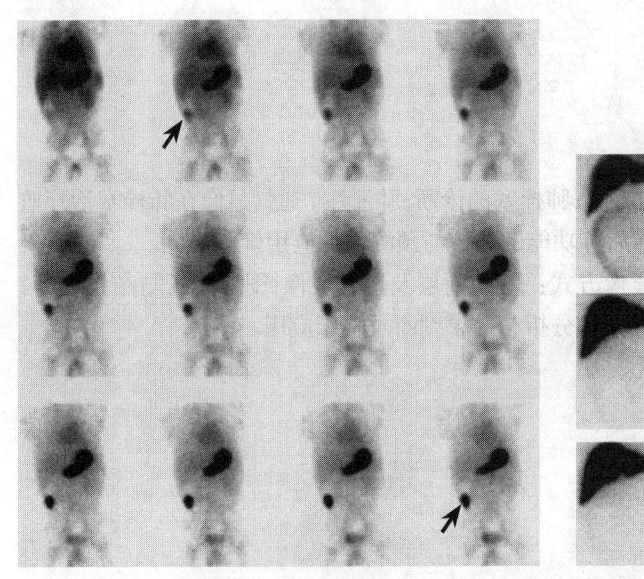

图 15-15 检查结果

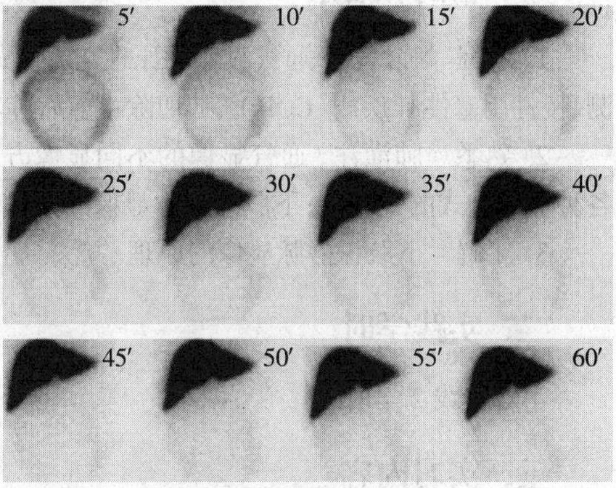

图 15-16 肝胆动态显像

五、小结

核医学检查在消化道相关功能检测、测定及疾病诊治中有其独特的优势和价值,是临床核医学内容丰富的领域之一。其优势主要体现在无创条件中,在生理状态下进行相关疾病诊断和功能测定。

随着 CT、MRI 和 B 超等现代医学影像技术的发展,肝脏、肝血流及肝血池显像近年来基本被取代,但在某些肝脏占位性病变的诊断中仍有一定的价值。与其他反映脏器解剖结构的影像学检查技术相比,放射性核素肝胆显像作为一种能全面反映肝细胞、胆囊功能和胆道通畅状况的检查方法,在鉴别先天性胆道闭锁症和婴儿肝炎综合征的鉴别诊断中仍有很高的临床诊断意义。

异位胃黏膜显像及消化道出血显像在其定位和定性诊断过程中有重要价值。胃肠道出血显像、异位胃黏膜显像和唾液腺显像已广泛应用于临床、并得到临床认可。胃肠功能测定是消化系统核医学功能检测,它们是一种非侵入性、符合生理条件的检查方法。

(刘 纯)

第十六章 呼吸系统

一、目的和要求

1. 掌握　肺灌注/通气显像的原理与方法；肺栓塞的诊断；肺灌注/通气显像在肺栓塞治疗监测、慢性阻塞性肺疾病（COPD）、肺切除术前后肺功能的评价与预测中的应用价值。

2. 熟悉　肺灌注/通气显像的不同显像方式：平面，断层及融合显像；图像分析与结果判断；各种显像方式的优缺点；下肢深静脉显像的图像分析与结果判断及临床应用。

3. 了解　下肢深静脉显像的原理、方法。

二、实践学时

本章实践2学时。

三、实习内容

（一）肺灌注与通气功能显像

1. 肺灌注显像原理与方法

(1) 显像原理：静脉注射 ^{99m}Tc-大颗粒聚合人血白蛋白（^{99m}Tc-macroaggregated albumin，^{99m}Tc-MAA），这些颗粒随血流进入肺循环，一过性地嵌顿在小部分肺毛细血管床内，其分布与局部肺血流量呈正比，利用SPECT显像设备可获得肺毛细血管床影像，可观察各肺叶、肺段及亚肺段的血流灌注情况。当肺动脉狭窄、闭塞或栓塞时，其相应血供区就会出现异常放射性减低或缺损区。

(2) 显像方法：患者取仰卧位，注射前将 ^{99m}Tc-MAA 混悬液摇匀（颗粒直径10~60μm），缓慢注射，避免抽回血，防止颗粒聚集造成的肺内"热点"伪影形成。严重肺动脉高压、肺血管床极度受损、右向左分流的先心病患者应慎用或禁用。

平面采集时，配备低能高灵敏或通用型准直器，能峰140keV，窗宽20%；常规采集八体位图像，即前位、后位、右侧位、左侧位、左后斜位、左前斜位、右后斜位、右前斜位；采集矩阵128×128，放大倍数1.5~2.0倍，500K计数/帧。断层采集时，配备低能通用型准直器，探头尽量贴近胸部，旋转360°，3°/帧，采集矩阵128×128。

(3) 图像分析：正常图像所示双肺显影清晰，与解剖投影一致，放射性分布均匀，叶间裂放射性相对稀疏，肺尖放射性低于肺底。当出现局限性或弥漫性放射性稀疏或缺损区、放射性分布逆转等，视为异常图像。

2. 肺通气显像原理与方法

(1) 显像原理：显像剂常用放射性锝气体或气溶胶，经口鼻吸入后进入气道直至肺泡内，达平衡时，局部放射性分布与该处通气量成正比。

(2) 显像方法：向患者宣教检查流程，取得其配合，使用面罩或口管试吸后，嘱咐患者尽可能多的吸入放射性气溶胶或 3~5 口放射性锝气体。图像采集方法与肺灌注显像条件一致。

同日法行肺灌注 / 通气显像（V/Q 显像）时，应先行通气显像、后灌注显像，且灌注图像计数率大于通气图像计数率的 3~4 倍；隔日法显像时，先行灌注、后通气显像。

(3) 图像分析：正常图像所示双肺显影清晰，主支气管和支气管有时因显像剂附着而明显显影，与肺灌注图像相似。当出现局限性或弥漫性放射性稀疏或缺损区视为异常。

(二) 临床应用

1. 肺栓塞的诊断与疗效评价

(1) 肺栓塞的诊断：肺栓塞（pulmonary embolism，PE）典型影像表现为灌注显像出现呈肺段分布的放射性稀疏或缺损区，而相应区域的通气显像基本正常，即出现肺通气与灌注的“不匹配”现象。这是由于肺栓塞时，相应部位的肺组织血流灌注减少或无血供，显像剂少量或不能进入该区域，而呈放射性稀疏或缺损区，但该区域通气功能正常、气道通畅，故通气显像无异常。肺灌注 / 通气平面显像，国际常用肺栓塞诊断前瞻性研究（POIPED）的诊断标准，将 PE 检查结果分为：高度可能性、中度可能性、低度可能性、更低可能性和正常。由于平面显像的影像重叠及肺段解剖形态的个体差异，造成部分 PE 病灶的误诊或漏诊。断层显像可弥补上述不足，大大提高了对 PE 的诊断效能。

(2) 肺栓塞的疗效监测：溶栓是 PE 治疗的重要手段之一。溶栓治疗中，可反复行 V/Q 显像进行疗效监测和评价，及时调整治疗方案、避免过度治疗。

2. 肺减容手术前后功能评价与预测　肺癌患者术前行 V/Q 显像可精确评估肺减容术前后残余肺功能，对手术疗效及预后预测提供重要信息。应用感兴趣区技术（ROI）可计算患侧肺灌注残余量占健侧肺灌注的百分比，提供半定量评价指标。特别是 SPECT/CT 断层显像，可准确测定单个肺叶或肺段对总肺灌注量或肺通气量的相对贡献，因此还可用于放疗照射野的修订、确定哮喘局部肺灌注和通气改变、评估间质性肺病局部肺功能等。

3. 慢性阻塞性肺疾病评价　慢性阻塞性肺疾病（COPD）V/Q 显像可见非肺段分布的斑片状放射性稀疏缺损区，通气显像较灌注显像更为明显。这与 COPD 患者气道、肺泡病变发生在前，肺血管损伤在后的病理生理变化一致，并易于 PE 相鉴别。肺灌注显像可评估 COPD 患者肺血管床损害的部位、范围、程度，并可判定疗效。

(三) 双下肢深静脉显像

1. 显像原理　从双侧足背静脉注射 ^{99m}Tc-MAA 混悬液，而获得其随静脉血依次流经小、中、大各级静脉至右心的全过程。

2. 显像方法　患者取仰卧位，探头置于双踝上方，充分摇匀 ^{99m}Tc-MAA 混悬液，于双踝上方 3cm 处适当力度扎止血带，自双足背静脉等速、缓慢注射 ^{99m}Tc-MAA，启动 SPECT 自双踝至肺尖扫描，30~50cm/min 匀速采集图像。结束后，松开止血带并活动双下肢 2~3min 后行延迟显像。而后如有必要，可继续进行肺灌注显像。

3. 图像分析　正常图像所示自双侧腓静脉至下腔静脉的深静脉依次显影，连续完整、边缘光滑、双侧对称，浅静脉不显影且无侧支循环形成。延迟显像无明显放射性滞留影。当出现深静脉突然变细或中断、浅静脉显示、侧支循环形成和延迟显像见异常放射性滞留，即为异常影像。

4. 下肢深静脉血栓的诊断　双下肢深静脉显像是一种筛查下肢深静脉血栓（DVT）的无创性检查，准确率、灵敏度高。引起 PE 的血栓 80% 来自 DVT，因此 DVT 的筛查在 PE 诊断、预防和治疗中有非常重要的意义。双下肢深静脉显像典型图像分为以下三种：完全阻塞型、不完全阻塞型和血栓征。

四、病例分析

【病例 16-1】

1. 临床资料　患者，男性，71 岁，4 个月前无明显诱因出现阵发性胸闷、气短，活动后明显，偶有咳嗽、咳痰，无咯血。既往患有原发性高血压 10 余年，冠心病史 5 年，糖尿病史 4 年，腰椎狭窄 4 年。查体：血压 140/86mmHg；心率 78 次 /min，律齐；双肺呼吸音清，未闻及干湿啰音；右下肢较对侧略肿胀，轻度压痛，皮温、肤色正常。

2. 辅助检查　胸部 CT 心电图提示 V_1~V_6 导联 T 波低平或倒置；血浆 D- 二聚体 862.56mg/L（参考值 0~0.55mg/L）；血气分析：PaO_2 70.4mmHg（参考值 80~100mmHg），PCO_2 39.2mmHg（参考值 35~45mmHg）。心脏彩超：二尖瓣、三尖瓣轻度反流，左室舒张功能减低，左室收缩功能正常。双下肢静脉彩超：左小腿肌间静脉支血栓。

3. 核医学检查

(1) 影像分析：双肺 SPECT/CT 肺灌注显像（见文末彩图 16-1）：^{99m}Tc-MAA 肺血流灌注显像示右肺上叶、右肺下叶多发片状放射性稀疏、缺损区，呈肺段分布。双肺 SPECT/CT 肺通气显像（见文末彩图 16-2）：^{99m}Tc-technegas 肺通气显像示双肺放射性分布未见明显异常，与肺灌注显像相比“不匹配”，提示右肺上叶、下叶肺栓塞。

(2) 影像诊断：右肺上叶、下叶肺栓塞。

该患者同期的 CT 肺血管造影(CTPA)显像(图 16-3)：右肺动脉干及右下肺动脉干见充盈缺损，符合“肺栓塞”影像特征。

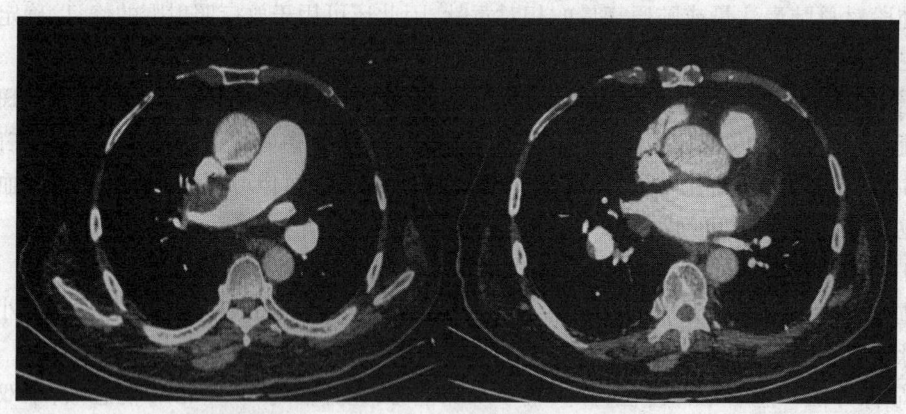

图 16-3　患者的 CT 肺血管造影（CTPA）

4. 病例分析与讨论　肺栓塞的诊断包括疑诊、诊断和病因分析三个步骤。疑诊主要根据临床表现：①最常见的临床症状依次为不明原因的气短、呼吸困难（尤以活动后明显）、胸痛、晕厥、烦躁不安或濒死感、咯血等，部分患者近期有制动史（如长期卧床、手术史等）。②常见体征包括呼吸急促、心率及血压的变化等。③如果同时存在 DVT 更应高度怀疑 PE，患者可伴有下肢疼痛、水肿、皮温升高等表现。④血浆 D- 二聚体是纤维蛋白降解产物，急性 PTE 时常明显增高，但特异性较低（炎症、创伤等情况下也可增高），它的阴性价值高，即当 D- 二聚体低于一定水平时可基本排除急性 PTE。⑤ PE 时可表现低氧血症、低碳酸血症等，但血气分析正常并不能除外 PE。⑥胸部 X 射线平片或CT在PE时表现多样，无特异性，且如果正常也不能除外PE。它的主要价值在于排除其他可以引起相似症状的疾病，如肺水肿、肺炎等，或是明确合并存在的其他肺部疾患，如肿瘤、COPD等。⑦心电图在大部分既往无心脏疾病的患者多无异常，而且大多数心电图改变都是非特异性的。但是当出现典型的SⅠQⅢTⅢ（即Ⅰ导联的S波变深，Ⅲ导联出现深的Q波或T波倒置）时有较大的提示意义。它的主要价值在于与其他心脏疾病的鉴别，如冠心病、急性冠脉综合征等。⑧心脏超声可以直接检出右心腔或肺动脉近端的血栓，也可检出PE所造成的血流动力学改变。如果发现右心室肥厚，提示慢性肺源性心脏病，对于明确慢性栓塞过程有重要意义。

该患者具有胸闷、气短症状，血浆D-二聚体增高、低氧血症、下肢肌间血栓等表现，又有一侧下肢肿胀、疼痛病史，应高度怀疑PTE。超声心动图检查发现肺动脉高压和早期心功能受损征象。根据患者的年龄和高血压病史，心电图和超声心动检查结果，冠心病所致的心肌缺血或梗死也应列入临床疑诊中。

对PTE的诊断中，SPECT/CT V/Q断层显像具有显著优势，明显优于传统平面显像。该患者的图像出现典型的V/Q不匹配征象，可明确PE诊断。同期进行的CTPA清晰显示了肺血管内血栓的部位，也对PE诊断提供了明确的影像依据。这两种技术分别根据局部血流灌注和血管形态的改变诊断PE，在此例典型的PTE患者中具有相同的诊断作用。

五、小结

核医学在呼吸系统疾中最常用的检查方法是肺灌注显像和肺通气显像，其最主要的临床应用是PE的诊断与疗效观察。肺灌注显像与双下肢深静脉显像同时进行，可为PE的诊断与治疗提供更多的依据，应用断层显像技术或与其他影像技术联合应用可进一步提高诊断准确性。肺灌注显像和/或肺通气显像对COPD病情判断和疗效观察方面也有其独特的应用价值。

（赵　倩）

第十七章
造血与淋巴系统

一、目的和要求

1. 掌握　红细胞生成骨髓显像、网状内皮细胞骨髓显像和粒细胞生成细胞骨髓显像的原理及临床应用；脾显像的原理及临床应用；淋巴显像的原理及临床应用。

2. 熟悉　骨髓显像的影像特点；脾显像的影像特点；淋巴显像的影像特点。

3. 了解　骨髓显像的常用显像剂及显像方法；脾显像的常用显像剂及显像方法；淋巴显像的常用显像剂及显像方法。

二、实践学时

本章实践1学时。

三、实习内容

(一) 骨髓显像

1. 显像原理和显像剂　根据使用的放射性显像剂(表17-1)及显像仪器的不同，骨髓显像的原理是有差异的。

(1) 红细胞生成骨髓显像：利用能与转铁蛋白结合的放射性药物铁(^{52}Fe或^{59}Fe)，参与红细胞生成代谢从而沉积于红骨髓中，直接反映红骨髓的造血功能和分布状态。利用与转铁蛋白结合但不参与血红蛋白的合成的铟(^{111}InCl)进行红骨髓分布以及红骨髓活性显像。

(2) 网状内皮细胞骨髓显像(放射性胶体骨髓显像)：因骨髓间质中的网状内皮细胞活性与骨髓的红细胞生成活性相一致，因此，可通过网状内皮的单核-巨噬细胞吞噬放射性胶体来间接反映红骨髓的造血功能和分布状况。以^{99m}Tc-硫胶体、^{99m}Tc-植酸钠、^{113m}In-胶体为主要显像剂，但因肝、脾中存在大量单核-巨噬细胞而使肝、脾显影，在平面显像影会影响胸下段及腹上段部位骨髓影像的观察，如果采用断层显像，则可以减少或消除肝、脾对于该部位骨髓影像的影响(图17-1)。

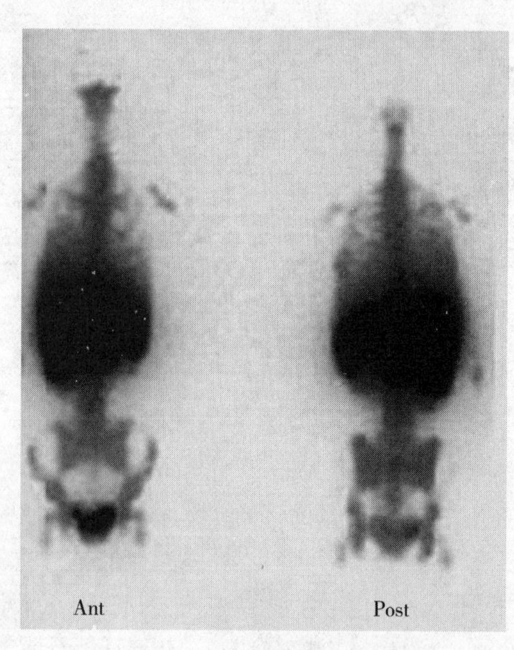

图17-1　正常骨髓显像

(3) 粒细胞生成细胞骨髓显像：包括抗粒细胞单克隆抗体的放射免疫骨髓显像和 ^{99m}Tc-HMPAO- 白细胞显像。在抗粒细胞单克隆抗体显像的显像剂中，癌胚抗原(CEA)亚单位 NCA95 抗体是代表的显像剂。NCA95 是一种糖蛋白，可在粒细胞生成细胞的分化过程中，于细胞膜表面进行表达，而且红骨髓中粒细胞生成细胞是外周血液中粒细胞的 50~100 倍，故 ^{99m}Tc-NCA-95 抗体主要与骨髓中的粒细胞膜表面的 NCA95 结合而使骨髓显影 ^{99m}Tc-HMPAO- 白细胞可与体内白细胞一样进入红骨髓间质，其影像基本代表骨髓中粒细胞生成细胞的分布情况。

(4) 细胞代谢活性骨髓显像及细胞增殖骨髓显像：主要包括以 ^{18}F-FDG 为代表的细胞代谢显像及以 ^{18}F-FLT 为代表的细胞增殖显像，随着 PET/CT、PET/MR 应用日渐广泛，PET 骨髓显像也逐渐进入临床的应用。但需注意的是：代表细胞代谢或代表细胞增殖的放射性药物，均是反映骨髓内所有细胞的相关情况，因此，骨髓其他疾病，如炎症、肿瘤均会对骨髓本身影像产生较大的影响，均需结合临床资料进行鉴别。

表 17-1 常用骨髓显像剂

γ- 相机、SPECT、SPECT/CT 常用放射性显像剂	基本原理
^{111}In- 氯化铟 (111Cl-chlorid)	单核 - 吞噬细胞系统吞噬
^{99m}Tc- 硫胶体 (^{99m}Tc-sulfur colloid)	单核 - 吞噬细胞系统吞噬
^{99m}Tc- 植酸钠 (^{99m}Tc-sodium phytate)	单核 - 吞噬细胞系统吞噬
^{113m}In- 胶体 (^{113m}In-colloid)	单核 - 吞噬细胞系统吞噬
^{99m}Tc-HMPAO- 白细胞 (^{99m}Tc-HMPAO-WBC)	粒细胞生成系统
^{111}In- 白细胞 (^{111}In-WBC)	粒细胞生成系统
PET、PET/CT、PET/MR 常用放射性显像剂	**基本原理**
^{52}Fe	红细胞生成系统
^{18}F- 脱氧葡萄糖 (^{18}F-FDG)	细胞代谢的代谢活性
3- 脱氧 -3-^{18}F- 胸腺嘧啶核苷 (^{18}F-FLT)	细胞增殖活性
^{11}C- 蛋氨酸 (^{11}C-methionine)	氨基酸的代谢活性
^{11}C- 乙酸盐 (^{11}C-acetate)	脂肪酸的代谢活性
^{11}C- 胆碱 (^{11}C-choline)	细胞增殖
^{18}F- 胆碱 (^{18}F- choline)	细胞增殖

2. 显像方法

(1) ^{99m}Tc- 硫胶体：静脉注射显像剂 296~555MBq (8~15mCi) 后 20~30min 可全身及局部显像。

(2) 抗粒细胞抗体：检查前的准备：查肝、肾功能及血常规、心电图，详细询问有无蛋白过敏史，注入抗体前皮试结果阴性方可注入抗粒细胞抗体显像。注入前可少量使用地塞米松(防止过敏)。缓慢注射 185~740MBq (5~20mCi) 后 20min，分别于 2h、4~6h 显像。

(3) ^{99m}Tc-HMPAO- 白细胞：制备 ^{99m}Tc-HMPAO- 白细胞时，首先进行白细胞分离。^{99m}Tc 预先与 HMPAO 形成复合物，再借助 HMPAO 的亲脂性进入白细胞，形成 ^{99m}Tc-HMPAO- 白细胞显像剂。因制备过程繁琐，应用受到一定限制。370~1110MBq (10~30mCi) 于缓慢注入静脉后 1~4h 显像。

(4) ^{111}InCl：于静脉注射 37~185MBq (1~5mCi) 后 24~48h 显像。

3. 适应证

(1) 再生障碍性贫血的诊断和鉴别诊断。

(2) 检测白血病患者全身骨髓的分布和活性,并观察化疗后的残余灶。

(3) 急慢性溶血性贫血的鉴别诊断和疗效观察。

(4) 真性红细胞增多症的辅助诊断和疗效观察。

(5) 选择有效的骨髓穿刺和活检部位。

(6) 骨髓梗死、多发性骨髓瘤和骨髓肿瘤转移灶的定位诊断。

(7) 恶性肿瘤的骨髓转移。

(8) 其他造血功能障碍疾病。

4. 临床应用

(1) 再生障碍性贫血

1) 荒芜型:仅见肝、脾显影,不见骨髓显影。见于重度再生障碍性贫血(见病例 17-1)。

2) 抑制型:全身骨髓活性低于正常,中央骨髓分布稀疏、容量减小,显影不良,与患者病情一致,预后差。

3) 灶型:受抑的中央骨髓中出现界限清楚的显像剂摄取高于周围的岛状显影灶,或外周骨髓活性明显扩张,多见于股骨和胫骨干中段。常见于慢性再生障碍性贫血和青年再生障碍性贫血的患者,预后较好(见病例 17-2)。

4) 正常型:骨髓显像基本正常,属轻型再生障碍性贫血,预后佳。

对化疗后所致再生障碍性贫血,由于骨髓内网状内皮细胞与红细胞生成功能的差异会导致胶体显像及红细胞生成骨髓显像的不一致现象。即应用胶体网状内皮细胞骨髓显像时可见骨髓影;而应用 ^{52}Fe 红细胞生成骨髓显像却表现为全身骨髓受抑制。

(2) 白血病:急性白血病主要特点为中央骨髓活性严重受抑制,外周骨髓明显扩张。中央骨髓受抑制程度与病期有关,与类型无关。外周骨髓扩张始于膝关节和踝关节的骨骺端,随后沿四肢长骨骨髓腔向远端扩张。慢性白血病随病情进展,外周骨髓也出现明显抑制,并伴有脾大。

(3) 骨髓梗死:梗死区在骨髓显像时,可表现为局部放射性缺损,周边显像剂增浓。梗死部位多见于双下肢,其次双上肢。

(4) 股骨头无菌性缺血坏死:患侧病变区域骨髓呈放射性减低或缺损区,加做断层显像可提高灵敏度。

(5) 多发性骨髓瘤:可见中心骨髓出现单个或多个显像缺损区,伴外周骨髓扩张。其诊断灵敏度略高于骨显像,如果增加断层显像则会提高诊断的灵敏度。

(6) 原发性真性红细胞增多症:早期骨髓显像正常,进一步发展则表现为中央骨髓活性增强,外周骨髓扩张。晚期表现为中心骨髓活性降低,外周骨髓进一步扩张,脾大,是骨髓纤维化的影像特征。继发性红细胞增多症骨髓显像基本正常(见病例 17-3)。

(7) 髓外造血:表现为骨髓显影不良,而髓外如肝脾整体或局部或其他部位显像剂摄取增强。髓外造血可见于髓外化生、珠蛋白生成障碍性贫血、镰状细胞病等。

(8) 各种贫血:如慢性溶血性贫血、缺铁性贫血及慢性失血性贫血表现为中央骨髓活性明显增强、外周骨髓扩张和脾大。急性溶血性贫血则表现为骨髓影像正常或轻度增生活跃。

(9) 选择有效骨髓穿刺活检部位:有助于骨髓穿刺的准确定位,提高骨穿诊断的准确性。

(10) 恶性肿瘤的骨髓转移:恶性肿瘤骨转移时一般肿瘤细胞首先侵袭骨髓,然后再侵及骨皮质,因此骨髓显像有助于提高转移性病灶诊断的灵敏度。需注意的是:红细胞生成骨髓显像、网状内皮细胞骨髓显像、粒细胞生成骨髓显像在病灶常常表现为放射性分布稀疏区；而在代表细胞代谢活性的 ^{18}F-FDG PET 显像或代表细胞增殖活性的 ^{18}F-FLT 显像时，由于肿瘤细胞本身的高代谢及高增殖性，使 PET 显像表现为放射性分布增高，其灵敏度高于 SPECT 骨髓显像的灵敏度。

（二）脾显像

1. 显像原理和显像剂　脾脏既具有造血、储血和滤血功能，也具有免疫和防御作用，具有吞噬和清除异物的功能。脾显像是借助于脾脏各功能所进行的显像。尽管放射性核素脾显像在形态的显示方面，不如 CT、MRI 及超声的分辨率高，但对于脾脏生理功能的显示方面，放射性核素显像拥有独特的优势。

脾显像的原理有两类：一类是利用脾内单核 - 巨噬细胞对放射性胶体颗粒的吞噬作用而显像；另一类是利用脾脏可将血液中的热变性红细胞储存或吞噬在脾脏内使脾脏显影。可以清晰显示脾脏的大小、位置、形态、数目及放射性分布情况。

2. 方法　患者无需特殊准备。

^{99m}Tc- 硫胶体和 ^{99m}Tc- 植酸盐是最为常用的显像方法。注射剂量为 74~185MBq（2~5mCi）。于注射后 10~15min 即进行上腹部（包括脾脏和肝脏）的显像。平面显像可为前位、后位和左侧位，必要时加做左前斜位、左后斜位及断层显像。前位影像采集 750k，其他各体位的采集时间与前位影像相同。若进行脾血流灌注显像，行"弹丸"式静脉注射，即刻以 1s/ 帧的速度连续采集 60s。

^{99m}Tc 标记的热变性红细胞脾显像。将生理盐水溶解的亚锡酸焦磷酸盐静脉注射入体内，20min 后，用肝素抗凝的 10ml 注射器自静脉取血 5~6ml，加入 $^{99m}TcO_4^-$ 740~1110MBq（20~30mCi），轻摇混匀后，置入（49 ± 0.5）℃的恒温箱中温育 30min，取出静脉注射后 0.5~3h 进行显像。由于 ^{99m}Tc 标记的热变性红细胞脾显像属于体外制备显像剂再回输给患者体内，因此显像剂的无菌程度要求高，操作过程复杂。但因为仅显示脾脏影像，可避免肝脏、骨髓的影响，所以灵敏度极高。

3. 适应证

（1）脾脏存在、位置、大小和功能的探查。

（2）解剖性脾与功能性无脾的鉴别。

（3）观察种植脾的存活情况。

（4）发现先天性脾发育异常，如无脾、多脾和副脾。

（5）脾梗死、脾外伤的诊断。

（6）探测脾内肿瘤、囊肿和血管瘤等占位病变。

（7）左上腹肿块的鉴别诊断。

（8）肝硬化患者的辅助诊断。

（9）红细胞破坏部位的测定。

4. 临床应用

（1）判断脾的位置大小和发育情况（图 17-2）。

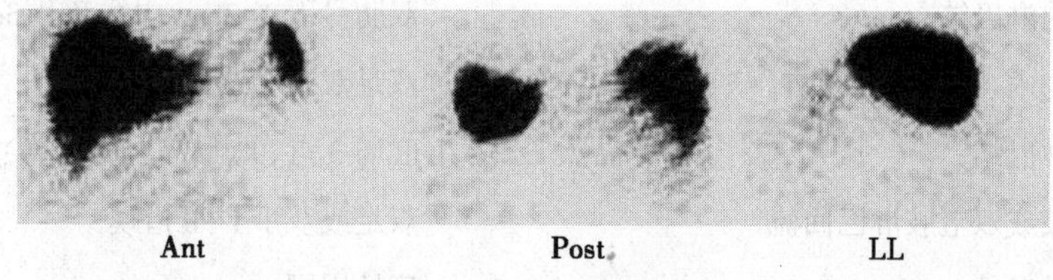

图 17-2　正常脾显像

(2) 脾大的原因判断及多脾、副脾、无脾的诊断等(见病例 17-4)。

(3) 结合其他影像,判断解剖性无脾和功能性无脾。

(4) 左上腹肿块的鉴别诊断。鉴别左上腹肿物与脾脏的关系。

(5) 脾内占位病变的鉴别诊断。结合血池显像可鉴别血管瘤;结合肿瘤显像可鉴别肿物的良恶性。

(6) 脾外伤和脾梗死的诊断。脾外伤破裂和脾梗死均为放射性减淡,但脾梗死呈楔形减低区。

(7) 自体脾种植后的监测。外伤或手术后,脾碎片可种植在自体的胸腔和腹腔,脾显像可寻找存活脾和定位。

(8) 肝硬化患者的辅助诊断。肝硬化可导致脾增大,表现脾脏各径超过正常值,下极超过肝脏下极。

(9) 红细胞破坏部位的测定。脾脏功能亢进时,脾脏拦截、吞噬功能明显增强,流经脾脏的正常红细胞受到破坏,使回流到血液中的红细胞数量减少,导致贫血的发生。

(三) 淋巴显像

1. 淋巴显像原理　在组织间隙中注射直径大于 4~5nm,小于 100nm 的颗粒或分子量大于 37 000 的大分子物质,它们不能穿透毛细血管基底膜,可通过基底膜不完整的淋巴系统的引流和内皮细胞的吞噬进入淋巴系统,注射淋巴显像剂可进行淋巴显像。显像剂一部分经各级淋巴结时在窦状隙内被摄取和吞噬而陆续滞留,一部分继续向前引流最终进入血液,被肝、脾单核巨噬细胞吞噬。利用 γ 照相机、SPECT 可探测到该部位引流的各级淋巴链和淋巴结区的分布、形态及引流功能状态影像。

2. 显像剂与显像方法　为了解某一区域或组织器官正常淋巴回流的生理性分布或观察肿瘤周边淋巴回流是否通畅、确定恶性肿瘤是否侵及周边淋巴组织的不同目的,选择不同的与淋巴系统引流密切相关的部位注射。

目前比较常用的淋巴显像剂为 ^{99m}Tc- 硫化锑胶体和 ^{99m}Tc- 右旋糖酐。^{99m}Tc- 硫化锑胶体颗粒大小适宜,在体内比较稳定,较其他显像剂更易被淋巴摄取。^{99m}Tc- 右旋糖酐颗粒小,在淋巴系统内移行速度较快,适合动态显像。给药方式可为:皮下、组织内、黏膜下或皮内等淋巴回流的远端。一般选用 4~6 个注射部位,每一注射位点的显像剂量为 0.1mCi,体积 0.05~0.1ml。进针后注药前应确认针头不在血管内。通过肢体远端给药时,为了促进显像剂的淋巴回流,患者肢体需进行主动运动,肢体淋巴水肿时尤为重要。行其他部位注射时,注射后在注射点不断按摩,促进淋巴回流。注射显像剂后 30min 可行局部或全身显像,必要时行延迟显像(表 17-2)。

表 17-2　淋巴显像常用注射部位

所观察的淋巴结部位	常用注射部位
颈部淋巴结	双侧耳后乳突部
腋窝及锁骨下淋巴结	双手Ⅰ、Ⅱ指蹼
胸廓内淋巴结	双肋弓下 1~2cm,中线旁开 3cm
腹股沟内、腹膜后淋巴结	双足双手Ⅰ、Ⅱ指蹼
盆腔淋巴结	肛周 3 点、9 点或肛与尾骨尖连线中点
双下肢或双上肢淋巴回流	双足或双手Ⅰ、Ⅱ指蹼
局部淋巴结	病灶周围

3. 适应证

(1) 了解局部引流淋巴结的解剖分布及生理功能。

(2) 了解其他恶性淋巴瘤经淋巴系统转移的途径及程度。

(3) 了解恶性淋巴瘤的累积范围。

(4) 恶性肿瘤手术、放疗和化疗前后对比。

(5) 淋巴结清除根治术后效果判断。

(6) 经淋巴系统转移的恶性肿瘤的临床分期、治疗方案选择和预后判断。

(7) 检测其他累及淋巴系统的良性疾病,包括肢体淋巴水肿、乳糜尿、乳糜胸、腹水、乳糜心包和蛋白丢失性肠病。

4. 临床应用

(1) 了解淋巴结解剖分布及生理功能(图 17-3)。

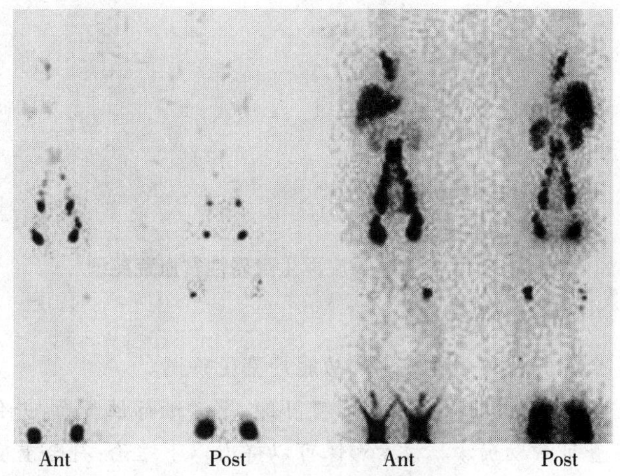

图 17-3　正常淋巴显像

(2) 肿瘤淋巴结转移的诊断:肿瘤淋巴结转移是恶性肿瘤远处转移的主要方式之一。核素淋巴显像对恶性肿瘤患者的临床分期、制订治疗方案和预后判断有一定帮助。淋巴转移影像表现为受累淋巴结肿大模糊、边缘不清或缺损,正常淋巴链中断,淋巴液引流不畅,出现远端淋巴管扩张,局部显像剂分布增加等。

(3) 淋巴瘤的辅助诊断:受累淋巴结多表现为明显肿大,是由多个淋巴结融合所致。中晚期显像剂摄取减少。CT 证实肿大淋巴结处无显像剂分布则更有诊断价值。淋巴显像与 ^{67}Ga 显像对淋巴瘤具有协同诊断作用。

(4) 淋巴水肿的诊断:淋巴水肿是一种常见良性淋巴疾病。以下肢多见。多为先天性或继发于寄生虫病、外伤、肿瘤、手术等引起的淋巴系统严重梗阻所致。淋巴显像示淋巴结长时间不显影或淋巴链影像中断,伴远端放射性滞留或出现侧支循环、皮肤回流。因此,淋巴显像可明确淋巴梗阻的部位和程度,为手术适应证选择提供依据(见病例 17-5)。

(5) 协助放疗布野:淋巴显像可提高放射治疗布野的准确性及治疗效果。

(6) 乳糜外溢定位:凡有乳糜外溢者,需对瘘管进行定位,以便手术根治。淋巴显像可显示瘘管影像,随后见胸腔(乳糜胸)、腹盆腔(乳糜腹水)、肾和膀胱(乳糜尿)内放射性明显增高(见病例 17-6)。

(7) 了解放射性核素前哨淋巴显像:前哨淋巴结是原发恶性肿瘤淋巴结转移的第一站,对于早期肿瘤切除范围确定、疗效评估、预后判断均具有极大意义。而核素前哨淋巴结显像,具有灵敏、准确的特点。

四、病例分析

【病例 17-1】

1. 临床资料　患者男性,60 岁。进行性贫血,牙龈及皮下反复出血 3 个月;腹痛、腹泻 1 周。

2. 骨髓显像　图 17-4 仅见肝、脾显影,不见骨髓显影。中央骨髓和外周骨髓均不显影,提示

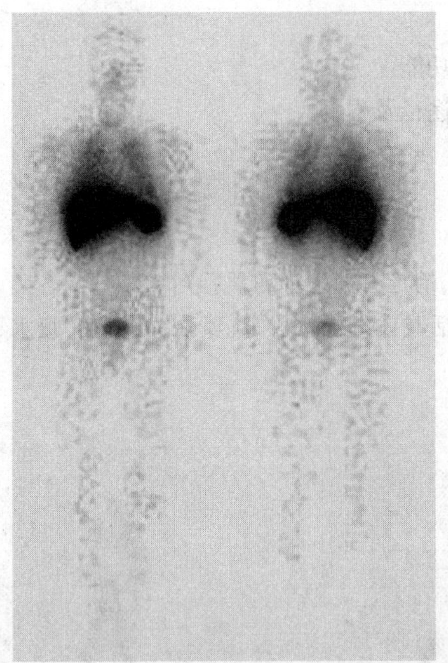
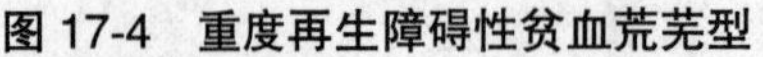

图 17-4　重度再生障碍性贫血荒芜型

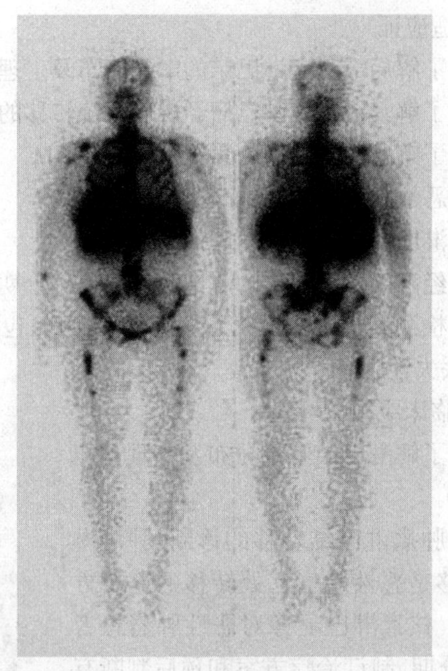

图 17-5　再生障碍性贫血灶型

全身骨髓量普遍减少或功能严重受抑制。

3. 讨论　从临床资料可知，患者进行性贫血，并伴皮肤、黏膜出血和感染，以血象和骨髓象检查可帮助确诊。核素影像可以得出以下结论：符合重度再生障碍性贫血荒芜型影像特征。

【病例 17-2】

1. 临床资料　患者女性，30 岁。月经量增多 3 年余，反复轻度上呼吸道感染 1 年余。贫血貌。

2. 骨髓显像　图 17-5 再生障碍性贫血，黄骨髓腔中出现节段性灶性影像提示预后较好。

3. 讨论　患者有贫血、慢性出血的过程；并有反复的上呼吸道感染史。图 17-5 黄骨髓腔中出现节段性灶性影像。全身不同程度受抑制的中央骨髓中，可见界限清楚的灶状显像剂分布增高影及外周骨髓活性明显扩张。扩张的外周骨髓可见于股骨中上段。见于慢性再障和青年再障患者。提示预后较好。

【病例 17-3】

1. 临床资料　患者男性，30 岁。3 年前查体发现红细胞明显增多，达 8×10^{6} 万 /mm^3。经间断治疗后 2 年余，血象接近正常。

2. 骨髓显像　图 17-6 骨髓纤维化早期表现为中心性骨摄取减少，外周骨髓扩张。

3. 讨论　患者为青年男性，红细胞明显增多。此患者为原发性真性红细胞增多症。此病早期表现为中央骨髓正常，随病情进展中央骨髓活性明显增强，外周骨髓扩张，骨髓影像非常清晰。至晚期，中央骨髓严重抑制，外周骨髓进一步扩张，脾大，表明骨髓进入纤维化状态。而继发性红细胞增多症骨髓影像表现基本正常。图 17-6 示骨髓纤维化早期表现为中心性骨髓摄取减少，外周骨髓扩张。

【病例 17-4】

1. 临床资料　患者男性，58 岁。患者食欲缺乏、上腹饱胀感 20 余年。25 年前曾诊断为乙型肝炎，后发展为慢性迁延性肝炎，肝硬化，门静脉高压。近年来白细胞、红细胞、血小板降低，血浆

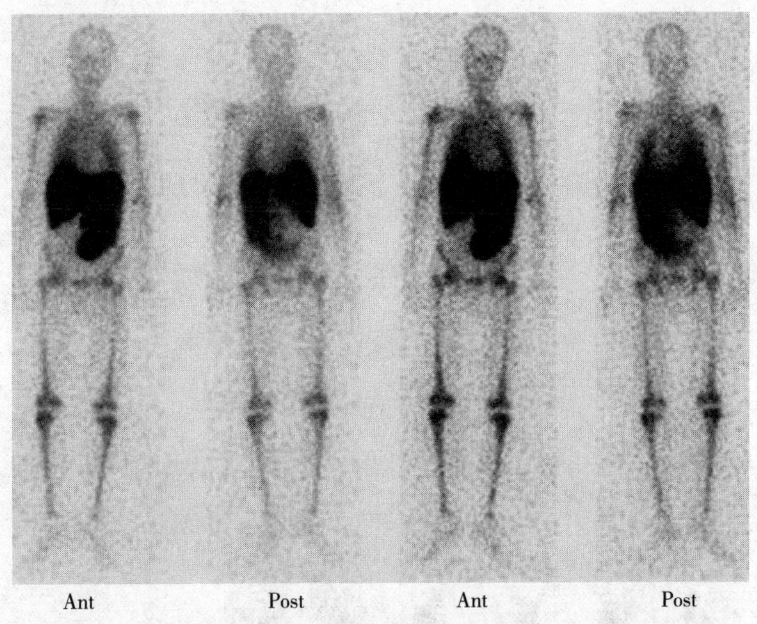

图 17-6　骨髓纤维化早期表现为中心性骨髓摄取减少，外周骨髓扩张

白蛋白降低。为除外继发性脾功能亢进，行放射性核素脾显像。

2. 脾显像　图 17-7 肝硬化导致脾大，脾摄取放射性胶体增多。

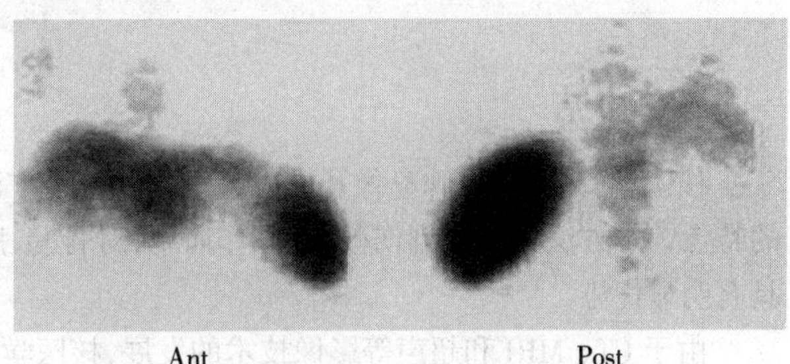

图 17-7　肝硬化导致脾大，脾摄取放射性胶体增多

3. 讨论　可引起脾大的原因很多，如感染性疾病（如传染性肝炎等）、结缔组织病（如系统性红斑狼疮等）、血液病（如骨髓纤维化、白血病、淋巴瘤等）及脾脏占位性病变。比较常见的当属肝硬化引起的脾大。此患者有明确的病史，并伴有血液学改变。诊断为肝硬化脾大。图 17-7 示肝硬化导致脾大，脾摄取放射性胶体增多。肝脏缩小，以右叶为主。

【病例 17-5】

1. 临床资料　患者女性，38 岁。外伤后左下肢水肿 3 年余。

2. 淋巴显像　图 17-8 显示左下肢淋巴梗阻。

3. 讨论　下肢淋巴水肿原因很多，包括先天性和继发性。继发性比如外伤、手术、脉管炎、丝虫病、盆腔或下肢肿瘤等。病因诊断要结合病史。图 17-8 为外伤后左下肢淋巴梗阻。

【病例 17-6】

1. 临床资料　患者男性，47 岁。腹胀 2 周。腹部穿刺抽出大量乳糜腹水。

2. 淋巴显像　图 17-9 乳糜腹。

3. 讨论　用乳糜液常规检查、乳糜液定量分析、直接淋巴管造影。直接淋巴管造影后，CT、放射性核素淋巴显像、MRI 影像均可进行诊断，但核素淋巴显像是最直接无创、最准确可靠的方法。不仅可以定性，而且可以定位。图 16-9 为乳糜腹的核素淋巴显像，影像清晰显示乳糜液漏出部位为乳糜池。

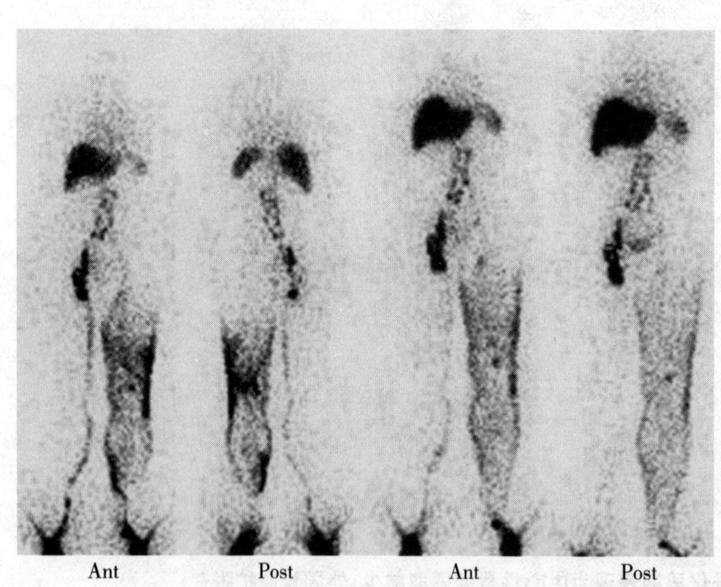

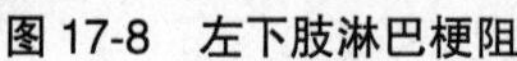
图 17-8 左下肢淋巴梗阻

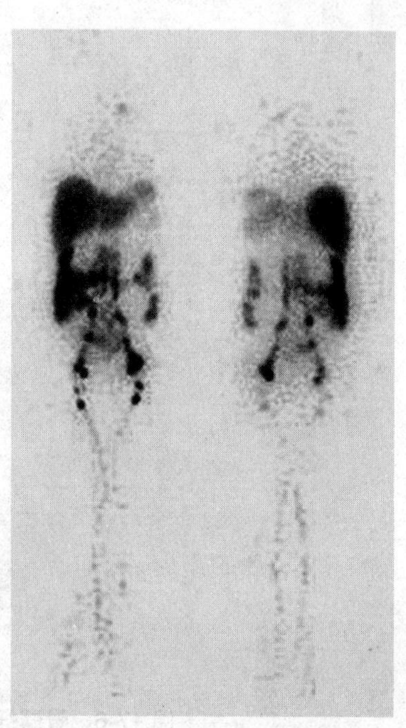
图 17-9 乳糜腹

五、小结

核医学骨髓显像、脾显像及淋巴显像是临床上广泛应用的影像学方法，具有灵敏、特异和准确的特点。本方法无伤或创伤极小，操作简单，对骨髓、脾脏及淋巴系统功能的判断和疾病的诊断均具有明显优势。

由于 CT、MRI 和超声等影像技术的发展，核医学一些检查项目正受到明显的压缩。但在评价骨髓、脾脏及淋巴系统功能方面，核医学显像方法确是方兴未艾，具有广泛的应用前景，如，肿瘤前哨淋巴结的探查等方法。

通过本章的实习，对核医学骨髓显像有一个深刻、全面的认识，对有活性的红骨髓及功能状态的分布有较客观、全面的了解。结合骨髓活检等检查，骨髓显像对疾病的鉴别诊断及分期以及疗效观察有着独特的作用。

掌握核素脾显像能为临床解决脾的功能状态、移植脾的存活、红细胞破坏部位的测定以及解剖性无脾和功能性无脾的鉴别等。

掌握核素淋巴显像可以为临床解决的许多重要问题，特别是淋巴回流状态、肿瘤对淋巴系统侵犯、淋巴水肿的检测及乳糜外溢定位等指标的检测均对疾病治疗方案的确定、疗效评估、预后判断具有重大价值。

（李　勇）

第十八章
炎症显像

一、目的和要求

1. 掌握　^{18}F-FDG PET/CT 在常见炎性疾病的表现和临床应用。
2. 熟悉　各种炎症显像技术的原理。
3. 了解　常用炎症显像的方法。

二、实践学时

本章实践 1 学时。

三、实习内容

(一) ^{18}F-FDG 炎症显像

1. 显像原理　^{18}F-FDG PET/CT 可以对具有高葡萄糖代谢的病灶进行探测，这种葡萄糖代谢增高并非恶性肿瘤所特有，活化的白细胞（如粒细胞、单核巨噬细胞、淋巴细胞等）亦具有葡萄糖代谢水平升高的特性。在各种炎性病灶中，活化的白细胞即为炎症细胞的主要成分，故炎性病灶 ^{18}F-FDG PET/CT 图像上呈现为放射性浓聚表现。

2. 显像方法

(1) 受检者准备：空腹 >4~6h，测身高、体重、血糖（空腹血糖 <11.1mmol/L）。注射显像剂后保持在安静、光线暗淡的房间。显像前排尿，取下携带的金属异物。

(2) 显像剂：常用 ^{18}F-FDG，静脉注射剂量为 3.7~5.55MBq/kg（0.1~0.15mCi/kg）。

(3) 图像采集：常规在显像剂注射后 45~60min 内进行，一般采取仰卧位，每个床位采集 2~5min。应用图像融合软件对采集的 CT 图像和 PET 图像进行融合显示，最终得到 MIP 图，横断面、冠状面及矢状面 CT 图像、PET 图像和融合图像。

3. 图像分析

(1) 正常图像：脑部：脑灰质显像剂摄取增高。头颈部：唾液腺、扁桃体可见生理性显像剂摄取。声带、眼部、面部及颈部肌肉运动或紧张，可出现较高的显像剂摄取。胸部：心肌组织在不同生理状态下，可呈现不同程度的显像剂摄取。双肺：清晰，未见明显显像剂摄取。腹部胃肠道：不同程度的显像剂摄取，呈连续性，与消化道走行一致。肝脏、脾脏：呈弥漫性显像剂摄取，分布均匀（肝脏的显像剂摄取高于脾脏）。肾脏、输尿管及膀胱：由于尿液滞留，可呈现放射性浓聚。骨髓：呈弥漫性显像剂摄取（低于肝脏）。

(2) 炎性病灶：^{18}F-FDG PET 图像上呈现为显像剂摄取增高表现。

4. 临床应用

(1) 不明原因发热和深部感染灶探测：感染是不明原因发热(FUO)的三大主要病因之一。与 ^{67}Ga 和标记白细胞扫描比较，^{18}F-FDG PET/CT 具有快速、简便、图像分辨率高的优势(见文末彩图 18-1)。由于 ^{18}F-FDG PET/CT 具有很高的阴性预测值，对于 FUO 患者阴性显像结果往往提示局灶性感染的可能性较小。对于恶性肿瘤的鉴别而言，^{18}F-FDG PET/CT 因不能区分炎症而视为不足。不过，^{18}F-FDG PET/CT 对于肿瘤的非特异性对于 FUO 查找病因而言并非短处反而有利，因为 ^{18}F-FDG PET/CT 对于 FUO 三大主要病因中的两大病因(肿瘤和感染)具有较高的灵敏度。^{18}F-FDG PET/CT 可作为 FUO 病因筛查的常规检查。

(2) 结核病：活动性结核灶中炎症细胞葡萄糖代谢增高而导致对 ^{18}F-FDG 高摄取。^{18}F-FDG PET/CT 对于肺外结核病灶探测具有优势，如结核性心包炎、腹膜结核、深部脓肿、脊柱结核等。肺结核 ^{18}F-FDG PET/CT 图像上呈多样性，肺部球形结核灶与肿瘤鉴别困难。

(3) 骨髓炎：对急、慢性骨髓炎都能准确诊断，对于中轴骨的病灶 ^{18}F-FDG PET/CT 具有更高的诊断准确性。

(4) 人工关节感染：人工关节感染在 ^{18}F-FDG PET/CT 较为特征性表现是沿人工假体和骨骼的接触面呈显像剂的高摄取。

(5) 血管感染：移植血管感染表现为移植部位的 ^{18}F-FDG 高摄取。^{18}F-FDG PET/CT 还可诊断感染性血栓静脉炎或动脉炎。有报道单纯的急性或慢性血栓形成不会出现 ^{18}F-FDG 的摄取增高。

(6) 非感染性血管炎性疾病：^{18}F-FDG 高摄取还见于大动脉炎、巨细胞性动脉炎、韦格纳肉芽肿、结节性多动脉炎等。

(7) 炎性肠病：包括克罗恩病和溃疡性结肠炎。在病变肠段 FDG 高摄取而呈现条状放射性浓聚为特征，需要与肠道生理学摄取鉴别，通过延迟显像及结合临床资料有助于鉴别分析。

(8) 结节病：^{18}F-FDG PET/CT 显示双肺门及纵隔淋巴结对称性增大和 FDG 高摄取，伴或不伴肺内结节状或片状病灶，亦可肝、脾、皮肤等多器官累及。

(9) IgG4 相关疾病：最常累及淋巴结、涎腺、泪腺、胰腺。胰腺累及表现为胰腺实质弥漫或局灶性 FDG 高代谢，相应 CT 上表现为胰腺肿大，轮廓平直，呈“腊肠状”外观。

(10) 其他

(二) ^{67}Ga 炎症显像

1. 显像原理 ^{67}Ga 生物特性与铁相似，经静脉注射后 ^{67}Ga 即与转铁蛋白结合被运送到炎症部位，其后在炎症病灶的聚集定位则与多种因素有关，如炎症病灶的血流灌注增加和毛细血管通透性增加使 ^{67}Ga- 转铁蛋白复合物进入炎症组织。其他被认为有关的因素尚有：炎症部位细菌摄取 ^{67}Ga；中性粒细胞在炎症部位释出大量乳铁蛋白，^{67}Ga 与乳铁蛋白结合而滞留于炎症灶。

2. 显像方法

(1) 患者准备：病变位于腹部时，宜先清洁肠道，近期未作过钡剂肠道 X 射线检查。

(2) 显像剂：静脉注射 ^{67}Ga- 枸橼酸 74~220MBq (2~6mCi)，给药后 4~8h 及 24h 进行显像；必要时加做 48h 乃至更长时间延迟显像。

(3) 图像采集：中能或高能准直器。能峰：93、184 和 296keV 三个 γ 射线峰位。行前位和后位全身显像和病灶局部平面或 SPECT 显像。

3. 图像分析

(1) 正常图像:^{67}Ga 注入体内主要被肝、脾和骨髓摄取,骨和骨髓以中轴骨和近端骨摄取最多,呈双侧对称性分布。软组织(鼻咽部、泪腺、唾液腺及乳腺、外生殖器等处)也有不同程度浓集。注入 ^{67}Ga 经泌尿系统(10%~25%)和消化道(10%)排泄,所以在注射后 12~24h 可见肾及膀胱内出现放射性。

(2) 炎性病灶:急性、慢性和隐匿性感染病灶以及肉芽肿性病灶部位表现持续存在的放射性异常浓聚表现。

4. 临床应用

(1) 发热待查:^{67}Ga 显像可发现急性、慢性和隐匿性感染病灶,病灶部位表现持续存在的放射性异常浓聚表现。

(2) 肺部感染和炎性病变:^{67}Ga 在许多肺部感染性病变、炎性病变、间质性病变和肉芽肿性病变均有聚集,可协助临床诊断。

(3) 骨髓炎

(4) 腹部与盆腔感染

(三) 放射性核素标记白细胞炎症显像

1. 显像原理 机体存在炎症病灶时,核素标记的白细胞进入体内循环后即向炎症病灶迁移聚集。如同体内白细胞趋化机制,据此可通过显像探测体内的感染或炎症病灶。

2. 显像方法

(1) 患者准备:无特殊准备。

(2) 显像剂:^{111}In-oxine- 白细胞(^{111}In-oxine-WBC)或 ^{99m}Tc-HMPAO- 白细胞(^{99m}Tc-HMPAO-WBC)。静脉注射 ^{111}In-oxine-WBC 后,分别于 4h、24h 显像;静脉注射 ^{99m}Tc-HMPAO-WBC 后,于 1h、4h、24h 显像。

(3) 图像采集:常规行前后位、后前位全身显像,病灶部位行平面显像,必要时可行断层显像。^{111}In-Oxine- 白细胞显像在必要时可行 48h 显像。

3. 图像分析

(1) 正常图像:注射 ^{111}In-Oxine- 白细胞后,随血流分布于全身,注射后 4h 血池和双肺中放射性分布明显减低,24h 血池几乎不显影,主要浓聚于脾脏、肝脏和骨髓。^{111}In-Oxine- 白细胞不经消化道和泌尿系统排泄,在检测消化道和泌尿系统感染或炎性病灶时有优势。^{99m}Tc-HMPAO- 白细胞显像时,全身骨髓显影,呈对称性分布,肝脏、脾脏明显浓聚放射性。

(2) 炎性病灶:上述正常放射性分布之外的局灶性浓聚即为异常。核素标记白细胞对于感染性炎性病灶可作准确诊断。

4. 临床应用

(1) 探测炎性病灶:核素标记白细胞对于感染性炎性病灶可作准确诊断,敏感性超过 95%。

(2) 骨髓炎:核素标记白细胞显像确定或排除骨髓炎的准确性大于 90%。

(3) 腹部感染:几项大宗病例研究显示其诊断腹部感染总灵敏度为 90%。

(4) 炎症性肠道病变:活动性肠炎表现为呈肠型分布的异常浓聚灶,非活动性肠炎核素显像呈阴性结果。利用核素标记白细胞显像显示炎性病变的分布特点还可对克罗恩病和溃疡性结肠炎二者进行鉴别。如直肠无病变、小肠受累,病变呈非连续性提示克罗恩病(图 18-2);而结肠至直肠连续性病变且不伴小肠受累则提示溃疡性结肠炎。

(5) 其他:核素标记白细胞显像对于肾脏感染、动脉修补移植物的感染诊断等有较高的诊断价值。

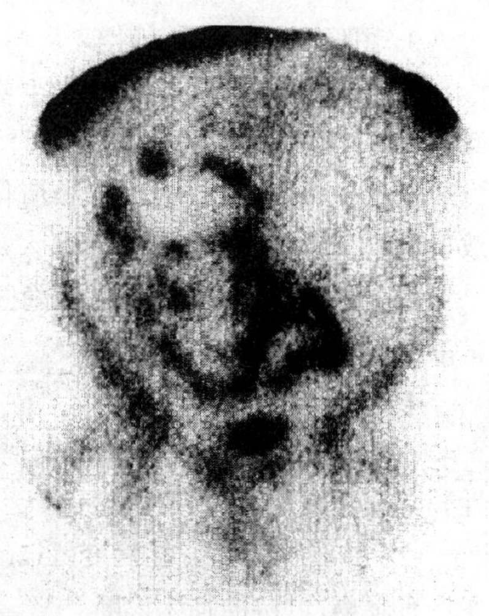

图 18-2 克罗恩病患者注射 ^{99m}Tc-HMPAO-白细胞后腹部前位像

肝、脾、骨髓可见生理性摄取,小肠区可见多发放射性浓聚,呈"跳跃"性改变

四、病例分析

【病例 18-1】 结核性腹膜炎 ^{18}F-FDG 显像(见文末彩图 18-3)

1. 临床资料 患者女性,37 岁。腹胀 1 月余,胸闷 2 周,发热 20 余天,最高 38.5℃,夜间多汗。CA125 1 060U/ml(0~35U/ml),余肿瘤标志物未见明显异常。

2. 辅助检查 超声提示胆囊壁增厚;腹盆腔积液。

3. ^{18}F-FDG PET/CT 检查

(1) 影像分析:腹、盆腔腹膜广泛增厚,较均匀,弥漫放射性摄取增高,SUVmax 为 8.3;大网膜增厚,呈网膜饼,放射性摄取增高,SUVmax 为 12.7;腹腔及盆腔积液;回肠末段肠壁均匀性增厚,索条状不均匀性代谢增高,SUVmax 为 5.4。

(2) 影像诊断:上述表现肿瘤与结核不易鉴别,略倾向于结核可能性大。

4. 病理诊断 (腹膜穿刺活检)考虑结核感染。

5. 病例分析与讨论 本病例主要特点是广泛腹膜增厚伴 ^{18}F-FDG 代谢增高,腹水,需要考虑到腹膜结核和腹膜肿瘤的鉴别。本病例腹膜结构累及广泛,除了大网膜区明显增厚呈网膜饼外,余腹膜呈均匀性增厚、较光滑,结合临床资料倾向结核性腹膜炎(见文末彩图 18-3)。回肠末端肠壁的均匀性增厚伴代谢增高,提示肠结核可能性大。

【病例 18-2】 结节病 ^{18}F-FDG PET/CT 显像(见文末彩图 18-4)。

1. 临床资料 患者女性,49 岁。查体发现左肺结节 1 年,近期复查发现双肺多发结节,较前增大、增多。患者无明显不适。

2. 辅助检查 肺癌相关肿瘤标志物在正常范围内;结核感染 T 细胞(T-SPOT)检测阴性。

3. ^{18}F-FDG PET/CT 检查

(1) 影像分析:双肺门及纵隔内隆突下、气管旁、血管前间隙大小不等淋巴结,代谢增高,SUVmax 为 5.8;双肺多发大小不等结节,边界清,大部分位于支气管旁,形态欠规则,代谢增高,SUVmax 为 3.2。

(2) 影像诊断:结节病可能性大。

4. 病理诊断 右肺下叶盲检及纵隔淋巴结穿刺活检提示结节病。

5. 病例分析与讨论 结节病为原因不明的多系统肉芽肿性疾病。肺、双肺门及纵隔淋巴结是常见病变部位。^{18}F-FDG PET/CT 显示双肺门及纵隔淋巴结对称性增大和 FDG 高摄取,伴或不伴肺内结节状或片状病灶为其特点,遇到类似影像表现要考虑到结节病的可能(见文末彩图 18-4)。^{18}F-FDG PET/CT 在初诊并不具有特异性,需与淋巴瘤、转移瘤等相鉴别,但 FDG 价值在于描述病变且能反应病变的活动性,有助于治疗随访评价。

五、小结

本章节通过分别对 ^{18}F-FDG 炎症显像、^{67}Ga 炎症显像、放射性核素标记白细胞炎症显像的原理、显像方法、图像分析和临床应用的理论复习及实习，从而达到掌握、熟悉及了解本章节的内容。其目的是让学生在临床工作中能较准确应用核医学影像检查的方法诊断及鉴别诊断炎症病灶。

（于明明）

第十九章 放射性核素治疗概论

一、目的和要求

1. 掌握　放射性核素靶向治疗的原理;治疗用放射性核素的选择及评价。

2. 熟悉　放射性核素内照射治疗的特点。

3. 了解　常用的治疗用放射性核素。

二、实践学时

本章实践1~2学时。

三、实习内容

利用多媒体教学复习、讲解以下内容:

(一) 概述

1. 发展简介及分类　1936年^{32}P治疗白血病,1942年^{131}I治疗甲亢,1946年报道^{131}I治疗分化型甲状腺癌,发展至今,主要包括放射性核素靶向治疗(主动靶向治疗、放射免疫治疗、受体介导放射性核素治疗等)、放射性核素介入治疗(放射性粒子植入治疗、放射性胶体腔内治疗、放射性支架植入治疗等)和放射性核素敷贴治疗,是核医学重要组成。

2. 定义　放射性核素治疗是利用荷载放射性核素的放射性药物能高度集中在病变组织中的特性(高度靶向性或介入),以放射性核素衰变过程中发出的射线近距离照射病变组织,使之产生辐射生物效应从而无创治疗疾病。

(二) 放射性核素靶向治疗的原理

病变组织与细胞能主动摄取放射性药物,或利用载体等措施将放射性药物靶向运送到病变组织或细胞,使放射性核素在病变部位大量浓聚。放射性核素衰变发出射线,发生能量传递和电离作用。照射剂量主要集中于病灶内,在发挥最大治疗作用同时对周围组织的损伤尽可能减轻。

内照射引起的生物学效应是物理、化学和生物学综合反应的复杂过程。射线直接作用:生物大分子化学键断裂,分子结构和功能改变,从而起到抑制或杀伤病变细胞的作用。如DNA的断裂和合成障碍可导致细胞周期阻滞或细胞凋亡。间接作用:引起水分子的电离和激发,形成各种活泼的自由基,从而产生细胞毒性作用;引起病灶局部的神经体液失调、生物膜和血管壁通透性改变、某些物质氧化形成的过氧化物具有细胞毒性等。

^{131}I治疗甲状腺功能亢进、^{131}I治疗分化型甲癌、^{89}Sr治疗恶性肿瘤骨转移痛、^{32}P治疗血液疾病、放射免疫治疗、受体介导放射性核素治疗等都属于放射性核素靶向治疗。

(三) 近距离放射治疗原理

通过一定的方法将放射源植入病灶，使其长期滞留病灶内，利用放射性核素不断衰变发射 γ 射线、核衰变中电子俘获以特征 X 射线形式释放及射线与物质相互作用发生电离激发和散射作用中的韧致辐射等综合作用，低剂量持续照射有效抑制或破坏病变组织，从而产生疗效。

放射性粒子(seed)植入治疗肿瘤、放射性支架植入防止血管再狭窄等都属于近距离放射治疗(brachytherapy)。

(四) 放射性核素内照射治疗特点

1. 靶向性　病变组织能高度特异性浓聚放射性药物。

2. 持续性低剂量率照射　浓聚于病灶的放射性核素在衰变过程中发出射线对病变进行持续的低剂量率照射。病变无时间修复，病变周围组织及器官损伤小。

3. 高吸收剂量　内照射治疗的吸收剂量决定于病灶摄取放射性核素的多少和放射性药物在病灶内的有效半衰期。

例如 ^{131}I 治疗甲亢，正是因为甲状腺对 ^{131}I 的主动特异性摄取，使大部分 ^{131}I 浓聚在甲状腺部位，甲状腺的吸收剂量可高达 200~300Gy。且 ^{131}I 能在病变部位停留足够长的时间，对病变组织持续性低剂量率照射，而对周围组织及器官损伤小。这一例子充分说明了放射性核素内照射治疗特点。

(五) 选择或评价治疗用放射性核素的主要指标

1. 传能线密度　最常用和最重要的指标。指直接电离粒子在其单位长度径迹上消耗的平均能量，常用单位为 keV/μm。高传能线密度(LET)的射线电离能力强，能有效杀伤病变细胞；低 LET 的射线电离能力弱，杀伤病变细胞的作用较弱。α 射线和俄歇电子是高 LET 射线，β^- 粒子是低 LET 射线。

2. 相对生物效应　常用低 LET X 射线或 γ 射线外照射为参照，测定放射性核素的生物效应，使不同核素或射线之间有可比性。相对生物效应(RBE)主要决定于 LET、肿瘤细胞生长状态和病灶大小等。

3. 半衰期　放射性药物在体内的有效半衰期($T_{1/2}$)必须足够长，使病灶能浓聚足够的放射性药物，也使尽可能多的放射性核素在特定靶部位衰变。核素的物理 $T_{1/2}$ 直接影响放射性药物的有效 $T_{1/2}$，故物理 $T_{1/2}$ 过短的核素不适用于内照射治疗。

例如 ^{131}I 的物理半衰期 8.3 天，故 ^{131}I 能够有足够的量在甲状腺部位发挥作用。

4. 作用容积　核素衰变可向 4π 空间的任一角度发送射线，射线粒子所携带的能量肯定是释放在以射线粒子最大射程为半径的球形空间内(作用容积)。作用容积越小，射线杀伤病变细胞的效率越高。

α 射线的作用容积比 β^- 射线小，假设铽[^{149}Tb]发射的 α 射线的作用容积为 1，则 ^{131}I 和 ^{153}Sm 发射的 β^- 射线的作用容积分别为 7100 和 12 300。

5. 肿瘤大小与核素的选择　目前临床上用于治疗的主要是发射 β^- 射线的放射性核素，对 22 种发射 β^- 射线的核素进行研究发现，由于 β^- 粒子的能量和射程不同，要获最佳疗效，应根据肿瘤的大小选择不同的核素。

例如直径小于 1mm 的病灶可选 ^{199}Au 或 ^{33}P 等，直径数厘米的病灶可选钇[^{90}Y]或 ^{188}Re 等。可将转移瘤的发展分为 4 期，不同时期选择不同的核素，以达最佳疗效。

1) G_0 期肿瘤：发射高 LET、短射程 α 射线或俄歇电子的核素。

2) 血管生成前病灶：发射 α 射线或俄歇电子的核素。

3）亚临床病灶，直径 3~5mm：发射 α 或 β 射线的核素。

4）更大病灶：发射 β^- 射线的核素。

（六）常用的治疗用放射性核素

1. α 粒子发射体　射程 50~90μm，约为 10 个细胞直径。α 粒子在短距离内释放出巨大能量，在内照射治疗中有巨大发展潜力，如砹[^{211}At]、镭[^{223}Ra]、锕[^{225}Ac]和铋[^{212}Bi]。

2. 发射 β^- 射线的核素　根据射线在组织内的射程可分为：短射程（<200μm），中射程（200μm~1mm），长射程（>1mm）。其中的一些核素已广泛用于临床，如 ^{131}I、^{32}P、^{89}Sr、^{90}Y、^{177}Lu 等。

3. 电子俘获或内转换发射俄歇电子或内转换电子　射程多为 10nm，只有当衰变位置靠近 DNA 时，才产生治疗作用。如 ^{125}I 衰变位置在 DNA 附近比在细胞膜上杀死细胞的效率要高 300 倍。这类放射性药物在细胞内定位，是决定治疗效果的关键因素。

（七）治疗剂量估算与辐射评估

估算患者的治疗剂量需要受限精确计算放射性药物在体内造成的吸收剂量，根据脏器吸收剂量限制可估算得到治疗剂量。目前可利用影像通过数学模型计算获得内照射吸收剂量。

（八）放射性核素治疗存在的问题及可能的解决方法

1. 靶 / 非靶比值低，提高放射性药物结合特异性、亲和力、穿透性、稳定性等。

2. β^- 射线 LET 低，可选择发射 α 或俄歇电子的高 LET 核素。

3. 肿瘤乏氧及异质性，可使用辐射增敏剂提高肿瘤对射线的敏感性。

四、知识拓展

进行放射性核素治疗必须考虑患者的用药安全、医务人员的防护以及对周围公众的影响。因此必须加强放射性核素治疗的科学化和规范化管理。

门诊放射性核素治疗需要在具有资质的医院内，在符合放射防护和环境保护规定的固定场所开展。核素治疗病房设置应符合放射防护和环境保护要求。

五、小结

放射性核素治疗以其靶向性、持续性低剂量率辐射、高吸收剂量等特点在多种疾病的治疗中发挥不可或缺的作用，是核医学的重要组成。随着新的放射性药物和治疗技术的不断涌现，放射性核素治疗在临床的应用将进一步扩展。

学习本章主要让学生了解放射性核素治疗的概况，掌握放射性核素治疗的基本原理和核素选择，熟悉核素治疗的特点，了解治疗常用的放射性核素，并能举一反三，联系实际，为接下来学习各种放射性核素治疗奠定基础。

（朱小华）

第二十章
^{131}I 治疗甲状腺疾病

一、教学目的与要求

1. 掌握 ^{131}I 治疗甲亢的适应证及临床应用；^{131}I 治疗分化型甲状腺癌术后残留和转移适应证及临床应用。

2. 熟悉 ^{131}I 治疗甲亢、分化型甲状癌的方法。

3. 了解 ^{131}I 治疗分化型甲治疗后的不良反应的处理；核素病房管理与放射防护措施。

二、实践学时

本章实践 6 学时。

三、实习内容

(一) ^{131}I 治疗甲状腺功能亢进

1. 甲状腺功能亢进症基础知识

甲亢治疗方法的选择：目前临床治疗甲亢常用的方法有 ^{131}I 治疗、抗甲状腺药物(ATD)、手术三种，均相对安全，但各有利弊。选择治疗方法应综合考虑甲状腺大小、病情轻重、病程长短、有无并发症、是否处在妊娠或哺乳期、生育计划、治疗费用和可利用的医疗资源等因素。

1) ^{131}I 治疗

利：确切控制甲状腺毒症所需时间较短；避免手术风险；避免应用 ATD 治疗的潜在不良反应。

弊：甲状腺破坏性治疗；治疗后甲亢缓解需时较长，可出现一过性甲状腺激素升高而致甲亢症状一过性加重；甲减发生的可能性高，需终身服用甲状腺激素替代治疗；具有放射性，需要进行相关辐射防护。

2) 抗甲状腺药物(ATD)治疗

利：非甲状腺破坏性治疗；药源性甲状腺功能减退(甲减)为可逆性；避免手术风险和辐射暴露。

弊：治疗持续时间较长(一个疗程需 12~18 个月)；部分患者因药物不良反应而需停药；治疗后疾病复发比例较高。

3) 手术治疗

利：迅速确切控制甲状腺毒症；避免辐射暴露；避免应用 ATD 治疗的潜在不良反应。

弊：甲状腺破坏性治疗，可能在治疗后发生甲减，需终身服用甲状腺激素替代治疗；手术本身存在的潜在风险。

2. ^{131}I 治疗甲状腺功能亢进症的目标、适应证和禁忌证

^{131}I 治疗甲亢的目标：通过 ^{131}I 治疗有效地控制患者的甲亢状态，即恢复正常的甲状腺功能或

经治疗发生甲减后通过补充甲状腺激素达到并维持正常甲状腺功能状态。

^{131}I 治疗甲亢的适应证：

(1) GD(Graves disease)甲亢：^{131}I 可作为成人 GD 甲亢的一线疗法，尤其适用于以下情况：①不适于 ATD 治疗者(如 ATD 治疗过敏或出现其他药物不良反应；ATD 疗效差或复发等)；②存在手术禁忌或风险高者(如有颈部手术或外照射史，或伴有合并疾病如肝功能损伤、白细胞或血小板减少，心脏病等)；或老年患者(尤其是伴有心血管疾病高危因素者)等。

(2) 甲状腺毒性腺瘤(toxic adenoma，TA)和毒性多结节性甲状腺肿(toxic multinodular goiter，TMNG)：^{131}I 治疗和手术均是此类疾病的首选方法。对于结节较大、需快速解决压迫梗阻症状的患者应首选手术治疗。对于术后甲亢症状持续存在或复发首选 ^{131}I 治疗，以避免增加手术并发症的风险；对于 ^{131}I 治疗后甲亢症状持续存在或复发的患者，手术可作为一种替代疗法。

^{131}I 治疗甲亢的禁忌证：①妊娠和哺乳期女性及未来 6 个月内计划妊娠的女性。胎儿甲状腺在妊娠 10~12 周时已经出现，^{131}I 可通过胎盘进入胎儿体内对其甲状腺造成放射性损伤，导致甲状腺功能低下等风险。对于哺乳期女性，^{131}I 可通过乳汁分泌，从而进入婴儿体内。此外，停止母乳喂养后的 6~12 周里都不应给予 ^{131}I 治疗，以免乳腺组织主动浓集放射性碘哺乳后致婴儿甲状腺功能低下及潜在致癌风险。②中重度眼病类患者首选硫脲类药物或手术。若该类患者有硫脲类药物禁忌证且拒绝手术时，可考虑多学科协作下糖皮质激素治疗的同时给予 ^{131}I 治疗。③其他：^{131}I 治疗前应使用超声评估患者甲状腺情况，对于甲亢合并结节，且经临床评估怀疑恶性者应首选手术治疗；若患者病情严重，且有硫脲类药物禁忌证或在术前无法控制甲功的患者，出于控制病情的考虑可先选择 ^{131}I 治疗控制甲亢，同时告知患者之后手术治疗的必要性。此外，不能遵循放射性安全指导的患者不宜应用 ^{131}I 治疗。

3. 治疗前准备

(1) 病情评估：采集病史、进行体格检查、测定血清甲状腺激素水平，评估一般状态，检测血常规和心电图，必要时可进行肝肾功能检查；应用超声评估甲状腺及颈部淋巴结情况，测定甲状腺摄 ^{131}I 率(RAIU)；评估眼病情况。

(2) 沟通与知情：向患者充分介绍甲亢三种治疗方法的利弊，若推荐 ^{131}I 治疗，则应详细介绍其原理和方法、优缺点、潜在风险和对策等，并签署知情同意书；治疗前对患者进行放射安全指导。

(3) 低碘饮食：^{131}I 治疗前应尽量避免外源性碘干扰，低碘饮食 1~2 周(避免食用海带、紫菜等)。治疗等待期间需避免应用含碘造影剂和药物(如胺碘酮等)。如治疗前曾有外源性碘摄入史，治疗时间宜推迟。

(4) 妊娠试验：对于育龄期女性，应在 ^{131}I 治疗前 48h 内确定妊娠试验结果为阴性。

(5) β 肾上腺素能受体阻滞剂的应用：①β 肾上腺素能受体阻滞剂具有降心率和收缩压、改善肌无力和肌震颤、改善情绪不稳定的作用；②所有甲亢患者在没有用药禁忌的情况下均应使用 β 肾上腺素能受体阻滞剂(如普萘洛尔，美托洛尔等)，尤其对于老年甲亢或静息状态下心率 >90 次 /min、合并心血管疾病等全身疾病者；③^{131}I 治疗前应使用 β 肾上腺素能受体阻滞剂，且一直用至 ^{131}I 治疗后甲亢症状消失。

(6) ATD 预治疗：^{131}I 治疗后可引起一过性甲亢症状加重，对于老年(年龄 >60 岁)、存在并发症(如房颤、心力衰竭等)、不能耐受甲亢症状的重度甲状腺毒症者(FT_4 的水平为正常上限 2~3 倍)可在 ^{131}I 治疗前应用甲巯咪唑治疗 4~6 周，待甲功恢复正常或症状消退后逐渐减量，于 ^{131}I 治疗前 2~3 日停用。

4. 治疗剂量的确定与修正

(1) 治疗剂量的确定：①固定活度法：一般推荐的治疗 GD 的 ^{131}I 活度为 185~555MBq(5~15mCi)，治疗 TMNG 的 ^{131}I 活度可在治疗 GD 活度基础上适当增加。治疗 TA 的 ^{131}I 活度一般为 555~1 110MBq(15~30mCi)。②计算活度法：可按甲状腺吸收剂量计算或按每克甲状腺组织实际吸收的放射性活度计算。临床常用的计算公式如下：

$$^{131}\text{I 活度(MBq 或 }\mu\text{Ci)}=\frac{\text{计划量(MBq 或 }\mu\text{Ci/g)}\times\text{ 甲状腺重量(g)}}{\text{甲状腺 24h 最高摄 }^{131}\text{I 率(\%)}}\times 100 \qquad \text{式(20-1)}$$

我国治疗 GD 每克甲状腺组织的常用 ^{131}I 活度为 2.59~4.44MBq(70~120μCi)，美国甲状腺学会 2016 年最新的指南推荐治疗 GD 每克甲状腺组织的常用 ^{131}I 活度为 2.96~8.14MBq(80~220μCi)。

治疗 TMNG 应高于 GD 使用的活度。

^{131}I 治疗 TA 的计算方法，是根据结节重量、^{131}I 摄取率和有效半衰期进行计算，使每克结节组织的吸收剂量达 200~300Gy。

$$^{131}\text{I 活度(MBq)}=\frac{\text{cGy/g}\times\text{ 结节重量(g)}\times 247}{\text{Teff(d)}\times{}^{131}\text{I 摄取率(\%)}} \qquad \text{式(20-2)}$$

$$\text{结节重量(g)}=4/3\,\pi\cdot X\cdot Y^2 \qquad \text{式(20-3)}$$

X=1/2 结节长径

Y=1/2 结节短径

(2) ^{131}I 剂量的修正：根据甲状腺质地、^{131}I 的 Teff、病程、年龄、使用抗甲状腺药物等情况进行调整。

5. 治疗方法

患者的准备：①停止服用影响甲状腺摄取 ^{131}I 的药物和食物 1~2 周；②常规体检、血尿常规、心电图(electrocardiogram，ECG)检查，测定甲状腺摄 ^{131}I 率、有效半衰期(T_e)，查血清甲状腺激素(T_3、T_4、FT_3、FT_4)、TSH、TGAb、TPOAb、TRAb，甲状腺显像，甲状腺 B 超检查，必要时甲状腺 CT 检查等；③估计甲状腺质量；④综合治疗措施；⑤告知有关 ^{131}I 治疗的注意事项、疗效、近期反应及远期并发症，签署 ^{131}I 治疗知情同意书。

^{131}I 治疗剂量的确定：①固定剂量法：一般推荐的治疗 GD 的 ^{131}I 剂量为 185~555MBq(5~15mCi)，治疗 TMNG 的 ^{131}I 剂量可在治疗 GD 剂量基础上适当增加。治疗 TA 的 ^{131}I 剂量一般为 555~1110MBq(15~30mCi)。②计算剂量法：计算治疗用 ^{131}I 剂量的方法很多，如按甲状腺吸收剂量计算或按每克甲状腺组织实际吸收的放射性活度计算。尽管使用的计算公式不同，但起主要作用的因素为甲状腺摄 ^{131}I 率、甲状腺重量和有效半衰期。③ ^{131}I 剂量的修正：根据甲状腺质地、^{131}I 的有效半衰期、病程、年龄、使用抗甲状腺药物、有无并发症等情况进行调整。以下是目前常用的计算公式：

$$^{131}\text{I 活度(MBq 或 }\mu\text{Ci)}=\frac{\text{计划量(MBq 或 }\mu\text{Ci/g)}\times\text{ 甲状腺重量(g)}}{\text{甲状腺最高(或 24h)摄 }^{131}\text{I 率(\%)}}\times 100 \qquad \text{式(20-4)}$$

^{131}I 治疗 TA 的计算方法，是根据结节重量、^{131}I 摄取率和有效半衰期进行计算，使每克结节组织的吸收剂量达 200~300Gy。

$$^{131}\text{I 活度(kBq)}=\frac{\text{cGy/g}\times\text{ 结节重量(g)}\times 247}{\text{Teff(天)}\times{}^{131}\text{I 摄取率(\%)}} \qquad \text{式(20-5)}$$

$$\text{结节重量(g)}=4/3\,\pi\cdot X\cdot Y^2 \qquad \text{式(20-6)}$$

X=1/2 结节长径

Y=1/2 结节短径

6. 给药方法及注意事项

给药方法：服药前应至少禁食 2h，服 ^{131}I 后适量饮水，2h 后方可进食。

重复治疗：^{131}I 治疗 3~6 个月后确定为无明显疗效或加重者，可进行再次 ^{131}I 治疗。

^{131}I 治疗后的注意事项：注意休息，避免感染、劳累和精神刺激。不要揉压甲状腺。治疗后短期内避免与婴幼儿及妊娠女性密切接触、避免与他人同睡一张床，女性患者治疗后半年内不可怀孕，男性患者治疗后半年内应采取避孕措施。应告诉患者 ^{131}I 起效及可能持续的时间。一般情况下 ^{131}I 治疗后 2~3 个月复查，如病情需要则可 ^{131}I 治疗后每月随访一次。

综合治疗措施：病情严重的甲亢患者，可先行 ATD 预治疗改善症状后再行 ^{131}I 治疗，也可于口服 ^{131}I 2~3 天后继续 ATD 治疗缓解病情直至 ^{131}I 治疗起效。^{131}I 治疗前后，可用 β 受体阻滞剂缓减甲亢的症状和体征。在 ^{131}I 治疗前就有活动性突眼的患者，应请眼科协助评估眼病情况，应用糖皮质激素类药物以防止突眼加重，并于治疗后密切随访，及时发现并纠正甲状腺功能减低症。

7. 常见的治疗反应及处理

(1) 早期反应的处理：少数患者在服 ^{131}I 后几天内出现乏力、头晕、食欲下降、恶心、呕吐、皮肤瘙痒、甲状腺局部肿痛等反应，一般比较轻微，不需特殊处理。个别症状稍重患者可给予对症治疗。^{131}I 治疗甲亢对血象的影响极小，个别患者发生一过性白细胞降低，必要时可给予升白细胞的药物。

早期反应中最严重且较少见的是甲亢危象（thyroid storm），如有发生则多见于 ^{131}I 治疗后 1~2 周，一旦发生死亡率可高达 20%~30%。甲亢危象应以加强 ^{131}I 治疗前评估并预防为主，可采取以下措施：严重甲亢患者应行 ATD 治疗预处理，^{131}I 治疗后继续 ATD 治疗控制症状直至症状缓解，必要时在充分与患者及家属沟通并告知利弊后可不停用 ATD 治疗直接行 ^{131}I 治疗，以保证 ^{131}I 围治疗期安全。同时针对重症患者应协调内分泌等相关科室，加强其支持治疗，嘱其注意休息、防止感染、劳累和精神刺激，如有危象先兆，则应及时处理，密切观察。

(2) 甲状腺功能减低：^{131}I 治疗甲亢后发生甲状腺功能减低（甲减）可能与患者对射线的个体敏感性差异和甲状腺自身免疫性损伤等因素有关，目前没有有效的预防措施。使用较低活度 ^{131}I 治疗，仅能降低早发甲减的发生率，但这是以降低一次性有效缓解率为代价，并且不能阻止晚发甲减每年以 2%~3% 的比例增加，因晚发甲减与 ^{131}I 活度无关。因此，更强调 ^{131}I 治疗应以有效控制甲亢、减少复治所致甲亢病情迁延不愈为目的。在定期随访中强调及时纠正患者可能出现的临床及亚临床甲减。

(3) 甲状腺相关眼病：^{131}I 治疗前不伴有突眼的 GD 甲亢患者，治疗后发生突眼的概率较小；部分 ^{131}I 治疗前中 - 重度活动性突眼的患者，治疗后症状可能加重。^{131}I 治疗引发放射性炎症致甲状腺相关抗原暴露并激发其相关免疫反应加重、甲状腺功能长期异常、甲亢症状反复发作等因素可能导致眼病的恶化。为了防止眼病的加重，^{131}I 治疗前有活动性突眼的患者应严格随访，尽快使甲功恢复正常并维持稳定至关重要，^{131}I 治疗合并使用糖皮质激素防止突眼加重。吸烟可诱发或加重突眼，故 GD 眼病患者应戒烟。

(4) 致甲状腺癌问题：儿童时期头颈部曾接受过放射性照射，是导致甲状腺癌发病的重要因素之一，^{131}I 治疗甲亢是否会诱发甲状腺癌的问题引起人们的重视。Dobyns 等报道的多中心临床实验研究结果显示，外科治疗的 11 732 例甲亢患者中，甲状腺癌发生率 0.5%；而 ^{131}I 治疗的 22 714 例及其他大宗甲亢患者随访中，甲状腺癌的发生率为 0.1%。一项来自瑞典针对经 ^{131}I 治疗的 10 552

例甲亢患者随访，显示其中甲癌的发病率为0.17%。据此，目前认为 ^{131}I 治疗甲亢是安全的。有关这方面尚需年龄匹配的大样本前瞻性研究，方可客观评价经ATD、手术及 ^{131}I 三种治疗方法间的致甲状腺癌问题。

(5) 致白血病问题：在美国和英国的大量和长期研究显示，^{131}I 治疗甲亢不会使白血病发病率增高。

(6) 对生殖系统的影响：用370MBq(10mCi)^{131}I 治疗女性甲亢患者，卵巢接受的辐射剂量低于3cGy，与X射线静脉肾盂造影和钡剂灌肠等检查接受的剂量相当。甲亢患者 ^{131}I 治疗后，很少观察到有染色体变异，如有变异仅为一过性的，多能恢复正常。因甲亢导致不育或不孕、性功能障碍的患者，^{131}I 治疗后随着甲亢的控制使生育能力恢复和性功能得到明显改善。

(7) ATD对 ^{131}I 疗效的影响：有临床研究资料表明，^{131}I 治疗前使用ATD有可能降低 ^{131}I 的疗效，特别是丙硫氧嘧啶降低 ^{131}I 疗效的作用更加明显。对病情较重的患者，临床上常用ATD控制症状和体征，然后进行 ^{131}I 治疗。为减少对 ^{131}I 疗效的影响，^{131}I 治疗前用ATD进行准备，最好选用甲巯咪唑。当治疗前使用甲巯咪唑的患者，在病情允许的情况下，应停药3~5天后再进行 ^{131}I 治疗。

8. 疗效评价　口服 ^{131}I 后，一般要2~3周才逐渐出现疗效，症状缓解，甲状腺缩小，体重增加。随后症状逐渐消失，甲状腺明显缩小。临床可见部分病例 ^{131}I 的治疗作用持续到半年以上。

TA结节可在 ^{131}I 治疗后2~3个月逐渐缩小，甲亢的症状和体征也随之逐渐改善。3~4个月后甲状腺显像可能的改变是：热结节消失，被抑制的结节外甲状腺组织功能恢复；或结节变小，周围甲状腺组织功能未完全恢复，这时可严密观察，如6个月后还未痊愈者，结合临床症状、体征及相关的实验检查结果，可考虑进行再次 ^{131}I 治疗。

^{131}I 治疗甲亢评价疗效的标准如下：

(1) 完全缓解(亦可称"临床治愈")：因目前GD甲亢的治疗并非对因治疗，因此，无法谈及"治愈"。通常，将随访半年以上，患者甲亢症状和体征完全消失，血清 TT_3、TT_4、FT_3、FT_4 恢复正常，包括发生甲减通过补充甲状腺激素达到正常水平的患者，称为"完全缓解"。其他类型的甲亢经治疗并随访半年以上满足上述界定者，可称之为临床治愈。

(2) 好转：甲亢症状减轻，体征部分消失或减轻，血清 TT_3、TT_4、FT_3、FT_4 明显降低，但未降至正常水平。

(3) 无效：患者的症状和体征均无改善甚至加重，血清 TT_3、TT_4、FT_3、FT_4 水平无明显降低。

(4) 复发：^{131}I 治疗后的患者，已达痊愈标准之后，再次出现甲亢的症状和体征，血清甲状腺激素水平再次升高。

(二) ^{131}I 治疗分化型甲状腺癌(具体流程见文末彩图20-1)

1. 原理　术后残留甲状腺组织、分化型甲状腺癌(DTC)复发和转移病灶能摄取 ^{131}I，能用 ^{131}I 进行内照射治疗残留甲状腺组织、DTC复发和转移病灶。^{131}I 释放的负β射线在组织内平均射程不足1mm，能量几乎全部释放在残余甲状腺组织或转移病灶内，对周围正常组织和器官的影响极小。

2. 适应证和禁忌证

(1) 适应证：^{131}I 治疗可显著降低DTC患者的复发及死亡风险，但并非所有DTC患者均可从中获益。对于DTC术后患者，应根据手术病理特征、血清学及影像学等检查综合评估是否有周围组织侵犯、淋巴结转移、远处转移以及患者意愿等进行术后复发风险分层，确定是否进行 ^{131}I 治疗。

具有下列复发高危因素之一的患者需行 ^{131}I 治疗：①肿瘤病灶直径 >1cm；②肿瘤组织侵犯到甲状腺被膜外（如浸润甲状腺周围脂肪组织、包绕喉返神经等）；③肿瘤组织表现为高侵袭性病理亚型（如实体亚型、高细胞型等），或伴有与侵袭性及不良预后密切相关的血管侵犯、BRAF^{V600E} 基因突变等；④伴颈部淋巴结转移或远处转移；⑤血清 Tg 异常升高。

若肿瘤较小（≤1cm），没有周围组织的明显侵犯、淋巴结转移、远处转移及其他侵袭性特征者可考虑不行 ^{131}I 治疗。但如果甲状腺组织已全切，为方便随诊，可行 ^{131}I "清甲"治疗。残留甲状腺组织被清除后，随访中可以通过检测 Tg 及 ^{131}I 全身显像了解 DTC 的复发和转移，简化随诊检查内容。

(2) 禁忌证：妊娠和哺乳的 DTC 患者；术后创口未愈合者；WBC 在 3.0×10^9/L 以下的患者；不能遵守和执行辐射防护规定的患者；计划在 6 个月内怀孕的患者。

3. 治疗前准备

(1) DTC 患者 ^{131}I 治疗前必须行甲状腺全切或近全切除术。

(2) 治疗前的评估：主要包括血尿常规、肝肾功能、血清甲状腺激素包括、Tg，颈部超声、胸部 CT、心电图、唾液腺显像、全身放射 ^{131}I 显像（WBS）、局部断层显像等。

(3) TSH 的准备：升高 TSH 后可显著增加残余甲状腺滤泡上皮细胞或 DTC 细胞钠碘转运体（NIS）蛋白对 ^{131}I 的摄取。因此 ^{131}I 治疗前需升高血清 TSH 的水平至 30mIU/L 以上。

(4) 低碘的准备：^{131}I 的疗效有赖于进入残留甲状腺组织和 DTC 内的 ^{131}I 剂量。为了减少体内稳定碘与 ^{131}I 的竞争，提高 ^{131}I 治疗的疗效，因个人体质及代谢等不同，具体还应结合患者的尿碘测定结果把握治疗时机。具体准备如下：

- 在 ^{131}I 治疗前 1~2 周应保持低碘饮食（<50μg/d）。
- 禁用碘伏、碘酒等含碘外用药物 4 周以上。
- 建议增强 CT 检查后至少 1 个月。
- 禁服胺碘酮等含碘药物 6 个月以上再行 ^{131}I 治疗。

(5) 育龄女性妊娠试验：实施 ^{131}I 治疗前，对育龄女性需除外其妊娠状态，妊娠者禁行 ^{131}I 治疗。

(6) 放射防护宣教：实施 ^{131}I 治疗前，应向患者介绍治疗目的、实施过程、治疗后可能出现的不良反应及应对措施等，并告知治疗期间及治疗后的注意事项，进行辐射安全防护指导。

4. 治疗方法　口服 ^{131}I 溶液或胶囊，通过消化系统进入血液循环，靶向定位并吸收进入残余甲状腺细胞及残余的甲状腺肿瘤细胞中，通过衰变发射 β 射线进行靶向治疗，导致肿瘤靶细胞水肿、变性、坏死，从而将残余甲状腺及癌灶消灭，达到降低肿瘤复发及转移的目的。能够发挥清甲治疗、清灶治疗和辅助治疗的效用。

5. 病房管理与辐射防护

(1) 病房设置与管理要根据国家及行业的相关法规，必须保证患者以及医疗工作人员的放射防护安全。^{131}I 单次治疗剂量超过 400MBq，应为患者建立辐射隔离区。辐射隔离的时间不少于 48h。住院隔离区的设计和监控基本要求是：隔离区患者间宜有适当的距离防护。为方便应急处理，应设计紧急隔离病室，方便在屏蔽防护下对患者的紧急情况进行处理。专用病房区的专用放射性下水管和污物处理装置需符合相关法规要求。从而确保患者和周围环境的辐射安全。

(2) 必须加强放射防护意识，工作时必须佩戴防护用具和个人辐射剂量监测设备等。要学会识别各种辐射警示标志。了解 ^{131}I 治疗患者的唾液、汗液、呕吐物、尿液及粪便中均具有放射性。通过不断学习和训练，能够在工作过程中熟练操作，尽量减少与患者接触的时间，并充分利用病房的视频监控系统进行查房等，减少辐射累积剂量。

(3) 做好对患者的放射防护宣教工作。告知相关注意事项及复查安排，做到定期随诊，及时监测患者病情变化。

(4) 放射性核素病房日常管理不同于一般观察室，应与医疗机构临床科室病房管理一致，规范书写病例，安排值班，上级医师查房，24h 医护人员值班，配置相关抢救设施和医护人员具备处理应急患者能力等。

6. 随访

(1) 治疗后的终生随访对 DTC 患者具有重要意义。尽管大多数 DTC 患者预后良好，但仍有约 30% 的患者出现复发或转移，其中 2/3 发生于术后 10 年内。

(2) ^{131}I 治疗后应第 3 天恢复甲状腺激素治疗，以达到 TSH 抑制治疗目的。

(3) 定期监测血清学如 TSH、Tg、TGAb 水平变化及影像学检查，如颈部超声、^{131}I 全身显像和胸部 CT，甚至 PET/CT 等。适时评估疾病进展，以便进行 DTC 再分期，及时修订治疗及随诊方案。

(4) 完全缓解（CR）是指经手术治疗和 ^{131}I 完全去除甲状腺后，若在停服甲状腺激素时血清刺激性 Tg 浓度低于 2μg/L，且无肿瘤存在的影像学证据。但仍需要长期随诊。

(5) 再次清灶治疗，定期监测血清 Tg、颈部超声及其他影像学检查（如 CT、MRI、全身骨显像、^{131}I 全身显像）等监测时，发现复发或摄碘转移灶。

7. 疗效评价

(1) 清甲成功：如不存在 TGAb 干扰，刺激状态下（TSH>30μIU/ml）Tg 不能检出，可不参考影像学检查；如存在 TGAb 干扰，可选择诊断剂量 ^{131}I 全身显像判断残留甲状腺是否清除完全。

(2) 肿瘤完全缓解标准：甲状腺手术后已行 ^{131}I 清除残余甲状腺组织的患者若满足以下全部标准，可认为肿瘤完全缓解：①没有肿瘤存在的临床证据；②没有肿瘤存在的影像学证据；③清甲治疗后 ^{131}I 全身显像没有发现甲状腺床和床外组织摄取 ^{131}I；④在无 TGAb 干扰的前提下，甲状腺激素抑制治疗下血清 Tg 测不到或 TSH 刺激下 Tg<1.0μg/L。

(3) 清灶治疗有效：在无 TGAb 干扰的情况下血清 Tg 持续下降，^{131}I 全身显像显示病灶缩小、减少或浓聚程度减淡，或颈部超声、胸部 CT、全身骨显像其他影像学检查显示转移灶缩小、减少。

(4) 清灶治疗无效：血清 Tg 仍持续升高；颈部超声、胸部 CT、^{131}I 全身显像、全身骨显像等影像学检查显示治疗后病灶无变化，甚至数目增多、体积增大；^{18}F-FDG PET/CT 发现新增的高代谢病灶。

(5) ^{131}I 治疗终止指征：①DTC 患者经手术和 ^{131}I 治疗后，甲状腺及（或）转移病灶完全清除，在接受甲状腺激素治疗情况下，血清 Tg 浓度低于 1μg/L 为完全缓解，可终止 ^{131}I 治疗，进入长期随访阶段；②初次 ^{131}I 治疗不摄碘或治疗过程中病灶逐渐出现不摄碘特征，或 ^{131}I 治疗过程中病灶摄碘，但治疗后病灶无变化甚至数目增多、体积增大，血清 Tg 持续上升者，提示放射性碘难治性 DTC，应终止治疗，考虑化疗、靶向治疗如索拉非尼、乐伐替尼，如尚无上述药物则考虑加入相关靶向药物的临床试验；③患有严重心脑血管疾病、肝肾功能损伤或严重粒细胞缺乏、全血细胞减少等严重并发症及预期生存不足 6 个月者；④妊娠期、哺乳期或计划 6 个月内妊娠者。

四、病例分析

【病例 20-1】

1. 临床资料

(1) 病史：患者女性，19 岁。颈粗、眼突、多食、易饥、消瘦 9 年。9 年前不明原因出现颈前肿大，伴有性情急躁、易怒、失眠。而后逐渐发现双眼突出，多汗、多食、多饮、消瘦、乏力、心慌，当地医院诊断为“甲亢”。经长期甲巯咪唑等药物治疗，病情反复。患者及家属放弃进一步治疗信心。

(2) 既往史：体健，无药物过敏史，月经初潮 14 岁，4~6 天 /30 天，近两年闭经，家中无类似疾病患者。

(3) 查体：T 37℃，P 136 次 /min，R 21 次 /min，BP 120/70mmHg，体重 40kg。消瘦，自动体位，皮肤潮湿，浅表淋巴结不大，眼球突出，闭合障碍，唇无发绀，甲状腺Ⅲ度肿大，质中，未扪及结节，两上极可触及震颤，可闻及血管杂音，无颈静脉怒张，双肺正常，心界稍向左扩大，心率 136 次 /min，律不齐，心尖部未闻及杂音，腹软，无压痛，肝、脾肋下未及，无移动性浊音，肠鸣音正常，双下肢不肿，双膝、跟腱反射亢进。

2. 问题　如何进一步明确诊断？可以选择何种核医学治疗方法？治疗效果如何？

3. 讨论　患者颈粗、眼突、多食、易饥、消瘦症状明显，长期抗甲状腺药物治疗未愈，查体甲状腺Ⅲ度肿大，心率 136 次 /min。考虑“毒性弥漫性甲状腺肿”。长期内科治疗效果差，无 ^{131}I 治疗禁忌证，可以考虑行 ^{131}I 治疗。

治疗前需查甲状腺激素、TSH、TGAb、TPOAb，血尿常规、ECG 检查，测定甲状腺摄 ^{131}I 率。估计甲状腺质量。确定 ^{131}I 治疗剂量。告知 ^{131}I 治疗后的注意事项、疗效、近期反应及远期并发症，签署 ^{131}I 治疗知情同意书。患者心率快，服 ^{131}I 后给予普萘洛尔（心得安）10mg，每天 3 次。

患者 ^{131}I 治疗后 6 个月复查甲状腺明显缩小，体重增加，自觉明显好转，无心悸、多食、多汗表现。^{131}I 治疗后 5 年，甲状腺缩小，体重恢复，突眼好转，并生育了 2 个儿子。该患者 ^{131}I 治疗前，生殖激素异常，出现闭经。^{131}I 治疗后甲状腺功能恢复正常，生殖激素也恢复正常，并正常生育，^{131}I 治疗没有影响生育。

内科治疗 1 个疗程未治愈者可改用 ^{131}I 治疗，一般不主张增加内科治疗的疗程；为了控制甲亢，更不主张长期服内科药物 5~8 年。

^{131}I 治疗甲亢具有以下优势：

(1) 方法简便：无外科手术治疗的痛苦，又无内科长期服药的麻烦。一般只需一次口服给药。

(2) 疗效满意：疗效好，治愈率高，复发率低。^{131}I 治疗无致癌、白血病、基因突变作用，不影响生育。

(3) 价格低：减少花费，甲亢三种治疗方法中 ^{131}I 治疗费用最低。

【病例 20-2】

1. 临床资料　患者女性，36 岁。发现甲状腺结节 10 年。甲状腺球蛋白（Tg）31.41ng/ml，TGAb 665.5IU/ml。术前针吸病理“甲状腺乳头状癌伴颈部淋巴结转移”，在本院进行“甲状腺全切 + 颈淋巴结清扫术”。

2. 辅助检查　超声检查发现：双颈部Ⅱ、Ⅳ区多个肿大淋巴结回声（右侧为著），大者位于Ⅲ区，大小约 3.1cm × 1.0cm；CT 显像发现：甲状腺多发占位病变，考虑甲状腺癌不除外，颈部多发肿大淋巴结。

3. 核医学检查

(1) 影像分析：全身 ^{131}I 显像可见颈前甲状腺右叶区团状异常明显放射性摄碘灶，考虑残留甲状腺组织（图 20-2）。

(2) 影像诊断：颈部部分甲状腺组织显影。

4. 术后病理诊断　甲状腺弥漫硬化型乳头状癌，弥漫累及双叶；侵犯甲状腺被膜，脉管瘤栓；右颈Ⅱ、Ⅲ、Ⅳ组淋巴结见癌转移（2/8），右颈Ⅵ组淋巴结见癌转移（7/9），左侧Ⅵ组淋巴结见癌转移（2/3）。

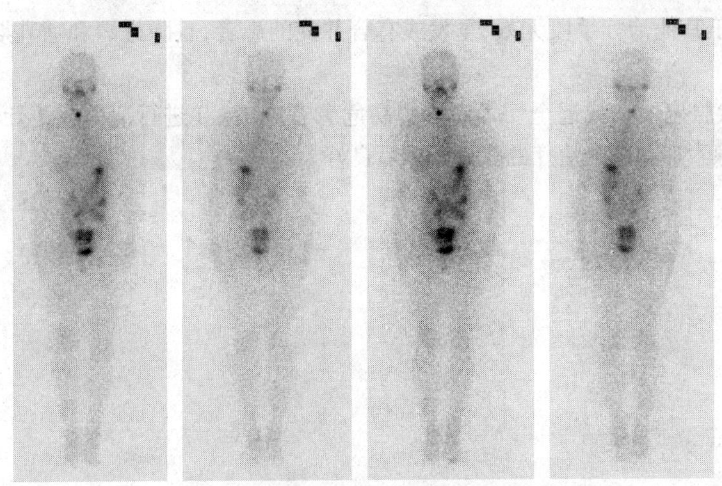

图 20-2 术后 ^{131}I 全身显像提示颈部部分甲状腺组织显影

5. 病例分析与讨论

(1) 问题：术后进一步的治疗方法有哪些？核医学 ^{131}I 治疗前还有哪些准备？随访有哪些注意事项？

(2) 患者甲状腺乳头状癌伴有脉管瘤栓和多发淋巴结的转移，术后 ^{131}I 全身显像提示“颈部部分甲状腺组织显影”，说明手术后残留甲状腺组织，且残留甲状腺组织摄取 ^{131}I，为预防甲状腺乳头状癌术后再次复发和转移的发生，适合 ^{131}I 治疗。

(3) 我国甲状腺癌的临床发病率近年呈上升趋势，常具有双侧、微小多灶性、局部潜伏及发展期长、复发率高的特点。隐匿于术后残留甲状腺组织中的微小癌病灶、已侵袭到甲状腺以外的隐匿转移灶、或因病情不允许或手术无法切除的潜在 DTC 病灶等往往是复发或转移的主要原因。

(4) DTC 患者做双侧甲状腺全切除，手术难度较大，易导致甲状旁腺功能减退、喉返神经损伤并发症的发生率提高。^{131}I 可清除手术残留或无法切除(如出于保护甲状旁腺、喉返神经等)的正常甲状腺组织，以利于对 DTC 患者进行血清 Tg 监测，并提高 ^{131}I 全身显像诊断摄碘性 DTC 转移灶的灵敏度，利于术后的随访监测。

(5) DTC 患者行全甲状腺切除或近全甲状腺切除后，用 ^{131}I 清甲治疗对术后可能残存的癌细胞有清除作用，是非常安全有效的方法，可改善患者的生存率，降低病死率、复发率及远处转移率。

(6) 清甲是清灶治疗的基础，有利于术后 ^{131}I 清灶治疗。残余的正常甲状腺组织对 ^{131}I 摄取要高于 DTC 病灶，清甲的完成有助于 DTC 转移灶更有效地摄碘。有利于 DTC 术后的再分期：清甲后的 ^{131}I 全身显像及 SPECT/CT 融合显像可发现部分摄 ^{131}I 的颈部淋巴结转移甚至远处转移灶，并因此能改变 DTC 的分期和风险分层，指导后续的 ^{131}I 清灶治疗及制订随访计划。

五、小结

自 1942 年 Hertz 报道 ^{131}I 治疗甲亢以来，经过几十年的临床实践和总结，不断完善发展，^{131}I 已成为治疗甲状腺功能亢进症、毒性结节性甲状腺肿、非毒性甲状腺肿等多种甲状腺疾病的重要治疗手段之一。由于 ^{131}I 治疗具有方法简单、疗效可靠、安全无创、无严重副作用、见效快、疗程短等优点，尤其适合于其他治疗手段无效、复发或有合并症的患者，且除妊娠和哺乳期女性外，无其他绝对禁忌证。

分化型甲状腺癌全切或近全切术后的中高危患者应用 ^{131}I 进行清甲或清灶治疗，手术治疗、^{131}I 治疗和甲状腺素抑制联合治疗的疗效和预后良好。

（张万春　李小东　申　强）

第二十一章
放射性核素治疗恶性肿瘤骨转移

一、目的和要求

1. 掌握　放射性核素治疗恶性肿瘤骨转移的机制、适应证和临床应用。

2. 熟悉　临床常用治疗恶性肿瘤骨转移的放射性药物及特点。

3. 了解　放射性核素治疗恶性肿瘤骨转移的常见方法。

二、实践学时

本章实践 2 学时。

三、实习内容

(一) 恶性肿瘤骨转移放射性核素治疗

1. 原理　用于治疗恶性肿瘤骨转移放射性核素都有趋骨性，骨组织代谢活跃的部分浓聚更多的放射性药物。转移性骨肿瘤病灶部位由于骨组织受到破坏，成骨细胞的修复作用极其活跃，所以浓聚大量的放射性药物，放射性核素衰变过程中发射 β 射线，其内照射的辐射作用致死肿瘤细胞而发挥治疗作用。

2. 放射性核素治疗骨转移疼痛的可能机制　①癌变骨组织受 β 粒子辐射效应使肿瘤组织对神经压迫减轻；②射线对瘤细胞作用影响抑制分泌传递疼痛的痛感化学物质；③淋巴细胞分泌各种细胞分裂激动素可以调节疼痛作用，肿瘤部位淋巴细胞死亡是疼痛缓解的原因之一；④膦酸盐类化合物沉积在成骨细胞活跃区对缓解疼痛也起到一定作用。

3. 放射性药物主要有 $^{89}SrC1_2$、^{153}Sm-EDTMP、^{186}Re-HEDP、^{188}Re-HEDP、$^{223}RaCl_2$ 等，目前临床常用的放射性治疗药物主要有 $^{89}SrC1_2$。

4. 患者的准备

(1) 停用化疗或放疗至少 6 周，停用磷酸盐类药物 2 天，并给予支持治疗。

(2) 治疗前测量身高和体重，骨显像，X 射线、病理学检查，治疗前 7 天内血常规检查，肝、肾功能检查，电解质和酶学检查。

(3) 治疗前详细记录年龄、性别、体重、身高、诊断及签订知情同意书等。

5. 用药方法　静脉缓慢注射，注射时要求一次性全部进入血管，避免外漏。注射完毕后用生理盐水再冲洗 2~3 次，将残留在原液瓶及注射器中的药物尽量注入患者体内。

6. 适应证与禁忌证

(1) 适应证

1) 恶性肿瘤骨转移并伴有骨痛患者。

2）核素骨显像示骨转移性肿瘤病灶异常放射性浓聚。

3）恶性骨肿瘤因种种原因未能手术切除或手术后有残留癌肿，且骨显像证实有较高的放射性浓聚的患者。

4）白细胞不低于 $3.5\times10^9/L$，血小板不低于 $80\times10^9/L$。

⑵ 禁忌证

1）骨显像为溶骨性“冷区”者。

2）放、化疗后有骨髓功能严重障碍者。

3）合并有严重肝、肾功能受损者。

4）妊娠、哺乳期妇女及儿童禁用。

7. 疗效的评价标准和随访观察指标

⑴ 骨痛反应的评价标准：Ⅰ级，所有部位的骨痛完全消失；Ⅱ级，25% 以上部位的骨痛消失或骨痛明显减轻，必要时服用少量的止痛药物；Ⅲ级，骨痛减轻不明显或无任何改善。

⑵ 疗效评价标准：Ⅰ级为显效，X 射线检查或核素骨显像证实所有部位的转移灶出现钙化或消失；Ⅱ级为有效，X 线检查证实转移灶上下径和横径乘积减小或钙化大于 50%，或核素骨显像显示转移灶数目减少 50%；Ⅲ级为好转，X 线检查证实转移灶的两径乘积减小或钙化大于 25%，或核素骨显像证实转移灶数目减少 25% 以上；Ⅳ级为无效，X 线检查证实转移灶两径乘积减小或钙化小于 25%，或无变化，或核素骨显像显示转移灶数目减少不到 25%，或无变化。

⑶ 观察和记录食欲、睡眠和生活质量的变化，并和治疗前比较。

⑷ 血象检查 1 个月内每周一次，2~3 个月每 2 周一次，以后每月一次。

⑸ 生化检查治疗后 1 个月内查一次，如有异常则继续观察。

⑹ X 射线检查或骨显像 3~6 个月一次。

8. 重复治疗指征

⑴ 骨痛未完全消失或有复发者。

⑵ 第一次治疗反应好，效果明显，白细胞 $>3.5\times10^9/L$，血小板 $>80\times10^9/L$，可重复治疗。

⑶ 重复治疗间隔时间：一般情况下，$^{89}SrCl_2$ 间隔 12~24 周，^{153}Sm-EDTMP 宜间隔 4 周。

9. 用药后反应

⑴ 大多数患者在用药后短期内无不良反应，部分患者可有以下症状和体征：①恶心、呕吐；②腹泻或便秘；③蛋白尿、血尿；④皮肤红斑或皮疹；⑤脱发；⑥发热或寒战；⑦过敏所致的支气管痉挛。给予对症处理。

⑵ 早期副反应：治疗后少数患者发生骨痛加重（闪烁现象），约持续 2~5 天，往往预示着有较好的治疗效果。

⑶ 后期副反应：治疗 4~6 周后部分患者可能出现白细胞、血小板计数一过性下降，发生不可逆骨髓抑制较少见。

10. 治疗后观察与随访

⑴ 观察期间应密切注意和记录骨痛消失，开始缓解、缓解维持和复发的时间。

⑵ 观察和记录食欲、睡眠和生活质量的变化，并和治疗前比较。

⑶ 定期复查血象、生化等检查。

11. 注意事项

⑴ 有专门防护条件的核医学活性室注射放射性药物。

(2) 应告诉患者该方法为姑息治疗，止疼有效率为 80%~90%。

(3) 应告诉患者该方法治疗的主要目的是缓解疼痛而非治愈转移肿瘤。

(4) 有可能发生暂时骨痛加重的“反跳痛”现象。

(5) 疼痛缓解可能发生在用药后 1~4 周，疼痛未减轻前止痛药物不减量。

(6) 患者应签署知情同意书。

(二) ^{153}Sm-EDTMP 治疗恶性肿瘤骨转移

1. 治疗剂量的确定　185~37MBq(0.5~1mCi)/kg 体重，固定剂量法 1 110~2 220MBq(30~60mCi)。

2. 重复治疗　骨痛未完全消失或复发；骨痛明显缓减，为达到消退病灶的目的可以考虑重复治疗。两次治疗间隔 2~4 周。

3. 临床疗效　^{153}Sm-EDTMP 治疗转移性骨肿瘤疼痛缓解率达 65%~92.7%，有 10%~30% 患者消失、数量减少或病灶缩小。

4. 影响疗效的因素

(1) 原发肿瘤的类型和骨转移灶的表现形式对疗效有直接影响。

(2) 已形成病理性骨折，或除骨转移以外，还有其他多脏器的转移患者止痛效果差。

(3) 长期应用止痛药物已成瘾的患者。

(三) ^{89}Sr 治疗转移性骨肿瘤

1. 原理　$^{89}SrC1_2$ 的化学性质和钙相似，可以迅速浓聚在病变骨中，^{89}Sr 衰变类型是 β^-100%，半衰期为 50.5 天，β^- 粒子在组织中的射程为 0.8cm。正常骨摄取锶的半衰期为 14 天，锶在转移灶累及部位蓄积时间长，根据骨累及程度不同，3 个月时体内锶蓄积量为 11%~88%。这使得锶在转移灶释放更大的辐射剂量，同时对骨髓的辐射剂量相对较小，未浓聚在骨骼中的锶主要通过尿液排出，少量通过粪便排泄。

2. 治疗剂量的确定　临床上多为 111~185MBq(3~5mCi)，最常用的剂量是 148MBq(4mCi)。

3. 临床疗效　^{89}Sr 治疗恶性肿瘤骨转移癌患者，其中以前列腺癌和乳腺癌骨转移的疗效最好，有效率分别为 80% 和 89%；疼痛缓解维持时间 3~12 个月(平均 6 个月)，止痛药用量减少 25% 以上。首次治疗有效的患者，重复治疗疼痛缓解的时间或疼痛消失的时间有逐渐延长的趋势。图 21-1 为某前列腺癌骨转移患者 $^{89}SrC1_2$ 治疗前(A)、后(B)^{99m}Tc-MDP 全身骨骼显像对比，$^{89}SrC1_2$ 4mCi 治疗 3 月后骨显像示病灶部分消失，减少。

4. 不良反应　有轻度骨髓抑制表现；部分患者治疗后出现恶心、便秘、多尿；少数患者治疗后 2~10 天出现疼痛加剧，一般持续时间短于 1 周，这是一过性反应，可暂时用止痛药减轻或遵医嘱治疗。

5. 注意事项　治疗前应停止使用钙剂至少 1~2 周；在治疗后 8 周内注意定期监测血象尤其血小板水平，对于已接受过大剂量骨放射治疗和 / 或接受过另一种亲骨性核素治疗的患者应在使用前进行谨慎评估；对于已接受过放疗或化疗的患者，由于存在骨髓抑制效应累积的可能，治疗时应注意；治疗后可能会出现某种程度的骨髓抑制，大多数患者血小板下降的低谷出现在治疗后的 4~6 周内，此后，除非患者疾病进展或使用额外治疗，血象在 6 个月内大多会逐渐恢复。

6. 慎用　严重肝功能损害的患者慎用；由于脊柱转移引起的脊髓压迫，可能需要更快的治疗，核素治疗不能作为主要治疗手段。

7. 重复治疗　重复治疗间隔不少于 3 个月。

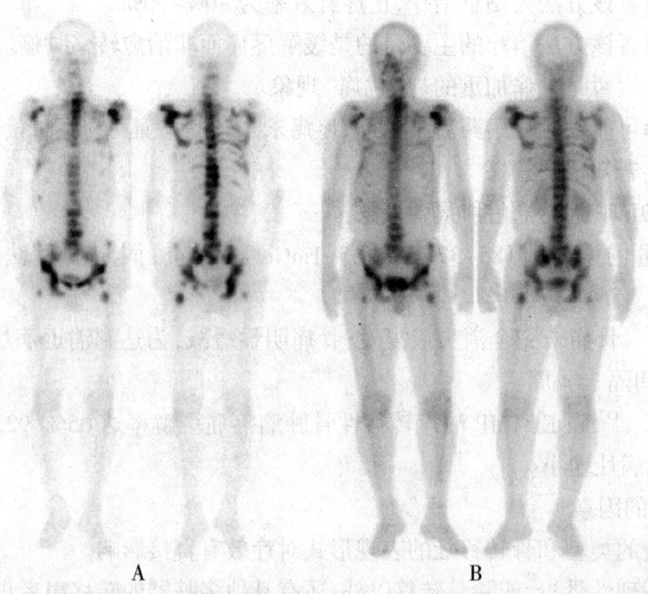

图 21-1 前列腺癌骨转移 $^{89}SrCl_2$ 治疗前、后 ^{99m}Tc-MDP 全身骨骼显像图

四、知识拓展

^{223}Ra 和 $^{223}RaCl_2$ 被近年美国 FDA 批准的第一个常规运用于临床实践的 α 放射性粒子。

^{223}Ra 发射出 α 粒子，组织穿透性较低，这相较于 β 粒子而言，造血系统毒性较小。^{223}Ra 在其衰变中发出 4 个平均能量 5.7MeV 的 α 粒子，其亲骨性高，将高浓度粒子非选择性照射于骨组织表面，即可准确投射入靶向治疗位点。与 β 粒子相比，α 粒子每单位路径放射出的能量高达其 1 500 倍，这一高能量赋予了粒子可控性的骨细胞毒性。但这种高能特性也给正常骨组织带来无法准确预估的损伤风险。^{223}Ra 的二氯化物（$^{223}RaCl_2$）可以模拟钙离子的特性 而竞争性被骨组织摄取浓聚，注射 1 小时后骨骼吸收达峰值。静脉注射后，其血浆清除率极快，总骨吸收率为注射剂量的 40%~60%。据大量临床病例报道，$^{223}RaCl_2$ 的骨痛缓解作用最大达 71%，常于治疗 2 周后显现。目前尚无明确证据显示治疗后 2 年内会有明显的毒副作用。$^{223}RaCl_2$ 是近年美国 FDA 批准的第一个常规运用于临床实践的 α 放射性粒子，有较强的镇痛疗效，能有效提高患者的生存预后。

五、小结

骨转移是恶性肿瘤最常见的并发症之一，几乎任何肿瘤都可以转移到骨骼系统。其中以前列腺癌、乳腺癌和肺癌等肿瘤发生骨转移最常见。恶性肿瘤发生骨转移后，可导致顽固性骨疼痛、功能障碍、病理性骨折、高血钙等一系列骨相关事件（skeletal-related events，SREs）。特别是广泛性的骨转移，顽固性的骨痛，是晚期肿瘤患者最常见和最难以解决的问题，严重影响患者的生活质量和预后。抑制骨转移瘤的生长，控制骨痛，提高患者的生存质量至关重要。恶性肿瘤骨转移需要考虑综合治疗，如外科手术、外照射治疗、放射性核素治疗、激素疗法、化学药物治疗及中药治疗等。其中放射性核素治疗因其具有疗效较好、方法简便且副作用小等优点，该法已成为肿瘤骨转移及所致疼痛的一种有效治疗手段。

目前常用药物主要有 $^{89}SrCl_2$ 和 ^{153}Sm-EDTMP 等，利用其与骨组织有较高亲和力，通过其发射的 β 射线，进行内照射，达到抑制和破坏肿瘤的目的，同时缓解疼痛。^{153}Sm 发射 β、γ 两种射线，$T_{1/2}$ 短。^{89}Sr 发射纯 β 射线，$T_{1/2}$ 长，治疗效果好，药效持续时间长，副作用小。

（李林法）

第二十二章
放射性粒子植入治疗

一、目的和要求

1. 掌握　放射性粒子植入治疗的原理、适应证及临床应用。

2. 熟悉　放射性粒子植入治疗的技术流程。

3. 了解　放射性粒子植入治疗的治疗计划及验证方法。

二、实践学时

本章实践 2 学时。

三、实习内容

1. 放射性粒子植入治疗的基本原理　含有放射性核素(如 ^{125}I 和 ^{103}Pd 等)的微型封闭粒子源，经手术或影像学引导植入肿瘤实体或受肿瘤侵犯的靶区组织中，利用放射性粒子持续释放的低剂量 γ 射线，在肿瘤靶区及受浸润区域持续不间断地积累损伤效应，使肿瘤靶区获得高剂量的照射治疗，杀死、杀伤肿瘤细胞，抑制肿瘤生长，达到治疗和缓解症状的目的，而正常组织无损伤或仅有微小的损伤。

2. 放射性粒子植入治疗的特点　首先，它不仅使肿瘤细胞停滞于静止期，还能不断地消耗肿瘤干细胞，使其失去增殖能力，尤其是对处于敏感期的肿瘤细胞，因辐射效应而遭到最大限度的毁灭性杀伤。其次，放射性粒子植入治疗对氧的依赖性很小，不仅对繁殖周期各时相的肿瘤病变细胞有效，而且能克服乏氧肿瘤细胞对射线的抗拒性。另外，因放射性粒子对靶区周围危及器官的辐照剂量很低，病灶靶区周围的正常组织不受或仅受到轻微的损伤，相比于“分次治疗时间短”的外照射放疗，具有较高的局部控制疗效和很低的毒副作用。

3. 适应证

(1) 需要保留的重要功能性组织或手术将累及重要脏器的肿瘤，缩小手术范围且保留重要组织，行局灶性病灶切除与本疗法结合应用者。

(2) 有根治手术或放疗禁忌者。

(3) 拒绝手术或放疗者。

(4) 孤立的复发灶或转移灶失去手术价值者。

(5) 未经治疗的原发恶性肿瘤，如前列腺癌、乳腺癌、肺癌、胰腺癌、肝癌、头颈部肿瘤等。

4. 常用粒子　常用于永久性植入的放射性粒子有 ^{125}I，^{103}Pd 等。^{125}I 粒子物理半衰期为 59.4 天，适用于对放射低或中等敏感性的局限性肿瘤进行永久性间质种植治疗；^{103}Pd 粒子物理半衰期为 17 天，适合于治疗生长快速的肿瘤。

5. 治疗技术

(1) 放射性粒子的植入方式：术中植入，模板法植入，经腔镜、超声或 CT 等影像手段引导植入。

(2) 治疗技术流程：治疗前麻醉及使用镇静剂，固定植入体位及重要器官。常规应用 CT、B 超、MR 或放疗模拟机显示肿瘤靶区的位置，模板固定肿瘤在体表的位置。依据 TPS 方案在治疗中确保安全的情况下，尽量采用多点和多层面的方式进针植入，根据剂量分布要求，可采用均匀分布或周缘密集和中心稀疏的粒子布源方式。

6. 治疗计划与剂量验证

(1) 治疗前的计划制订

1) 用影像学方法（CT、超声、PET/CT 和 MRI 等）或术中确定靶区，确定肿瘤靶区及周围危及脏器的位置关系。如肿瘤与血管关系密切，可行血管造影或增强 CT 扫描。

2) 应用治疗计划系统（TPS）设计制订方案，勾画肿瘤靶区和危及器官；设定处方剂量、限定危及脏器的放射性吸收剂量；确定植入导针数、导针位置、选择粒子种类及单个粒子活度、粒子数及位置；计算靶区总活度；预期靶区剂量分布，包括肿瘤及正常组织的剂量分布。根据吸收剂量分布要求，选用均匀分布或周缘密集、中心稀疏的布源方法。

(2) 治疗中计划与剂量优化：用 TPS 进行剂量优化要求：正确勾画实际肿瘤靶区，重建核算植入针及粒子数，及时纠正热区及冷区，使剂量分布均匀；通过调整处方剂量和肿瘤匹配周边剂量（MPD）等，保护正常组织及器官，提高覆盖率及适形度。如果靶区中央有周围危及器官（OAR）或血管存在，可以靶区中央稀疏排布，周缘粒子排布则可以密集。治疗中要比照 TPS 方案，检验核对靶区位置、导针路径和植入粒子的位置数目，实时校正和调整粒子的位置分布。

(3) 治疗后的计划与剂量学验证：植入后，必须进行剂量学验证与质量评估，包括粒子分布与剂量重建。具体方法是植入治疗后的 30 天内行 CT 检查，尽快对靶区正侧位进行 X 射线平片或超声检查，确认植入的粒子数目和部位，记录植入治疗与质量评估间隔时间。再依据影像检查的结果，通过 TPS 计算治疗计划靶区（PTV）及 OAR 等剂量分布，TPS 验证软件识别各个层面粒子的分布，要求粒子位置的准确度达 90% 以上。若有稀疏或遗漏导致放射剂量不足或分布欠合理，就要进行补充或纠正治疗，以期与植入前治疗计划相符。依据质量评估结果，必要时补充其他治疗。如需配合外照射治疗，应在第一个半衰期内给予外照射的相应生物学剂量。另外，粒子植入治疗后的场所，必须用辐射监测仪进行工作环境的探测，以防粒子散失。

7. 注意事项

(1) 注意辐射防护，必要时用铅片对正常组织和操作者进行防护。

(2) 避免穿刺误入血管引起组织栓塞；避免误入空腔脏器等。

(3) 植入前应对其中的 10% 放射性粒子进行随机测定，每颗粒子的标定放射性活度的偏差应控制在 ±5% 之内。

(4) 治疗方案的优化与剂量学验证，主要以影像学检查的信息为基础实施，做到个体化计划设计和治疗。在前列腺癌和非小细胞肺癌等治疗时尤为重要。

(5) 注意治疗后的定期随访观察，防止并及时处理可能发生的并发症，如需配合外照射，应在放射性粒子的第一个半衰期内给予外照射的相应生物学剂量治疗。

(6) 临床随访中注意放射性粒子丢失或迁移。

8. 疗效及并发症　放射性粒子植入治疗疗效肯定，症状改善，肿瘤缩小甚至基本消失，转移和复发减少，生存率提高。尤其对前列腺癌的治疗，其临床疗效和五年生存率均高于根治术和外照射治疗。术后不良反应较少，部分患者可有一过性乏力、白细胞减少、胃肠不适。放射性粒子可引起局部不适或游走到其他器官引起并发症，如前列腺癌粒子植入后可以导致暂时的会阴肿胀和排尿困难等，支气管肺癌放射性粒子植入后咳出粒子。多数症状均较轻微，如果对症处理得当就不会引起严重的反应。

9. 放射防护　虽然放射性粒子植入的放射剂量很低，但也要遵循相关的国家及卫生等行业法规原则和标准。治疗场所要符合国家环保和职业卫生标准，应配备测量放射源活度的剂量仪和必要的辐射防护监测仪表，剂量仪应该定期检测或校准。核医学科要承担粒子放射源的全程管理、检验、辐射监测和治疗质量保证，尤其是放射防护的环节管理。

四、病例分析

【病例 22-1】

1. 临床资料　患者男性，74 岁。尿频、尿线细、进行性排尿困难 2 个月入院。查体：直肠指诊触及前列腺增大、质硬、有硬结、中央沟消失（Gleason 评分为 2）；血清前列腺特异性抗原（PSA 9ng/ml）增高；B 超检查显示前列腺内低回声结节；前列腺 MRI 检查，在 T2 加权像上见高信号的前列腺外周带内出现低信号的缺损区。前列腺穿刺活检示腺癌，高分化。

2. 入院诊断及依据

(1) 入院诊断：前列腺癌。

(2) 诊断依据：进行性排尿困难，直肠指诊触及前列腺增大、质硬、有硬结，PSA 升高，前列腺 B 超检查显示低回声结节、MRI 检查在 T2 加权像上见前列腺外周带内出现低信号的缺损区，前列腺穿刺活检结果为高分化腺癌。

3. 治疗经过　入院后患者满足放射性粒子植入适应证的 3 个条件：①PSA<10ng/ml；②Gleason 评分为 2~6；③临床分期为 T_1~T_{2a} 期。经核医学科医生会诊后，采用超声引导下 ^{125}I 放射性粒子植入治疗。治疗过程中严格执行操作流程，术后复查 CT 显示粒子布源好，2 周后临床症状缓解。嘱患者定期复查。

五、小结

放射治疗是肿瘤治疗不可缺少的部分，包括外照射与内照射两种。放射性粒子永久性植入治疗是将封闭型放射源种植到恶性肿瘤组织或其附近癌细胞浸润的组织内治疗癌症的一种介入性近距离治疗的方法。属于内照射中近距离治疗内容之一，实为癌症组织间照射，堪称“体内 γ- 刀”。永久植入性放射性粒子治疗肿瘤已有 100 多年历史，欧美国家广泛应用放射性粒子植入治疗多种肿瘤，有效率达 83%~100%。放射性粒子植入治疗作为一种有效、创伤小、并发症少的治疗方法，符合肿瘤治疗微创性、靶向性、直观性、综合性等原则与发展趋势。尤其对前列腺癌的治疗，其临床疗效和五年生存率均高于根治术和外照射治疗，具有较好的应用前景。

（刘志翔）

第二十三章
其他放射性核素治疗

一、目的和要求

1. 掌握 ^{131}I-MIBG 治疗嗜铬细胞瘤、神经母细胞瘤以及放射性药物靶向治疗的原理、适应证及其临床应用。
2. 熟悉 敷贴治疗的临床应用。
3. 了解 放射性核素介入治疗方法和不良反应及对症处理。

二、实践学时

本章实践 1 学时。

三、实习内容

(一) β 射线敷贴治疗

1. 原理 一定剂量的发射 β 射线的放射性核素作为一种外照射源紧贴于病变部位，β 射线照射病变部位，产生电离辐射生物效应，从而达到治疗目的。

2. 适应证 皮肤毛细血管瘤、瘢痕疙瘩、慢性湿疹、鲜红斑痣和局限性神经性皮炎等；口腔黏膜和女阴白斑；角膜和结膜非特异性炎症、角膜移植后新生血管、翼状胬肉和腋臭等。

3. 治疗方法 可分为一次大剂量法和分次敷贴法。临床常用的敷贴器是 ^{32}P 或 ^{90}Sr-^{90}Y 敷贴器，根据患者年龄、病变部位、病灶厚度等情况预估照射量。

4. 临床应用与疗效 对毛细血管瘤患者，本疗法对幼儿、面积不大的粟粒状和点状的、面积不大且略高出皮肤表面 1~2mm 的皮内型毛细血管瘤疗效佳，且发生色素沉着等现象消失亦早；对成人及其他类型的毛细血管瘤疗效稍差；因此，对儿童毛细血管瘤应积极治疗，一岁以下儿童毛细血管瘤治愈率达 70%~80%；海绵状毛细血管瘤或皮下型毛细血管瘤则不适合敷贴治疗。对瘢痕病灶，本疗法对新生的、略高出皮肤表面 1~2mm 的瘢痕疗效好，对陈旧的、高出皮表较多的病灶疗效差，后者可先行手术切除瘢痕或瘢痕疙瘩，切口愈合后及时行敷贴治疗可达较好疗效。局限性慢性湿疹、银屑病、扁平苔藓、神经性皮炎疗效和反应取决于处方剂量和患者对射线的敏感性。

5. 注意事项 治疗中一定要掌握好照射剂量，避免出现皮肤后遗症。如经一疗程治疗未愈者，3 个月后可行第二疗程。受照局部减少摩擦，保持皮肤的卫生。治疗开始到治疗后 2 周患处禁用热水烫洗、搔抓；患处有红肿、破损或感染时，应终止敷贴治疗，并采用抗感染等对症处理。

(二) 嗜铬细胞瘤、神经母细胞瘤的 ^{131}I-MIBG 治疗

1. 原理 ^{131}I-MIBG（metaiodobenzyl guanidine，间碘苄胍）的化学结构与去甲肾上腺素相似，能

被某些富肾上腺素能受体的肿瘤(如嗜铬细胞瘤、恶性嗜铬细胞瘤及其转移灶、神经母细胞瘤等)高度选择性摄取,同时也能被类癌及甲状腺髓样癌组织摄取。^{131}I 衰变发射 β 射线,在所聚集的病变部位产生低剂量、持续内照射作用,能抑制和破坏肿瘤组织和细胞,达到治疗目的。

2. 适应证和禁忌证

(1) 适应证:凡能够选择性浓聚摄取 ^{131}I-MIBG 的肿瘤。临床常用于恶性嗜铬细胞瘤和神经母细胞瘤的治疗。包括:①恶性嗜铬细胞瘤:不能手术切除的患者;曾进行化疗或放疗无效者;预期可以存活 1 年以上的患者;广泛骨转移所致剧烈疼痛者;②预期可以存活 1 年以上的患者;广泛骨转移所致剧烈疼痛者;③Ⅲ期或Ⅳ期的神经母细胞瘤;④不能手术切除的家族性恶性无功能的副神经节瘤(paraganglioma);⑤示踪剂量 ^{131}I-MIBG 显像证实病灶摄取放射性药物;⑥高血压不能控制者。

(2) 禁忌证

绝对禁忌证 孕妇及哺乳患者;预期存活不超 3 个月者(难于处理的骨痛患者除外);肾衰短期需要透析者。

相对禁忌证 不能接受医疗隔离;尿失禁;肾功能快速恶化,GFR 低于 30m/min;前期治疗所致的进行性血液或肾毒性;骨髓抑制(白细胞低于 4.0×10^9/L、红细胞低于 3.5×10^{12}/L,血小板低于 9.0×10^{10}/L)。

3. 治疗过程

(1) 患者的准备:行 ^{131}I-MIBG 全身显像,以观察病灶聚集情况,停用影响 ^{131}I-MIBG 吸收药物。治疗前 3 日开始用卢戈氏碘液封闭甲状腺,每日 3 次,每次 5~10 滴,直到治疗后 4 周。

(2) 剂量估算:给药剂量一般采用一次性固定剂量法,治疗剂量在 3.7~11.1GBq 之间。由于摄取率和有效半衰期会因疗效次数增加而减低,因此第一次和第二次的治疗剂量宜采用允许量的最高剂量,以提高疗效。

(3) 给药方法:静脉滴注给药,60~90min 滴注完毕。给药时严密监测脉搏、血压和心电图,1 次 /min,给药后 24h 内测 1 次 /h。

4. 注意事项 嘱患者应多饮水,及时排空小便以减少对膀胱的辐射。患者应住院隔离至少 5~7 日。视病情的发展和患者的身体状况决定是否需要重复治疗,应在 3~5 个月后进行。

5. 疗效评价 嗜铬细胞瘤外科手术是治疗嗜铬细胞瘤的首选。95% 以上的嗜铬细胞瘤病灶能摄取 ^{131}I-MIBG,使用 ^{131}I-MIBG 治疗嗜铬细胞瘤目的如下:①缓解症状和改善患者生活质量;②抑制肿瘤分泌儿茶酚胺类物质的功能,降低患者血压,延长生存期;③控制肿瘤的进展,改善患者预后;④通过重复 ^{131}I-MIBG 治疗可能使肿瘤完全消退。大多数患者通过治疗能实现有效控制肿瘤的目标。神经母细胞瘤患者的临床分期决定了患者的预后和治疗方法的选择。

(三) 放射性药物靶向治疗(RIT)

1. 放射免疫导向治疗

(1) 原理:将发射 α 或 β 粒子的放射性核素标记特异性抗体(目前主要为单克隆抗体),进入体内后能与肿瘤细胞表面特定抗原进行结合,在肿瘤组织内大量浓聚并长时间滞留;释放的射线破坏或干扰肿瘤细胞的结构或功能,起到抑制、杀伤或杀死肿瘤细胞,达到治疗的目的。

(2) 适应证:肿瘤复发、术后残留的较小病灶、转移形成的亚临床微小病灶和全身较广泛转移的患者。^{131}I-chTNT(肿瘤细胞核嵌合单克隆抗体注射液,唯美生)用于放化疗不能控制或复发的晚期肺癌患者。^{131}I 标记的单抗美妥昔 HAb18 F(ab')$_2$(利卡汀)可以治疗不能手术切除或术后复发的原发性肝癌,以及不适宜进行动脉导管化学栓塞(TACE)治疗或经 TACE 治疗后无效和复发的晚期肝癌患者。

(3) 禁忌证：一般禁忌证为：对药品以及成分过敏；冷抗体皮试阳性或 HAMA 反应阳性；妊娠和哺乳的妇女；肝肾功能严重障碍者。特殊禁忌证包括：①心肌损害或有充血性心衰者；②未成年及 80 岁以上患者；③使用碘标记的抗体时，不能耐受甲状腺封闭药物的患者、碘过敏患者或抗 TNT 抗体反应阳性者；④造血功能不良者；⑤有明显胸腹水者，或者肿块表面红肿热痛伴有白细咆 $>10\times10^9/L$ 者；⑥各种急性或慢性炎症患者。

2. 生长抑素受体介导治疗

(1) 在肿瘤细胞变异分化过程中，细胞膜某些受体的表达可明显增高，许多肿瘤细胞含有生长抑素（SMS）受体，SMS 及其类似物（SSA）对肿瘤有明显的抑制作用。生长抑素受体（SSTR）是一种具有 7 个跨膜区段的糖蛋白，属 G 蛋白偶联受体家族，在正常人体内分布广泛。神经内分泌源性及一些非神经内分泌源性的肿瘤细胞表面均有 SSTR 高表达，SSTR 与放射性核素标记的生长抑素类似物的特异性结合力很大，可进行受体阳性肿瘤显像和靶向放射治疗。另外，标记核素发出的射线还可以杀伤邻近的 SSTR 阴性肿瘤细胞。

(2) 常用放射性药物及适应证：常用的放射性核素为 ^{131}I 和 ^{90}Y 等，其标记奥曲肽（Octreotide）是应用最广的。对于不能手术或已经出现转移的神经内分泌肿瘤，以及其他难治性 SSTR 阳性的实体瘤，SSTR 介导的放射性核素治疗有一定的价值。

四、病例分析

【病例 23-1】

1. 临床资料　患者男性，5 个月。以右侧脸部皮肤红斑，逐渐长大、红色加深并隆起 4 个月为主诉就诊。患儿出生后右侧脸部出现小红斑，后逐渐扩大、增厚，颜色加深，常在用力、哭吵时其色更加深。体格检查：一般情况好，右侧脸部红斑范围约 2.5cm × 1.6cm，高出皮肤表面最厚约 0.2cm，压之不褪色，边界较清晰。因病灶肿胀且内上缘与右眼外眦、下眼睑相邻，使右眼外观略肿胀。其余部位皮肤未见类似病灶（见文末彩图 23-1A）。

如何进一步明确诊断？可以选择何种核医学治疗方法？治疗效果如何？

2. 讨论　患儿出生时出现病灶，并较明显增大，损害表现为单个鲜红色、柔软肿块，突出于皮表，压之不褪色，可诊断为毛细血管瘤，且病灶多表现为皮内型。皮肤敷贴治疗可取得较好疗效，方法简便，不留瘢痕，可以考虑行敷贴治疗。

治疗前告知患者家属注意事项、疗效、可能的近期反应等，签署治疗知情同意书。制定合适的剂量，以 ^{90}Sr-^{90}Y 敷贴器治疗，治疗前半小时口服水合氯醛 50mg/kg 以催眠，使敷贴过程顺利，治疗位置准确。

患儿治疗后 3 个月复查，病灶颜色明显减淡，病灶变薄，范围无扩大。重复 2 疗程治疗，患儿末次随访时为距第一次治疗病 2 年余，病灶已完全消失，无色素沉着（见文末彩图 23-1B）。

皮肤毛细血管瘤较为常见，是由胚胎期血管网扩张和增生的构成的先天性皮肤发育异常，多见于婴儿，常见部位是面部，有时甚至影响容貌。出生后逐渐长大，呈良性生长。该病一般的疗法是化疗、电凝固、冷冻法和手术切除等，但疗效不佳且常留下瘢痕。敷贴治疗方法简便安全，局部反应轻微，疗效满意且不留瘢痕。

五、小结

随着分子医学、分子生物学、介入等新技术的不断发展，新的放射性靶向治疗药物和治疗技术不断出现，放射性核素治疗已成为治疗多种疾病的重要方法。本章节所含的放射性药物靶向治疗、受体介导治疗、基因靶向治疗就是个体化治疗肿瘤的新方法，正日益广泛地应用于多临床学科，发挥着重要的作用。放射性药物靶向治疗、受体介导治疗、基因靶向治疗、皮肤敷贴治疗、嗜铬细胞瘤的 ^{131}I-MIBG 与其他放射性核素治疗相似，均具有方法简单、靶向性强、安全无创、无严重副作用等优点，大部分疗效可靠，具有较广阔的发展前景。

（陈文新）

第二十四章

核医学在儿科疾病的应用

一、目的和要求

1. 掌握　儿科核医学在骨骼、泌尿、消化系统疾病中的临床应用。

2. 熟悉　儿科核医学检查要点。

3. 了解　放射性核素治疗神经母细胞瘤。

二、实践学时

本章实践 3 学时。

三、实习内容

(一) 儿科核医学检查特点

1. 准备工作　由于患者的特殊性，检查前要对法定监护人（如父母）进行充分告知，要获得知情同意才能够进行检查。儿科核医学（nuclear medicine of paediatrics）的临床工作比成人需要更多的时间和耐心，因此要求医务人员、患儿及家属的共同参与和密切配合。检查时患儿不容易像成人一样保持体位不变，使用胶带、布垫沙袋、布毯等将检查部位与检查床固定，检查室配备玩具、儿童书籍、影像和音乐等能够分散患儿的注意力，部分患儿不能在检查期间保持体位不动，需使用镇静剂。

2. 放射性药物剂量　儿科核医学检查显像剂用量，通常根据患儿体重或者体表面积在成人用量基础上进行校正计算，具体使用剂量见表 24-1。

表 24-1　儿童核医学显像应用显像剂的剂量表

项目 / 显像剂	最大剂量 mCi（MBq）	最小剂量 mCi（MBq）	按千克体重剂量 mCi（MBq）
骨骼 ^{99m}Tc-MDP	20（740）	2（74）	0.2（7.4）
肾动态 DMSA	3.0（111）	0.3（11.1）	0.05（1.85）
肾动态 DTPA	5（185）	0.5（18.5）	0.1（3.7）
甲状腺 $^{99m}TcO_4^-$	10（370）	0.5（18.5）	0.1（3.7）
甲状旁腺 MIBI	10（370）	2（74）	0.15（5.55）
Meckel 憩室 $^{99m}TcO_4^-$	10（370）	0.2（7.4）	0.1（3.7）
肝胆 ^{99m}Tc-EHIDA	3.0（111）	0.25（9.25）	0.05（1.85）
GER DTPA（Milk）	1.0（37）	0.2（7.4）	0.015（0.55）
心肌 MIBI	10（370）	2（74）	0.15（5.55）
心脏 PHY	3.0（111）	0.1（3.7）	0.05（1.85）
脑 ECD	20（740）	1.0（37）	0.25（9.25）

（二）常见儿科疾病的核医学诊断应用

1. 骨骼系统　核素骨显像诊断骨骼疾病具有很高的敏感性，可以进行三时相、动态、静态、全身、局部、断层、融合显像、3D 融合等多种显像方式，骨显像在儿科骨病的应用逐渐增多。

(1) 良性骨病

1）急性骨髓炎（osteomyelitis）常发生于小儿血流丰富的干骺端。常规 X 射线摄片对早期诊断有困难，但三时相骨显像可在骨髓炎发病 24 小时内发现异常，典型征象是在病变部位血流灌注增加、血容量丰富，延迟相上出现放射性异常浓聚。急性骨髓炎和蜂窝织炎在临床症状上较为相似，后者延迟相骨显像剂分布基本正常。骨显像对早期诊断骨髓炎非常敏感，具有较高的准确性。

2）骨结核好发于儿童和青少年，90% 继发于肺结核。骨结核病灶表现为骨放射性异常浓聚。对于诊断明确的患者，骨显像能发现更多的骨骼病灶，利于全面评估病情、判断疗效。

3）儿童股骨头骨软骨病，又称无菌性股骨头骨骺坏死。常见于 4~8 岁男孩，单侧多见，临床表现为髋部轻度疼痛。骨显像的改变可早于 X 射线检查数月。骨显像对此病诊断的灵敏度和特异性高达 98% 和 95%，在症状出现的 5 周内，患侧股骨头显像剂部分或全部缺如。中晚期骨显像特征性表现为患侧股骨头骨骺部位显像剂摄取减低，髋臼部位因滑膜炎而呈现显像剂摄取增高。

4）骨折：骨显像主要用于细小骨折和部位比较隐蔽的骨折以及隐匿性、应力性和功能不全性的骨折。典型表现为皮质区灶性、梭形或横带状显像剂摄取增高。

5）腰椎峡部裂：患者多为青少年，多数无症状，少数出现下腰部进行性疼痛，可伴发一侧或双下肢放射性痛。病变部位可见骨显像剂摄取异常增高。SPECT/CT 局部断层显像能进一步明确诊断。

6）骨移植的监测：骨动态显像对移植骨是否成活具有独特价值。比 X 射线检查早 3~6 周，预测存活率近 100%。移植骨显像剂分布高于周围正常骨组织及对侧相应正常骨组织，骨床连接处显像剂分布增高，提示血运通畅存活良好。

(2) 原发性骨肿瘤

1）成骨肉瘤（osteosarcoma）：三时相骨显像典型表现是病变部位骨骼血流灌注增加，延迟显像显像剂摄取增高，病灶内显像剂分布不均。成骨肉瘤易发生远处转移，特别是骨转移和肺转移，转移灶可放射性摄取增高。

2）尤文肉瘤（Ewing sarcoma）90% 发生在 5~25 岁之间，好发于长骨的干骺端、骨干，肋骨、锁骨、肩胛骨和椎骨也可发生。骨显像典型征象表现为病灶显像剂摄取增高，分布较均匀（图 24-1）。骨显像在确定尤文肉瘤的侵犯范围和早期诊断转移灶优于 X 射线检查，同时还有助于确定手术范围和放疗定位。

此外，骨显像也用于骨巨细胞瘤、骨样骨瘤、骨软骨瘤、骨纤维异样增殖症、单发性骨囊肿、非骨化性纤维瘤的诊断，SPECT/CT 能提供更多信息。

(3) 恶性肿瘤骨转移：骨显像是诊断恶性肿瘤骨转移常规诊断方法，较常规 X 射线早 3~6 个月发现骨骼转移病灶，表现为放射性摄取异常增高。骨显像也是骨转移灶治疗后疗效观察的主要方法。在神经母细胞瘤（neuroblastoma，NB）、横纹肌肉瘤（rhabdomyosarcoma）、肾母细胞瘤（nephroblastoma）等肿瘤骨转移中有很好的应用（图 24-2）。

2. 泌尿系统

(1) 肾静态显像：肾静态显像能观察肾实质损害，主要临床应用：

1）肾内占位性病变、缺血性病变和破坏性病变（包括瘢痕和外伤）的检测。

2）急性肾盂肾炎和慢性肾盂肾炎的诊断：肾盂肾炎（pyelonephritis）根据临床病程及疾病进展

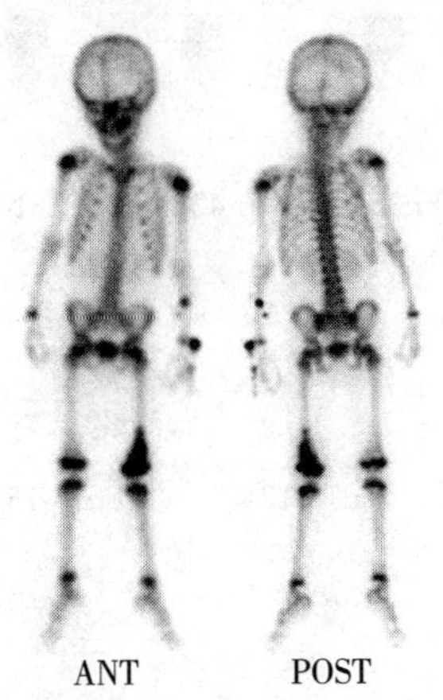

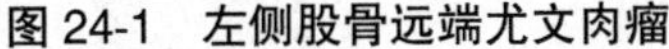

图 24-1　左侧股骨远端尤文肉瘤

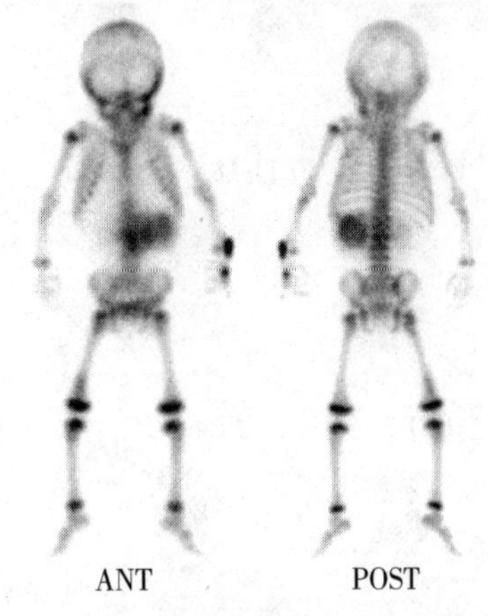

图 24-2　神经母细胞瘤左侧眼眶转移

分为急性及慢性两期。急性肾盂肾炎早期，由于肾实质内局灶性缺血，肾静态显像表现为肾内局限性显像剂分布稀疏或缺损，可单发也可多发。

急性肾盂肾炎如有瘢痕形成，静态显像可表现为局部肾皮质变薄、肾轮廓缩小，肾内可见楔形放射性分布稀疏缺损“瘢痕征”，常见于肾上下极近边缘处(图 24-3)。慢性肾盂肾炎表现为肾影缩小，放射性分布不均匀，瘢痕处为缺损区。肾皮质显像探测急性肾盂肾炎及其瘢痕、显示病灶数为超声的两倍，断层显像比平面显现可发现更多的显像剂分布异常区域。

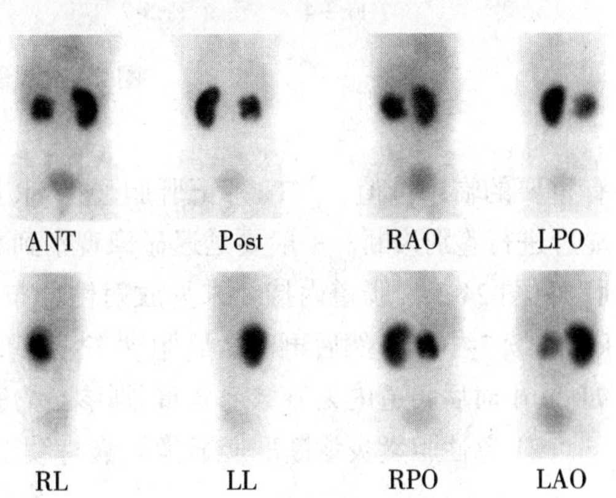

图 24-3　肾静态显像：左肾正常，右肾肾盂肾炎，瘢痕形成

3）先天性肾脏畸形，包括重复肾、孤立肾、肾发育不良、马蹄肾、多囊肾、异位肾等诊断。

4）鉴别诊断腹部肿块与肾脏的关系。

(2) 肾动态显像与 GFR 测定，主要临床应用有：

1）评价小儿肾脏的功能状态。

2）新生儿未成熟肾诊断。

3）儿童肾积水及上尿路梗阻评价(图 24-4)。

4）急性肾动脉栓塞的诊断和随访。

5）诊断肾性高血压。

6）肾静脉血栓诊断。

7）肾梗死。

8）评价肾移植术后及肾外伤、肾输尿管术后有无尿漏。

9）肾内占位性病变定位及定性诊断。

10）重复肾畸形诊断及功能判定。

3. 消化系统

(1) 肝胆动态显像

1）胆道闭锁和新生儿肝炎的鉴别诊断：肝胆动态显像对于胆道闭锁与新生儿肝炎的鉴别诊断

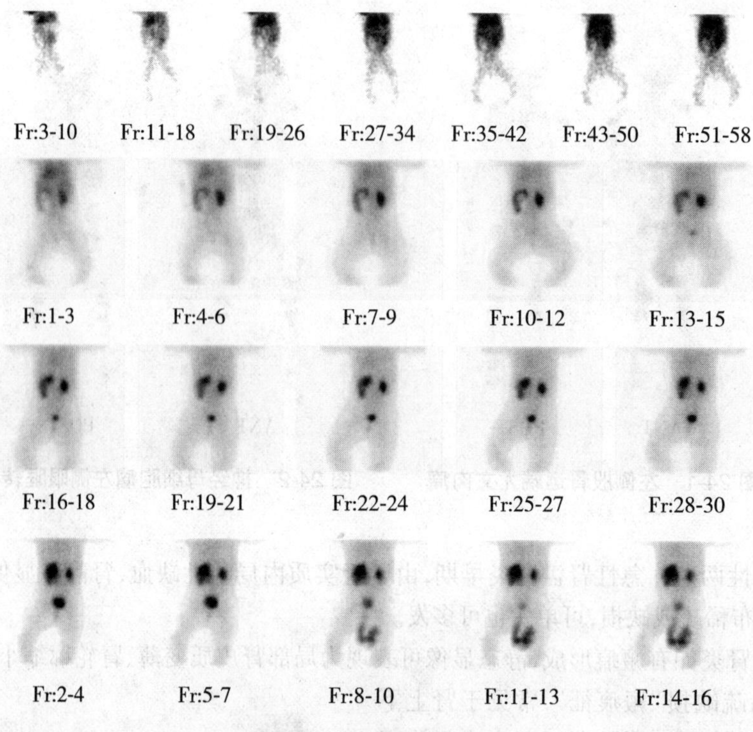

图 24-4　肾动态显像：左肾积水

有重要的临床价值。^{99m}Tc 标记肝胆显像剂，用 γ 相机或 SPECT 做动态显像，观察有无胆道、肠道显影进行鉴别诊断。一般要延迟显像观察到 24 小时。肠道内出现放射性分布，即可诊断为新生儿肝炎（图 24-5）。肠道内持续未见放射性分布，需进行苯巴比妥介入试验（每天口服苯巴比妥 5mg/kg，连续 7~10 天，然后再次做肝胆动态显像），一旦出现显像剂分布，则考虑为新生儿肝炎的诊断，如 24 小时后肠道内无显像剂分布，则诊断为胆道闭锁（图 24-6）。

2）急性胆囊炎诊断肝胆显像胆囊持续不显影，可证实急性胆囊炎的临床诊断。相反，胆囊显

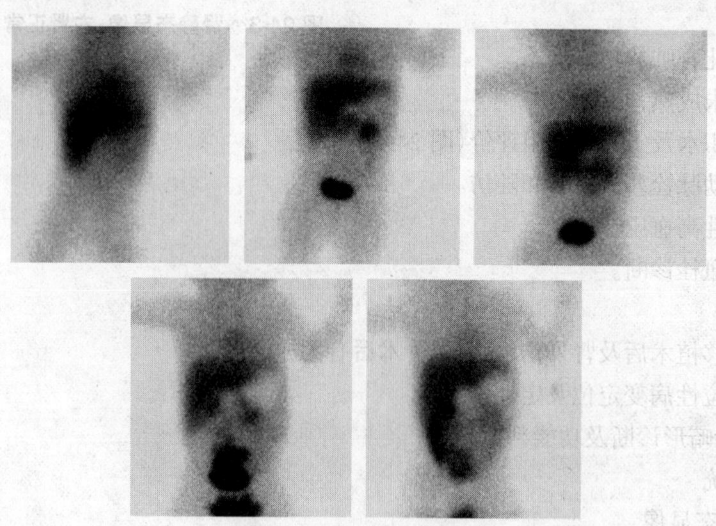

图 24-5　新生儿肝炎

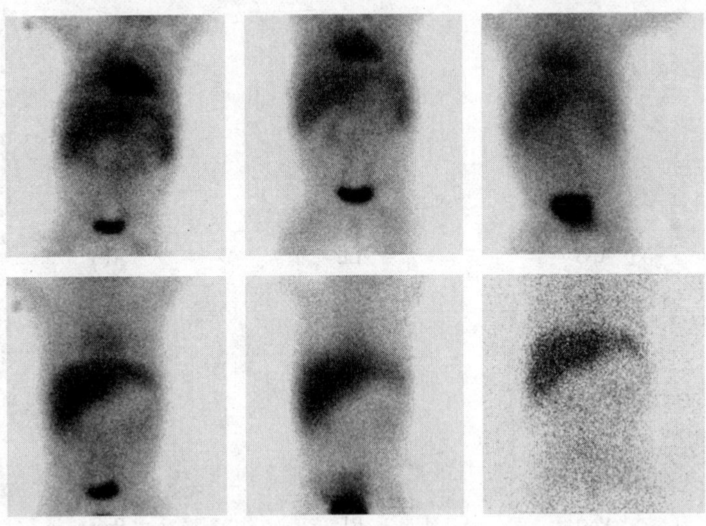

图 24-6　胆道闭锁

影则可排除急性胆囊炎。介入试验后一旦出现胆囊影即可排除急性胆囊炎诊断。

3）慢性胆囊炎诊断肝胆显像肠道显像剂分布早于胆囊显像剂分布是慢性胆囊炎患者的一个非敏感的但却是非常特异性的征象。

4）Kasai 术后观察胆道通畅情况。

5）诊断胆总管囊肿、胆道支气管瘘（见文末彩图 24-7）等先天性胆道疾患等。

(2) 胃食管反流测定和显像：胃食管反流的诊断和定量评估反流程度；评价有无因胃食管反流导致的吸入性肺炎。

(3) 胃排空显像：胃排空功能的评价；胃排空障碍原因的探讨；药物及手术治疗的疗效观察和随访。

(4) 异位胃黏膜显像

1）Meckel 憩室：在右下腹、脐周出现位置相对固定的灶状浓聚影，与胃同步显影，随着时间延长，影像渐浓。早期出现、位置和形态未见明显变化是诊断要点（图 24-8）。

2）小肠重复畸形的诊断。

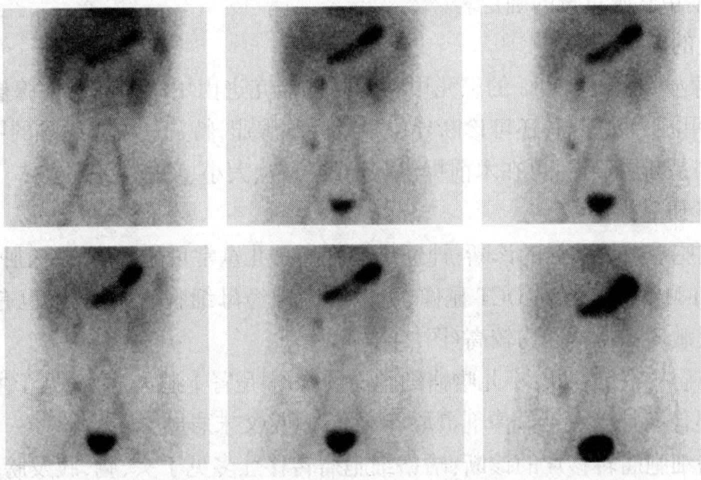

图 24-8　右下腹 Meckel 憩室

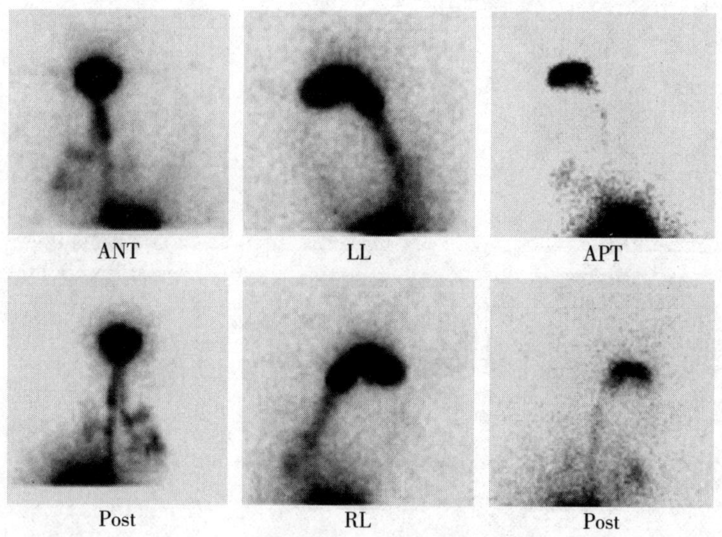

图 24-9 吸入性肺炎

3）小儿下消化道出血病因筛查。

(5) 胃肠道出血显像：各类急性、慢性消化道出血（尤其是下消化道出血）的诊断与定位。能探测出血率低达 0.1m/min 的消化道出血，其敏感性高于 X 射线血管造影检查，尤其是可用于间歇性肠道出血。典型影像表现为肠道异常显像剂分布，常沿着消化道移动，异常显像剂分布不固定。

(6) 放射性核素唾液显像：主要应用于吸入性肺炎的诊断及随访。异常表现为肺投影区的异常放射性浓聚（图 24-9），断层显像可提高诊断灵敏度。

4. 内分泌系统

(1) 甲状腺显像

1）异位甲状腺的定位诊断。

2）甲状腺结节功能的诊断。

3）甲状腺癌转移灶的寻找。

4）颈部肿块与甲状腺的关系。

5）^{131}I 治疗前甲状腺重量的确定。

6）甲状腺炎的诊断。

(2) 甲状旁腺显像：约有 90% 的患儿甲状旁腺功能亢进由甲状旁腺良性腺瘤所引起。甲状旁腺显像能够诊断甲状旁腺腺瘤，还可诊断异位甲状旁腺腺瘤，特别是位于纵隔的甲状旁腺腺瘤。甲状旁腺显像（特别是断层显像）可在术前提供腺瘤的位置、大小、功能状态。

(3) 肾上腺髓质显像

1）神经母细胞瘤及转移灶的诊断：神经母细胞瘤是儿童常见的肿瘤之一，肿瘤生长迅速，扩散早。^{123}I-MIBG、^{131}I-MIBG 或 ^{99m}Tc-OCT 显像，可以诊断神经母细胞瘤原发灶，也有助于寻找转移灶和疾病的分期，灵敏度和特异性均较高（图 24-10）。

2）嗜铬细胞瘤的定位诊断：小儿嗜铬细胞瘤约 30% 是肾上腺外病变，见于主动脉分叉部及主动脉旁。MIBG 显像病灶区可见显像剂摄取异常增高（见文末彩图 24-11）。

3）恶性嗜铬细胞瘤转移灶的诊断：嗜铬细胞瘤转移灶多见于头、胸，腹及膀胱等处，显像剂分布异常增高，MIBG 显像的定位诊断的灵敏度优于其他影像学检查方法（图 24-12）。

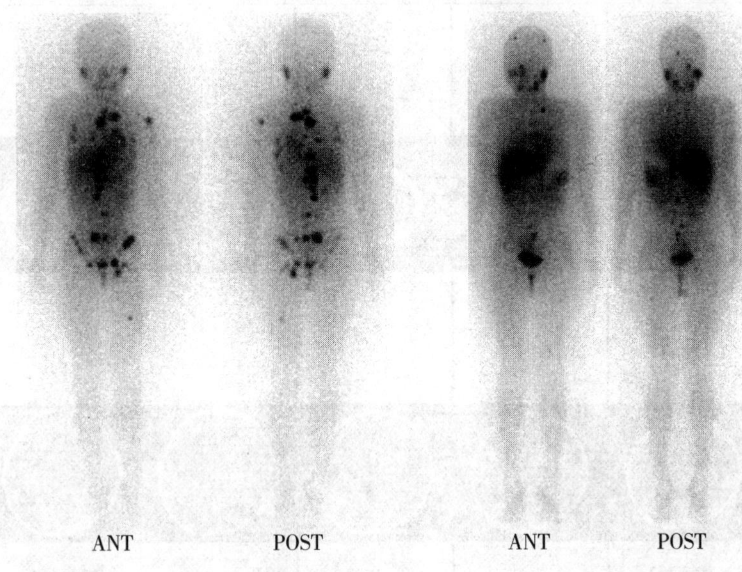

图 24-10　神经母细胞瘤多发转移 MIBG 显像

图 24-12　恶性嗜铬细胞瘤全身多发转移 MIBG 显像

4）甲状腺髓样癌、类癌、绒癌和胰岛细胞癌等也具有摄取 MIBG 的功能，有助于诊断与治疗。

5. 神经系统

（1）脑血流灌注显像

1）癫痫灶定位诊断：癫痫灶在发作期，局部脑血流增加，放射性分布增高；癫痫发作间期局部脑血流降低，放射性分布减少。

2）精神疾病（小儿常用于自闭症、多动症 -ADHD）。

3）脑死亡脑血流灌注显像具有简便、安全、无创的特点，是评估脑死亡的一种重要方法。典型脑死亡表现为脑 SPECT 显像脑组织无显像剂摄取（图 24-13）。

（2）^{18}F-FDG PET 脑显像

1）癫痫 ^{18}F-FDG PET 对癫痫灶定位诊断有很高的价值。80% 的部分性癫痫患儿发作间期脑内可见一处或多处代谢减低区，而发作期代谢增高。

2）肿瘤的良恶性鉴别、分级、疗效和预后判断以及复发或残存病灶的诊断：肿瘤复发组织代谢增高，而坏死或瘢痕组织代谢明显降低或无代谢。

3）新生儿缺氧缺血性脑病：新生儿缺氧缺血性脑病（hypoxic-ischemic encephalopathy，HE）患儿脑显像见脑组织均呈现低代谢状况，而且病情越重低代谢越为明显。

4）神经生理学研究价值。

6. 循环系统

（1）心肌灌注显像

1）川崎病：川崎病是一种急性自限性血管性疾病，主要影响婴幼儿，心肌灌注显像广泛用于检测川崎病患儿的心肌缺血情况。最常见是左室前壁，其余为下壁、心尖、侧壁及后壁心肌缺血。缺血灶可单一存在，也可出现两处或多处病灶，呈放射性分布稀疏或缺损。

2）心肌病扩张性心肌病：心肌灌注显像表现为左室腔扩大，左室壁变薄，显像剂分布不均匀，呈弥漫显像剂分布稀疏或缺损。肥厚性心肌病的心肌呈不对称性增厚，以室间隔增厚明显。缺血

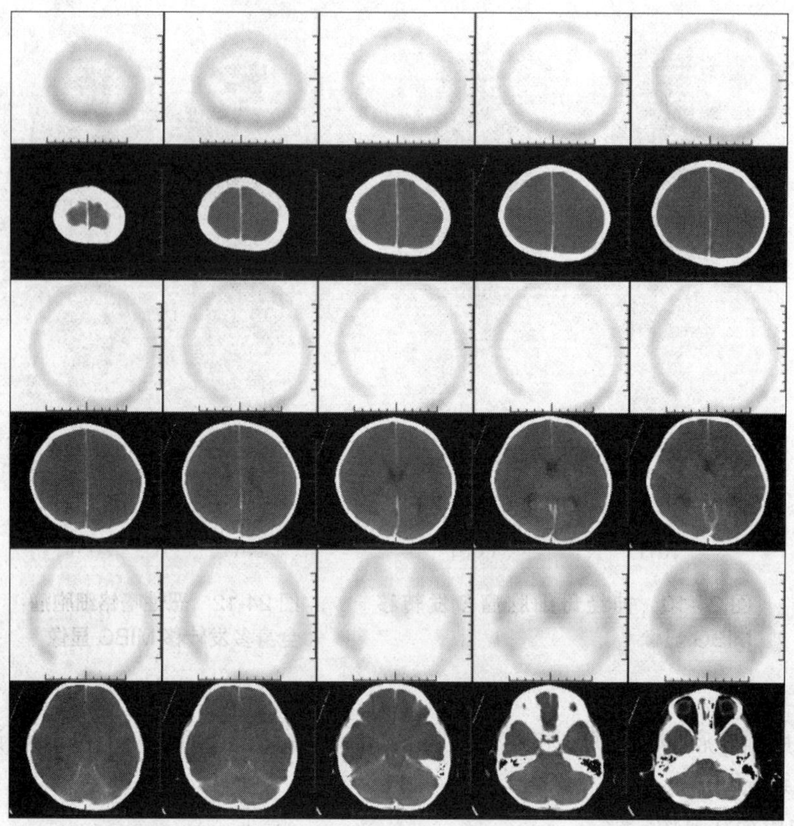

图 24-13 脑血流灌注 SPECT/CT 显像连续断层图：脑组织无显像剂摄取，符合脑死亡表现

性心肌病典型影像表现呈可逆性节段性显像剂分布稀疏或缺损。

3）心肌炎：心肌灌注显像是诊断小儿心肌炎的一种无创、经济的方法。病毒性心肌炎的心肌灌注显像特点为心肌内显像剂分布正常与显像剂分布减淡相间的异常改变，即"花斑样"改变。

4）法洛四联症：心肌灌注显像见右室显影清晰，右室壁肥厚，部分可见心腔狭窄，心衰期可见右室腔扩大。心肌灌注显像可监测术后局部心肌是否有诱导性心肌缺血。

5）左冠状动脉异常起源肺动脉：左冠状动脉异常起源肺动脉是一种罕见的先天畸形，患儿静息心肌灌注显像就可表现出明显的灌注稀疏或缺损。

6）完全性大动脉转位：完全性大动脉转位患儿必须行动脉调转术获得解剖矫治。动脉调转术后可用心肌灌注显像来监测心肌灌注情况。

7）心脏移植：心脏移植是目前有效治疗终末期心脏病的最后手段。心肌灌注显像在心脏移植术前主要用于检测有无显著的冠状动脉狭窄；术后用于检测心肌血流灌注、有无移植血管病变。

(2) ^{18}F-FDG 心肌葡萄糖代谢显像

1）判断心肌活性，鉴别缺血与坏死心肌：儿科心脏病均可导致继发性的心肌缺血，部分可发展为心肌坏死。

2）疗效及预后判断：在血运重建术前评估心肌坏死患儿的心肌存活情况，对预测心肌局部功能和代谢的改善有重要意义。

7. 呼吸系统　儿科核医学在呼吸系统中的应用主要包括肺通气与肺灌注显像，二者常联合应用于肺栓塞的诊断。通气与灌注的不匹配是发生肺栓塞早期诊断和鉴别诊断的重要依据。肺灌注显像还可单独用于肺血管和血流状况的评价，以及判断肺外分流的存在，肺外分流表现为肺以外的组织显影（图 24-14）。

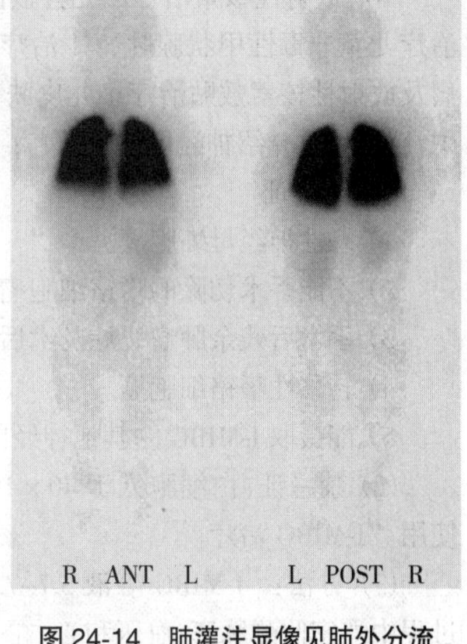

图 24-14　肺灌注显像见肺外分流

8. 造血与淋巴系统

(1) 骨髓显像

1) 再生障碍性贫血骨髓显像显示中央骨髓显像剂分布减少，严重病例全身骨髓显像剂分布减少，甚至可完全不显影。部分病例也可表现为中央骨髓活性降低伴外周骨髓扩张或灶状增生。

2) 白血病：急性白血病骨髓显像中央骨髓活性水平明显抑制显像剂分布减少和外周骨髓扩张，显像剂分布增高。

3) 选择最佳骨髓穿刺部位骨髓显像可以显示全身骨髓分布情况，有助于提供最有代表性的穿刺活检部位。

(2) 淋巴显像：淋巴显像用于淋巴水肿的诊断，可明确淋巴阻塞的部位和程度，为临床选择手术治疗方案提供依据。淋巴显像也能诊断淋巴漏。

(3) 脾显像

1) 左上腹肿块的鉴别诊断。

2) 脾脏占位病变的鉴别诊断：脾转移性肿瘤、脓肿、囊肿、血管瘤、梗死等脾显像病灶处均为显像剂分布稀疏或缺损改变。

3) 副脾、功能性无脾的诊断：大多数情况下副脾无临床意义。脾切手术后，副脾可能显像。功能性无脾因脾脏血供障碍或吞噬胶体颗粒能力受损，导致胶体显像时部分或全部脾脏不显影。

4) 自体脾移植的监测。

9. 肿瘤与炎症　^{18}F-FDG PET、PET/CT 或 PET/MR 肿瘤显像临床应用较多。^{18}F-FDG、枸橼酸镓[^{67}Ga]注射液是儿童肿瘤与炎症显像的重要方法。放射性核素标记白细胞炎症显像具有灵敏性高、特异性强的特点。奥曲肽显像用于神经内分泌肿瘤的诊断疗效判断与预后评价。^{18}F-FDG PET、PET/CT 或 PET/MRI 用于儿科常见的淋巴瘤、脑肿瘤，以及较少见的神经母细胞瘤、肾母细胞瘤、肝母细胞瘤、骨与软组织肉瘤。^{18}F-FDG 属于肿瘤非特异性显像剂，可用于肿瘤的诊断、分期及疗效评估等（图 24-15），但也能在感染、炎症病灶浓聚。

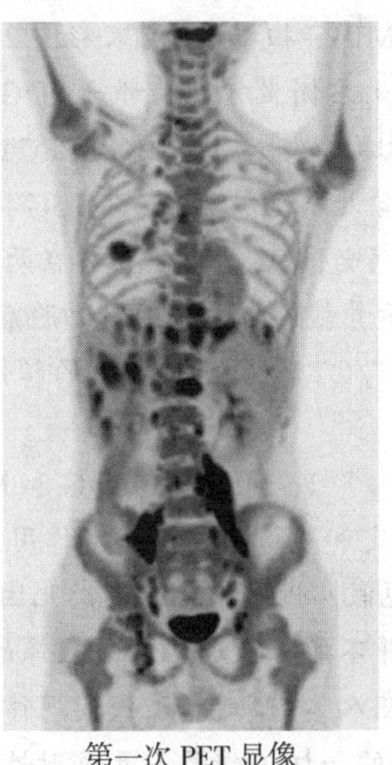

第一次 PET 显像

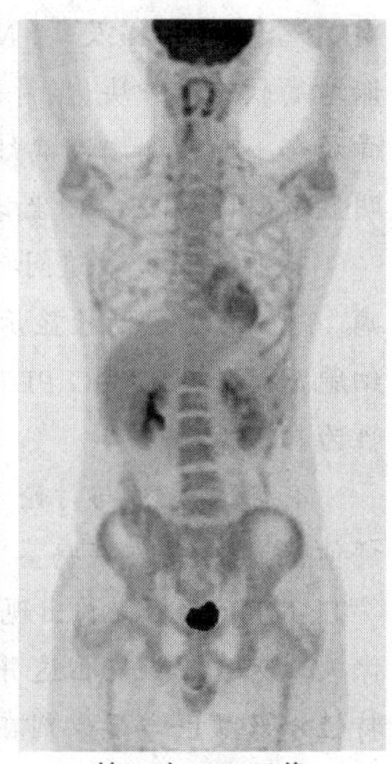

第二次 PET 显像

图 24-15　淋巴瘤初次 PET 显像及化疗后复查，显示病灶明显减少

10. 放射性核素治疗　儿科核医学在疾病治疗中的应用主要包括 ^{131}I 治疗儿童 Graves 病、^{131}I 治疗儿童非毒性甲状腺肿、^{131}1 治疗儿童分化型甲状腺癌、^{131}I-MIBG 治疗神经母细胞瘤、嗜铬细胞瘤及放射性核素敷贴治疗小儿皮肤毛细血管瘤、瘢痕疙瘩等。由于神经母细胞瘤主要发生在儿童中，以下着重介绍神经母细胞瘤 ^{131}I-MIBG 治疗：

(1) 适应证

1) 恶性神经母细胞瘤。

2) 不能手术切除的嗜铬细胞瘤。

3) 手术后残余肿瘤病灶及术后预防性治疗。

4) 转移性嗜铬细胞瘤。

5) 能摄取 I-MIBG 的其他神经内分泌肿瘤。如甲状腺髓样癌、类癌、化学感受器等。

(2) 禁忌证：白细胞低于 40×10^9/L，红细胞低于 25.0×10^{12}/L，血小板低于 9.0×10^{12}/L 者不宜使用 ^{131}I-MIBG 治疗。

(3) 方法：^{131}I-MIBG 溶液 3.7~7.4GBq(100~200mCi) 注入 250m 生理盐水中，90~120min 完毕，过程中严密监测脉率、血压和心电图，每 5min 1 次，给药后 24h 内每小时监测 1 次。治疗 1 周后作 ^{131}I-MIBG 全身显像。

(4) 注意事项与随访：患儿应多饮水，及时排空小便。治疗后在放射性核素治疗病房观察 5~7d。重复治疗视病情发展和患儿的身体状况而定。

定期随访：治疗后 1~3 个月随访 1 次，评估治疗效果确定后续的随访与治疗策略。

四、病例分析

【病例 24-1】

1. 临床资料　男性患儿，6 岁。腹痛 1 月余，就诊于当地医院，行超声及核磁检查发现腹膜后肿物，进一步肿物活组织检查病理提示为外周神经母细胞性肿瘤，镜下为节细胞神经瘤成分。

2. 核医学检查　临床确诊为神经母细胞瘤，为评估初始分期，行 ^{18}F-FDG PET/CT、^{99m}Tc-MDP 全身骨扫描及 ^{123}I-MIBG 扫描(见文末彩图 24-16)，^{18}F-FDG PET/CT 显示右肾前方 FDG 代谢增高软组织肿块(黑箭)，右侧坐骨见局部一 FDG 摄取增高病灶(箭头)；全身骨扫描显示右侧坐骨局部一骨代谢增高病灶(箭头)；^{123}I-MIBG SPECT/CT 显示右肾前方一软组织肿块，MIBG 摄取明显增高(黑箭)，右侧坐骨处没有发现异常 MIBG 摄取增高灶(白箭)。

3. 最终诊断　追问病史，这名男性患儿曾在两周前轮滑时摔倒，臀部着地，患儿自诉肛门部疼痛。进一步骨髓活检显示骨髓内未见神经母细胞瘤细胞。结合以上信息，排除了右侧坐骨神经母细胞瘤转移，^{18}F-FDG PET/CT 和 ^{99m}Tc-MDP 的阳性是骨折引起的假阳性，而 ^{123}I-MIBG 显像的阴性为真阴性。

4. 病例分析与讨论　^{99m}Tc-MDP、^{18}F-FDG 和 MIBG 显像在神经母细胞瘤的诊断、分期、反应评估、残留或复发疾病鉴定和随访中均有一定作用，特别是 MIBG 显像。然而，^{18}F-FDG PET/CT、^{99m}Tc-MDP 骨扫描易出现假阳性结果。本例患儿因外伤骨折导致了假阳性，而更特异的 MIBG 显像表现为真阴性。但这并不能否认其他两种显像的价值。这种假阳性的出现是由肿瘤的生物学特性以及核医学显像剂在人体内的分布、代谢规律两方面因素所致，这一病例体现了核医学示踪剂的重要性，核医学医生的一切工作离不开放射性示踪剂，不同的示踪剂在同一疾病患者体内的分布、代谢规律不同，从而得出不同的显像结果。

五、小结

核医学检查在各年龄阶段小儿的多种疾患中都有其临床价值，是儿科学诊治疾病必不可少的临床学科。核医学的诊疗手段具有简便、安全、灵敏、无创等特点，应用于小儿骨骼、泌尿、消化、循环、内分泌、神经系统等疾患的诊断，甲状腺疾病和神经母细胞瘤等疾病的治疗。儿科核医学的诊疗操作流程、适应证、药物剂量、图像判读等方面与成人核医学有差异，应注意结合儿童的特点，作出适当的调整，以便更好地为患儿及临床服务。随着新的放射性药物的发展、核医学显像设备的进步、儿科核医学应用的推广普及，儿科核医学将展现更大的临床价值。

（杨吉刚）

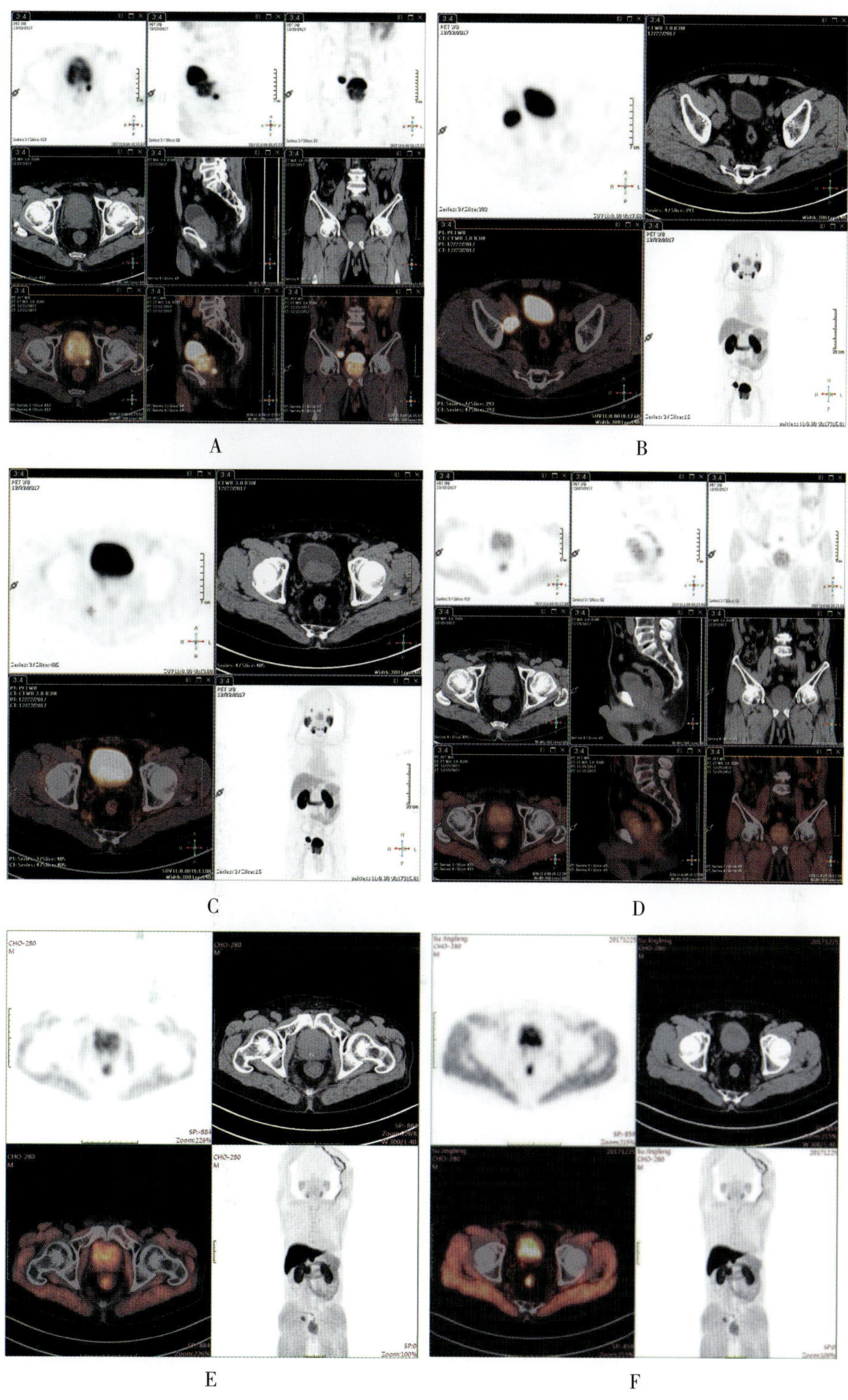

彩图 5-2　前列腺癌 ^{68}Ga-PMSA 及 ^{11}C- 胆碱 PET/CT 图像

男，75 岁，前列腺增生 10 年，体检发现 PSA >100ng/ml，穿刺活检病理为前列腺癌，Gleason 评分为 9 分。图 A、C：^{68}Ga-PMSA PET/CT 图像；图 D、E：^{11}C- 胆碱 PET/CT 显像；图 A、C：前列腺横矢冠状位图像；图 B、E：右髂血管肿大淋巴结轴位图像；图 C、F：盆壁结节轴位图像图像。前列腺癌灶、转移淋巴结及盆壁转移结节能明显摄取 ^{68}Ga-PMSA，前列腺癌灶、转移淋巴结中度摄取 ^{11}C- 胆碱，盆壁结节不摄取 ^{11}C- 胆碱

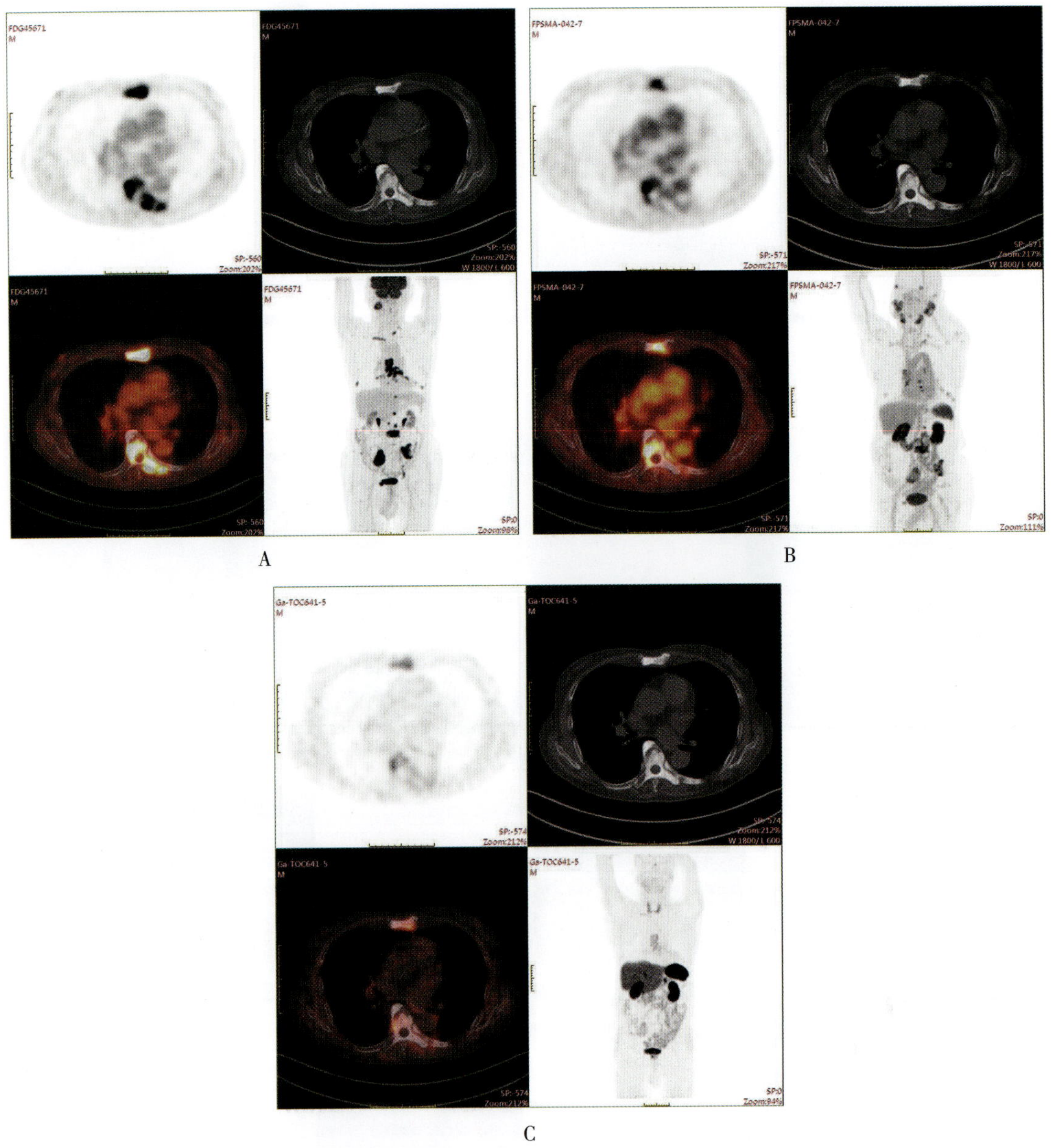

彩图 5-3 前列腺癌生化复发患者 ^{18}F-FDG、^{68}Ga-PMSA 及 ^{11}C- 胆碱 PET/CT 图像

男，75 岁，前列腺癌术后（Gleason 评分为 8 分）及内分泌治疗 3 年后，腰背部疼痛，PSA >100ng/ml。图 A：^{18}F-FDG PET/CT 图；图 B：^{68}Ga-PMSA PET/CT 图像；图 C：^{11}C- 胆碱 PET/CT 显像胸椎及相邻肋骨转移灶摄取 ^{18}F-FDG、^{68}Ga-PMSA 及 ^{11}C- 胆碱的部位及量存在明显不同，反映前列腺癌生物学行为的异质性

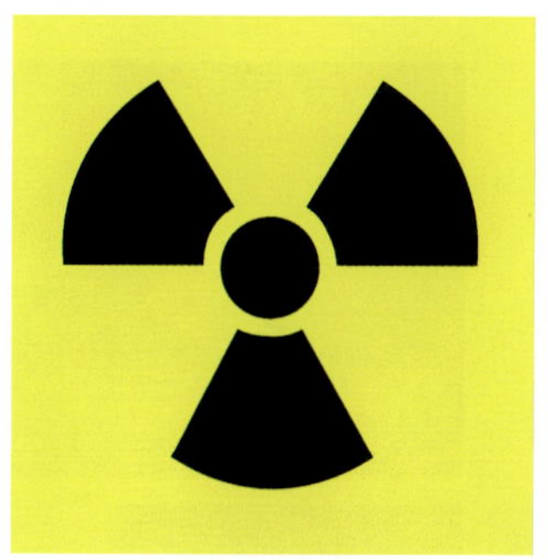

彩图 8-1　电离辐射基本标志

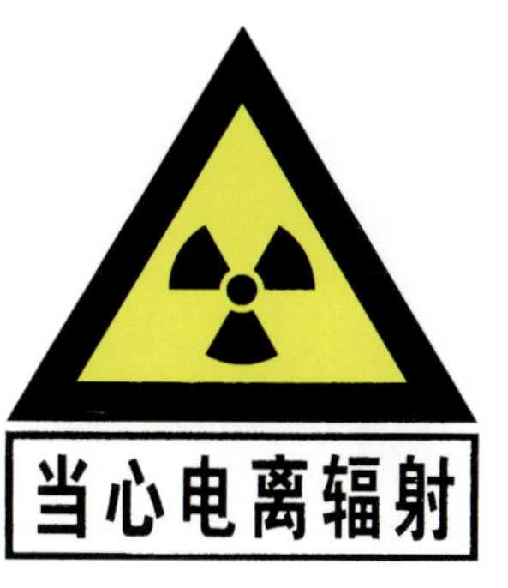

彩图 8-2　电离辐射警告标志

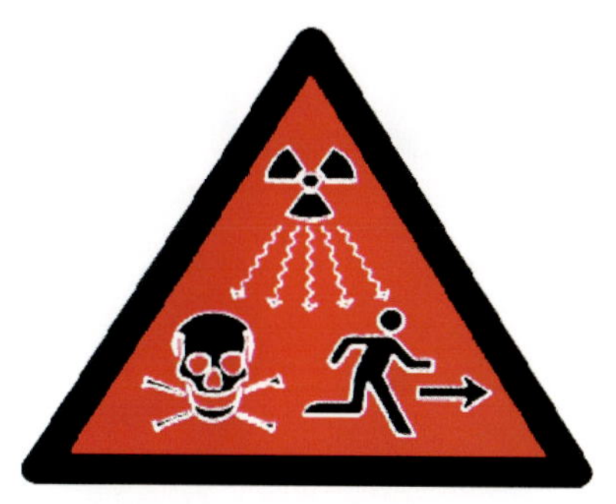

彩图 8-3　电离辐射警告补充标志

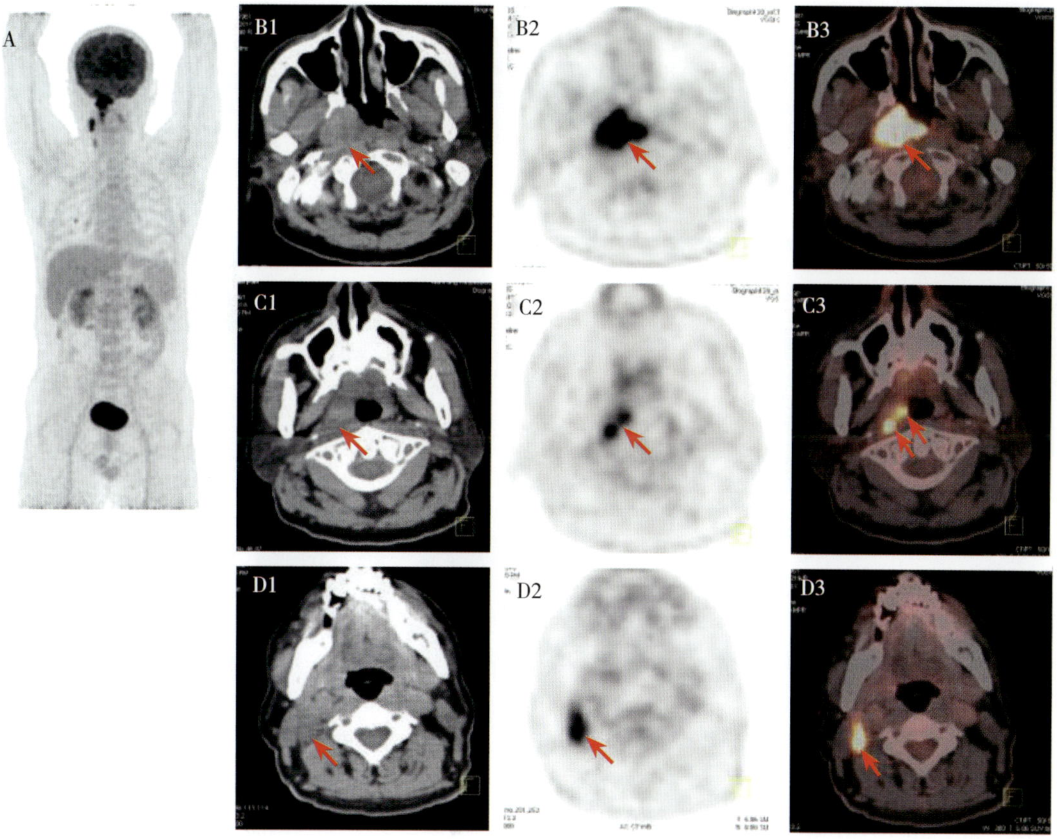

彩图 9-1　**鼻咽癌**

A 图为 PET MIP 图；B1~B3 图为鼻咽部 CT、PET 和 PET/CT 融合图；C1~C3 和 D1~D3 图为咽后间隙及颈部 CT、PET 和 PET/CT 融合图图像；箭头所指为病灶所在

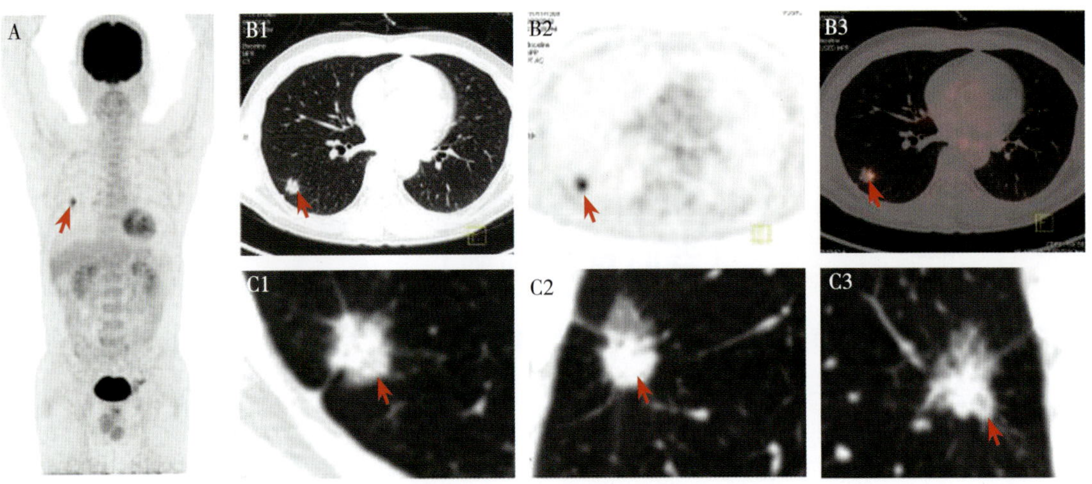

彩图 9-2 右下肺早期肺癌

A 图为 PET MIP 图；B1~B3 分别为 CT、PET 和 PET/CT 横断层融合图；C1~C3 图为右下肺病灶薄层 CT(横断层、冠状断层和矢状断层)；箭头所指为病灶所在

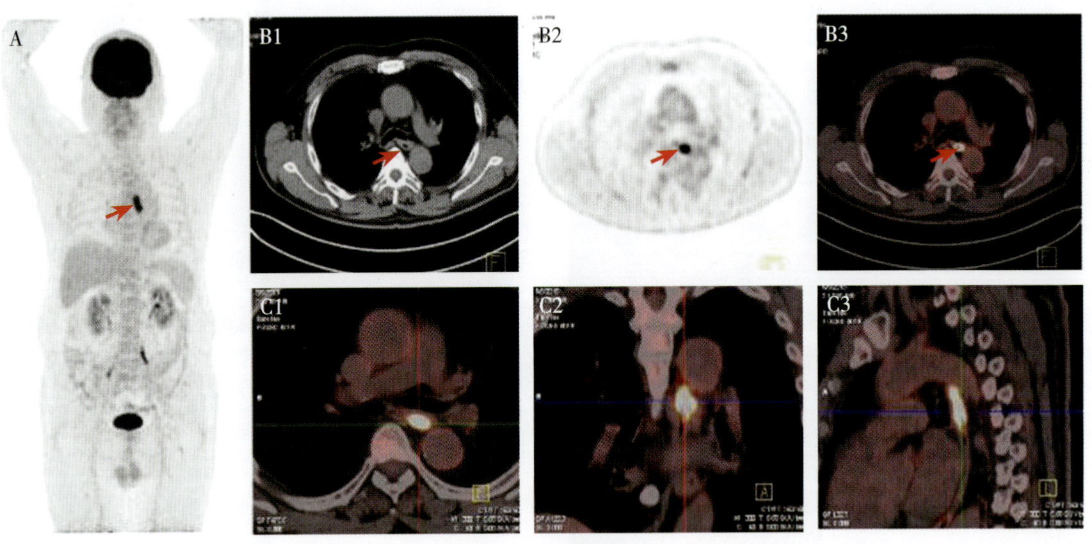

彩图 9-3 食管癌

A 图为 PET MIP 图；B1~B3 分别为 CT、PET 和 PET/CT 横断层融合图；C1~C3 图为食管癌病灶的 PET/CT 融合图(横断层、冠状断层和矢状断层)；箭头所指为病灶所在

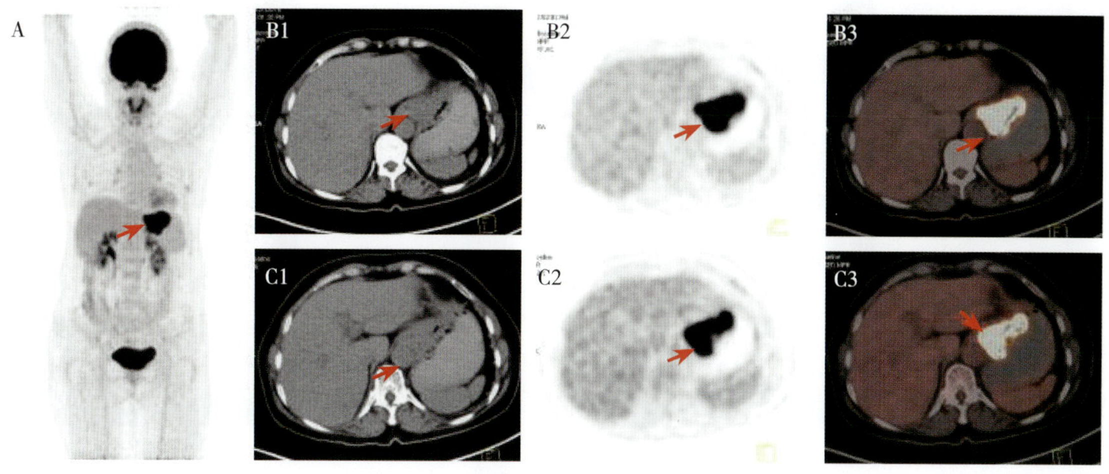

彩图 9-4 胃癌
A 图为 PET MIP 图；B1~B3 和图 C1~C3 分别为 CT、PET 和 PET/CT 横断层融合图；箭头所指为病灶所在

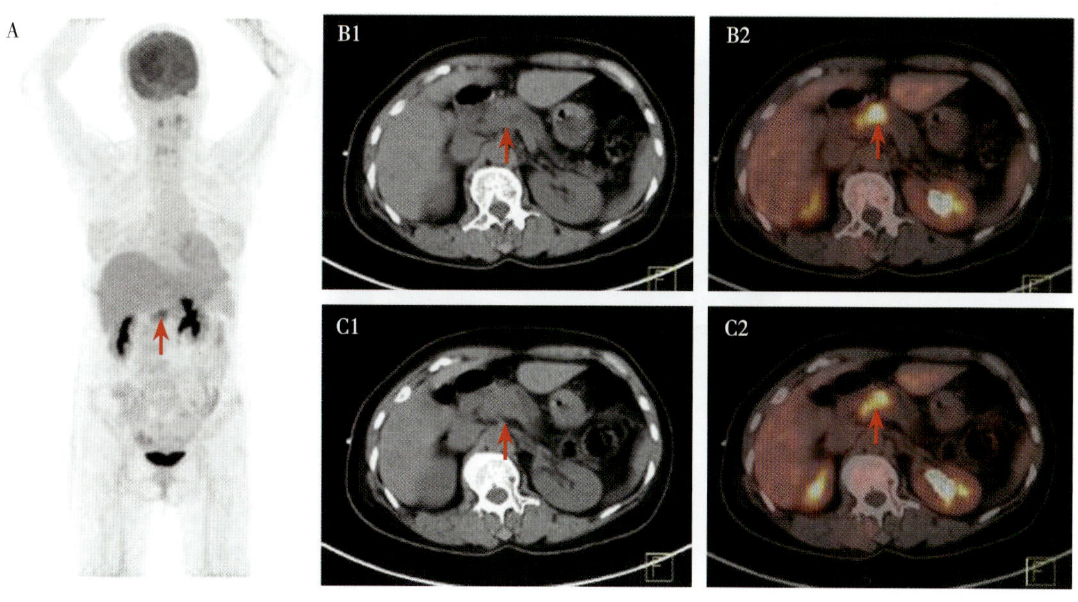

彩图 9-5 胰腺癌
A 图为 PET MIP 图；B1~B2 和图 C1~C2 分别为 CT、PET 和 PET/CT 横断层融合图；箭头所指为病灶所在

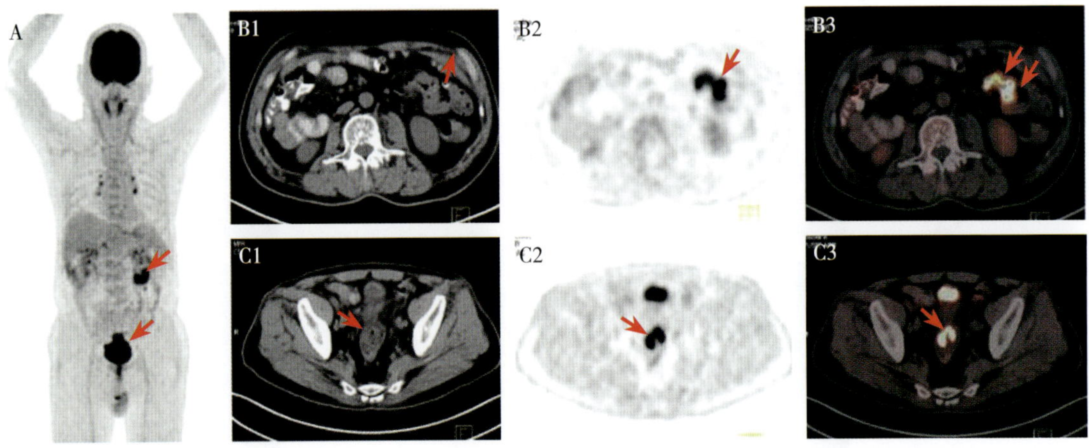

彩图 9-6 结肠癌

A 图为 PET MIP 图;B1~B3 和图 C1~C3 分别为 CT、PET 和 PET/CT 横断层融合图;箭头所指为病灶所在

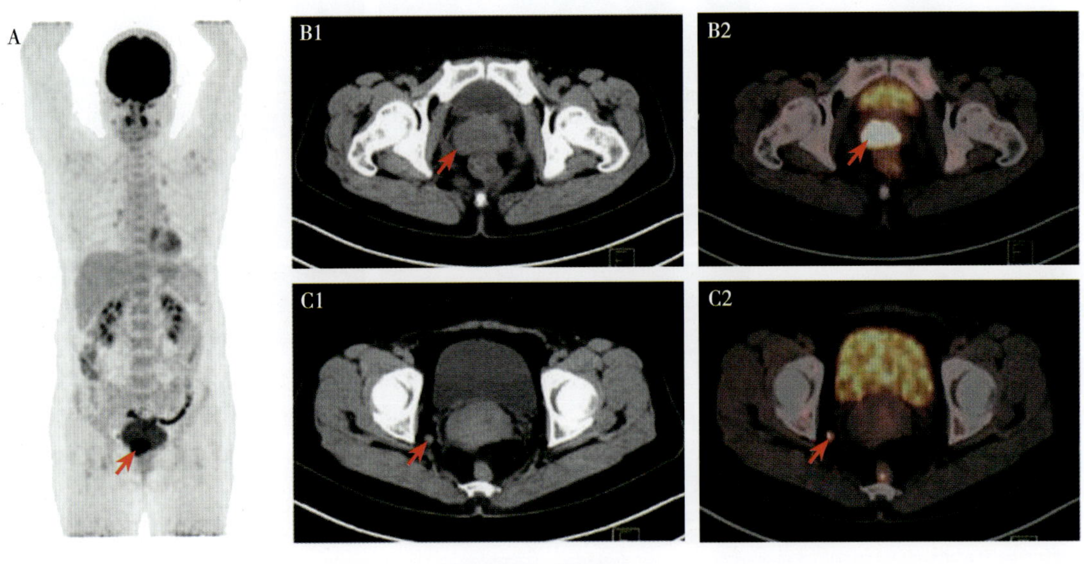

彩图 9-7 宫颈癌

A 图为 PET MIP 图;B1~B2 和图 C1~C2 分别为盆腔 CT、PET 和 PET/CT 横断层融合图;箭头所指为病灶所在

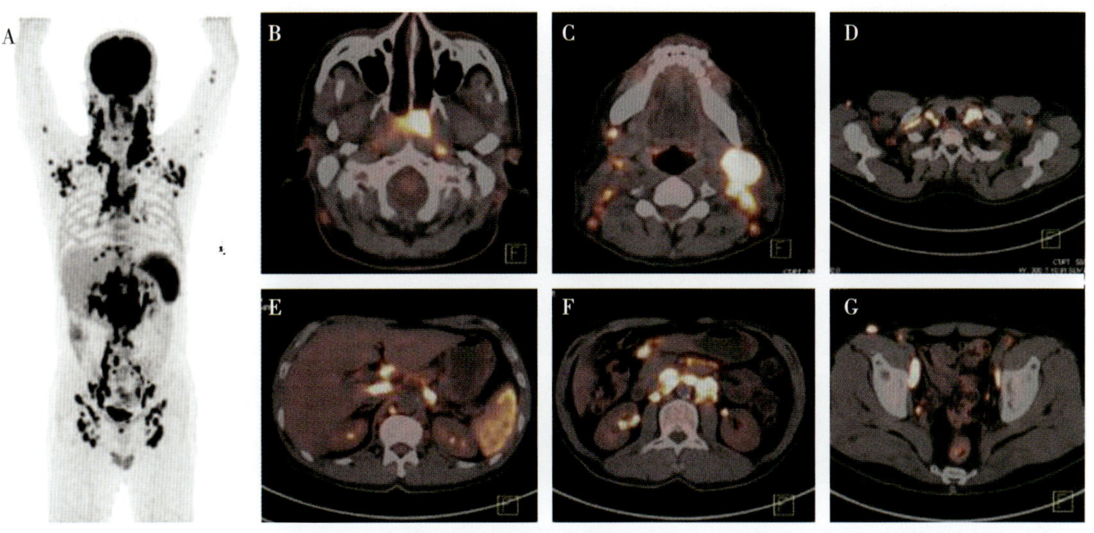

彩图 9-8 淋巴瘤

A 图为 PET MIP 图；B~G 为全身多部位 PET/CT 横断层融合图

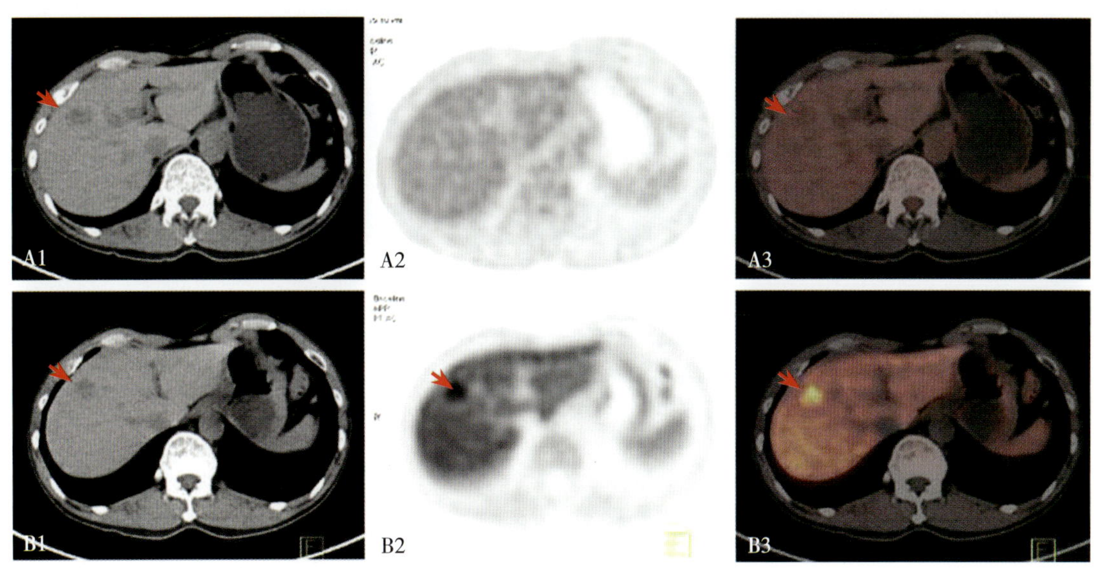

彩图 9-9 高分化肝细胞癌（箭头所指）

图 A1~A3 为肝脏 ^{18}F-FDG PET/CT 显像的 CT、PET 和 PET/CT 横断层融合图；图 B1~B3 为肝脏 ^{11}C- 胆碱 PET/CT 显像的 CT、PET 和 PET/CT 横断层融合图；箭头所指为病灶所在

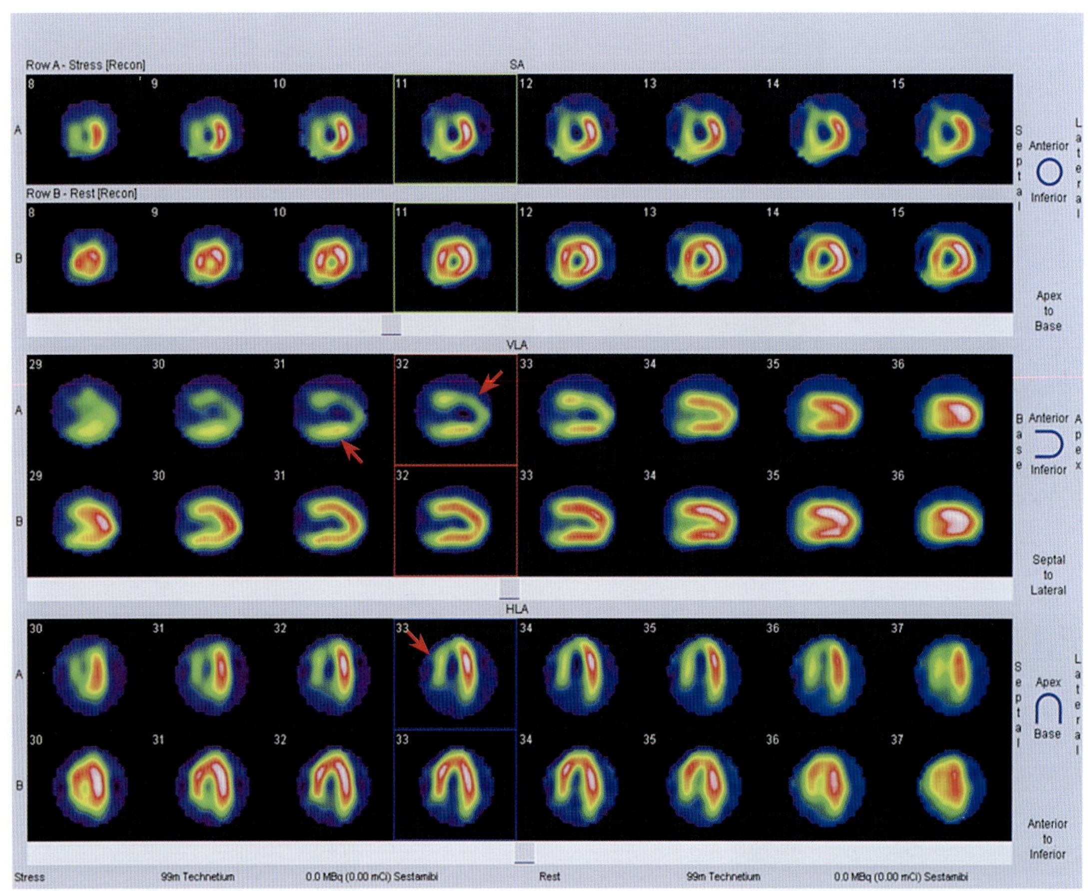

彩图 10-1　可逆性缺损

由上自下，1、3、5 排分别为负荷心肌灌注显像短轴、垂直长轴和水平长轴心肌图像，2、4、6 排分别为静息心肌灌注显像短轴、垂直长轴和水平长轴心肌图像。如箭头所指，负荷显像中左室前壁、心尖、间壁表现为显像剂稀疏或缺损，静息显像上述异常心肌节段呈显像剂完全充填（显像剂分布正常），诊断为左室前壁、心尖和间壁可逆性心肌缺血

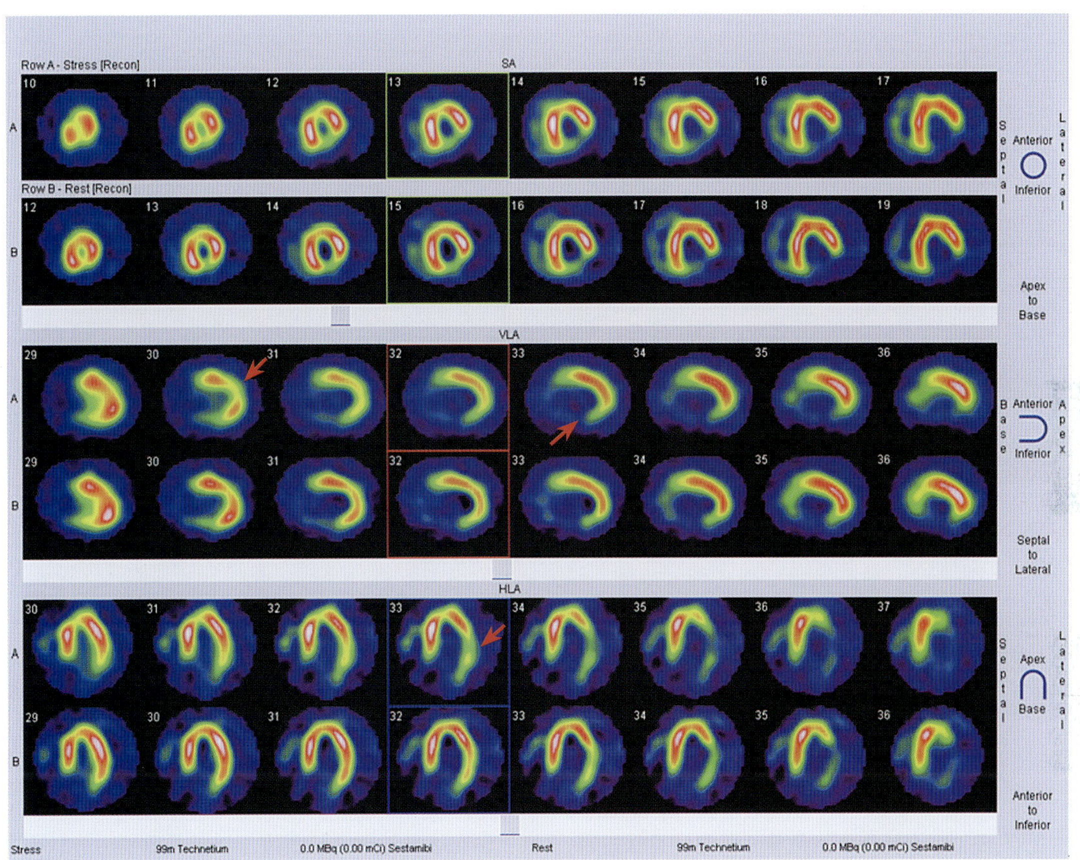

彩图 10-2　部分可逆性缺损

由上自下，1、3、5 排分别为负荷心肌灌注显像短轴、垂直长轴和水平长轴心肌图像，2、4、6 排分别为静息心肌灌注显像短轴、垂直长轴和水平长轴心肌图像。如箭头所指，负荷显像中左室部分前壁、下壁和侧壁表现为显像剂稀疏 / 缺损区分布，静息显像上述异常心肌节段显像剂稀疏 / 缺损区范围较负荷显像缩小，诊断为左室部分前壁、下壁和侧壁心肌梗死伴缺血

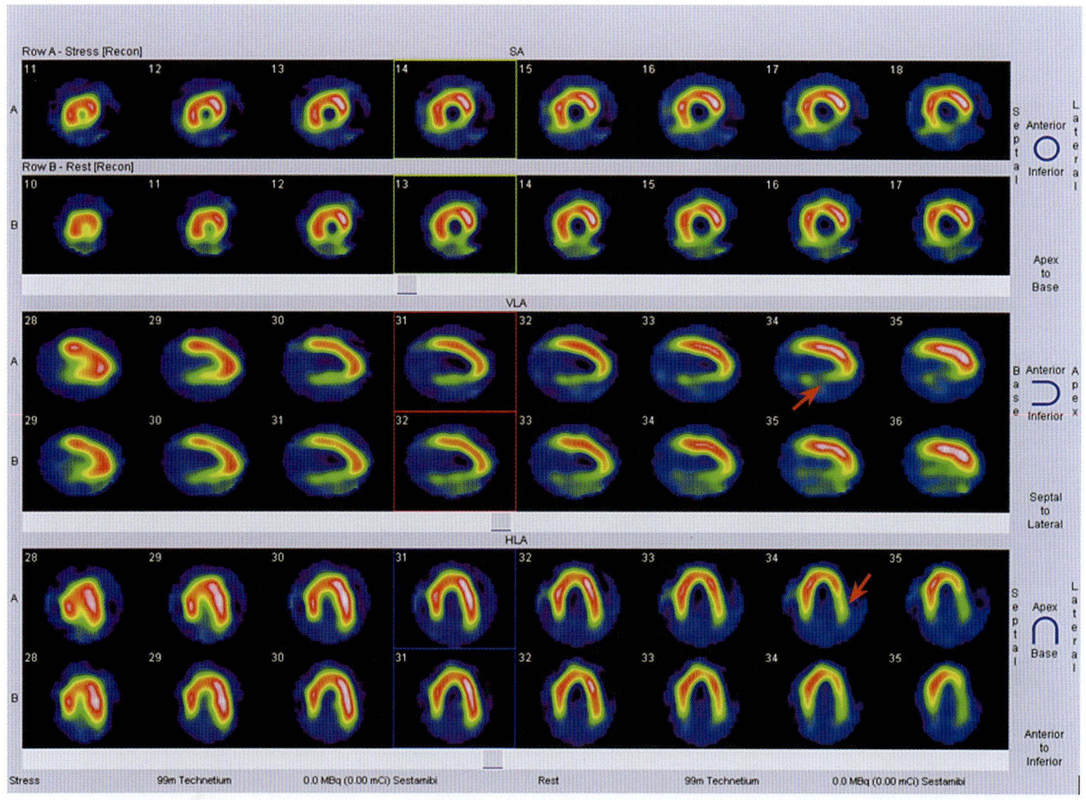

彩图 10-3　固定缺损

由上自下,1、3、5 排分别为负荷心肌灌注显像短轴、垂直长轴和水平长轴心肌图像,2、4、6 排分别为静息心肌灌注显像短轴、垂直长轴和水平长轴心肌图像。如箭头所指,负荷显像中左室下壁、后侧壁表现为显像剂稀疏 / 缺损区,静息显像上述异常心肌节段显像剂稀疏 / 缺损区较负荷显像无变化,诊断为左室下壁、后侧壁心肌梗死

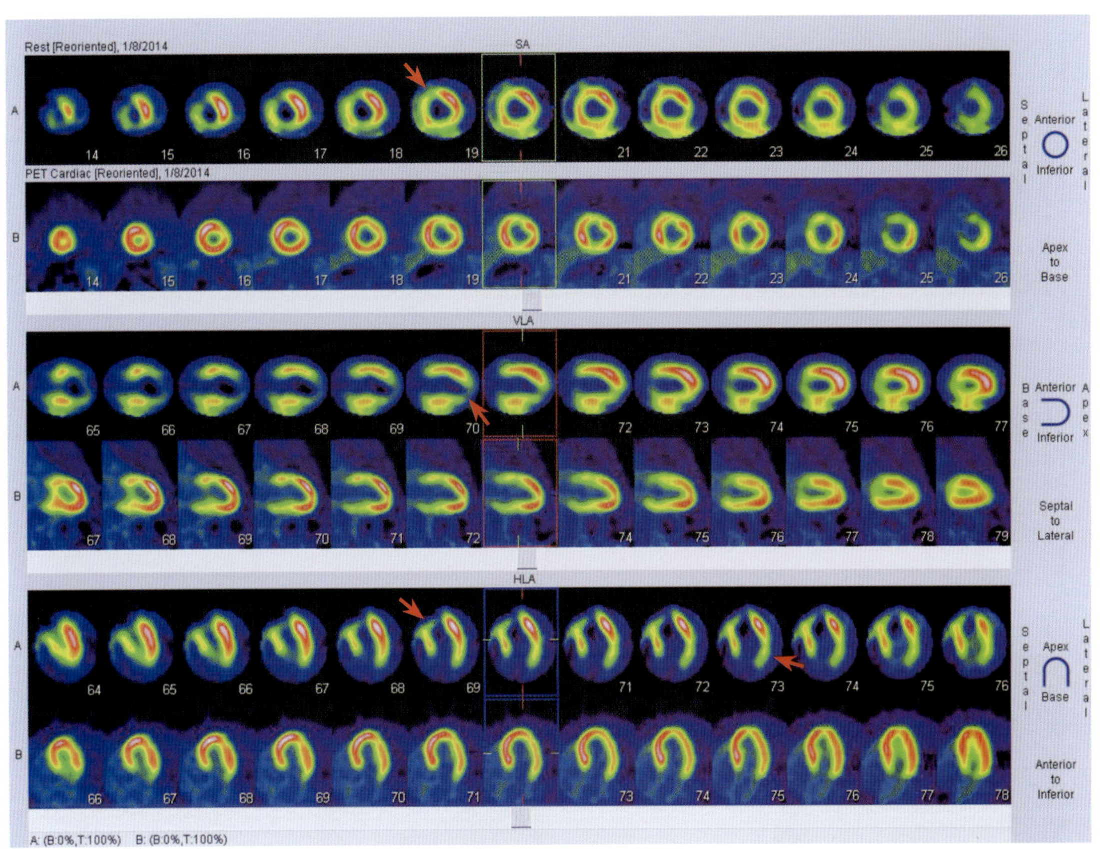

彩图 10-4 ^{99m}Tc-MIBI SPECT 静息心肌灌注显像结合 ^{18}F-FDG PET 心肌代谢显像判断心肌活力

由上自下，1、3、5 排分别为 ^{99m}Tc-MIBI 静息心肌灌注显像短轴、垂直长轴和水平长轴心肌图像，2、4、6 排分别为 ^{18}F-FDG PET 心肌代谢显像短轴、垂直长轴和水平长轴心肌图像。^{99m}Tc-MIBI 灌注显像图像显示左室部分前壁、心尖、间壁及部分侧壁（如箭头所指）见显像剂稀疏 / 缺损区分布，^{18}F-FDG 代谢显像表现为上述异常灌注心肌节段有明显显像剂摄取，呈“灌注 - 代谢不匹配”，提示上述部位为存活心肌

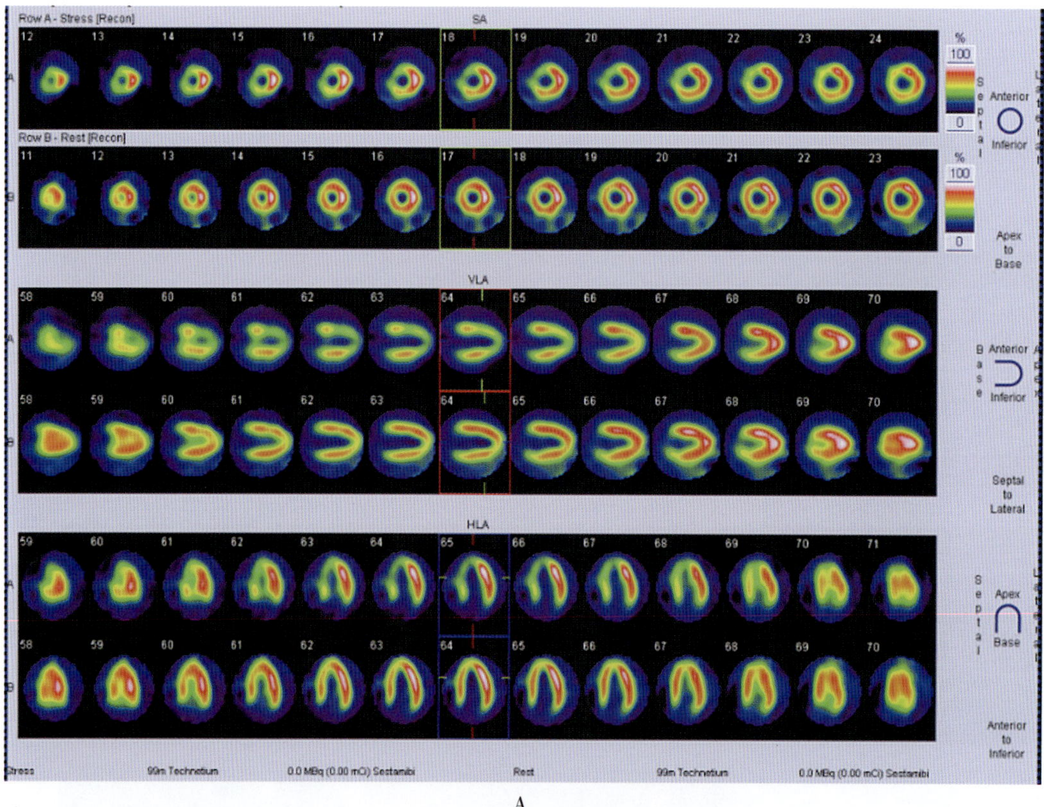
Row A - Stress [Recon]
SA
Row B - Rest [Recon]
VLA
HLA
Anterior
Inferior
Apex to Base
Septal to Lateral
Anterior to Inferior
Stress
99m Technetium
0.0 MBq (0.00 mCi) Sestamibi
Rest
99m Technetium
0.0 MBq (0.00 mCi) Sestamibi

A

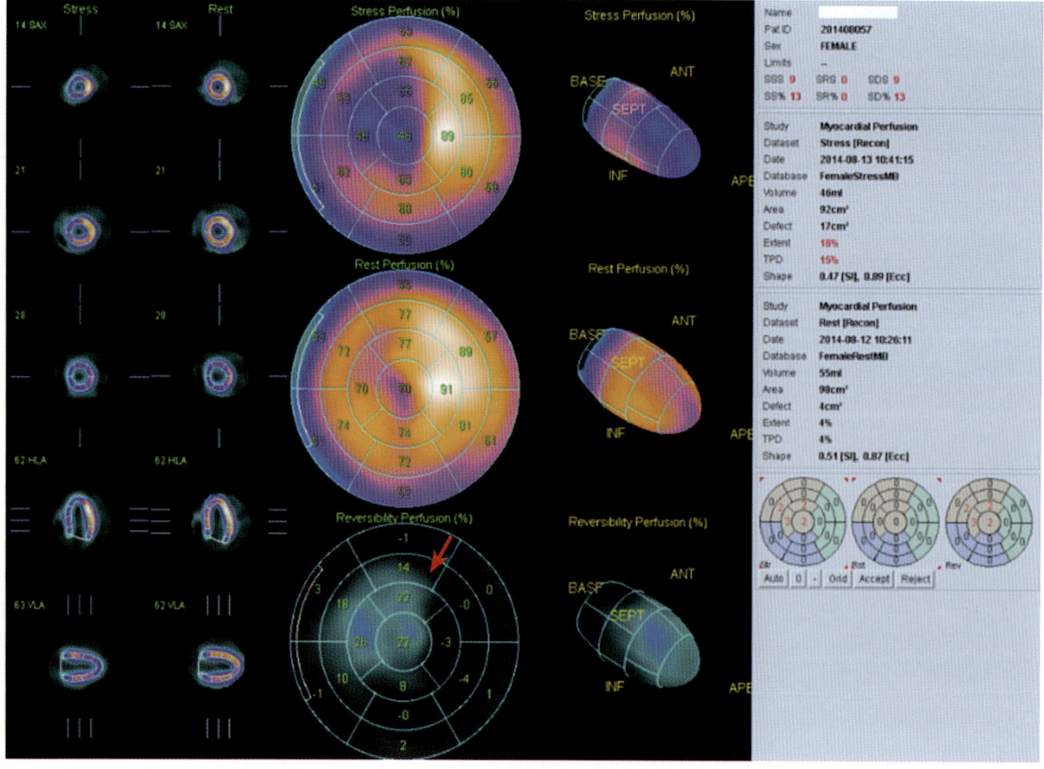
Stress
Rest
14 SAX
62 HLA
63 VLA
62 VLA
Stress Perfusion (%)
Rest Perfusion (%)
Reversibility Perfusion (%)
BASE
ANT
SEPT
INF
Name
Pat ID 201408057
Sex FEMALE
SSS 9 SRS 0 SDS 9
SS% 13 SR% 0 SD% 13
Study Myocardial Perfusion
Dataset Stress [Recon]
Date 2014-08-13 10:41:15
Database FemaleStressMIB
Volume 46ml
Area 92cm²
Defect 17cm²
Extent 18%
TPD 15%
Shape 0.47 [SI], 0.89 [Ecc]
Study Myocardial Perfusion
Dataset Rest [Recon]
Date 2014-08-12 10:26:11
Database FemaleRestMIB
Volume 55ml
Area 98cm²
Defect 4cm²
Extent 4%
TPD 4%
Shape 0.51 [SI], 0.87 [Ecc]
Auto
Grid
Accept
Reject

B

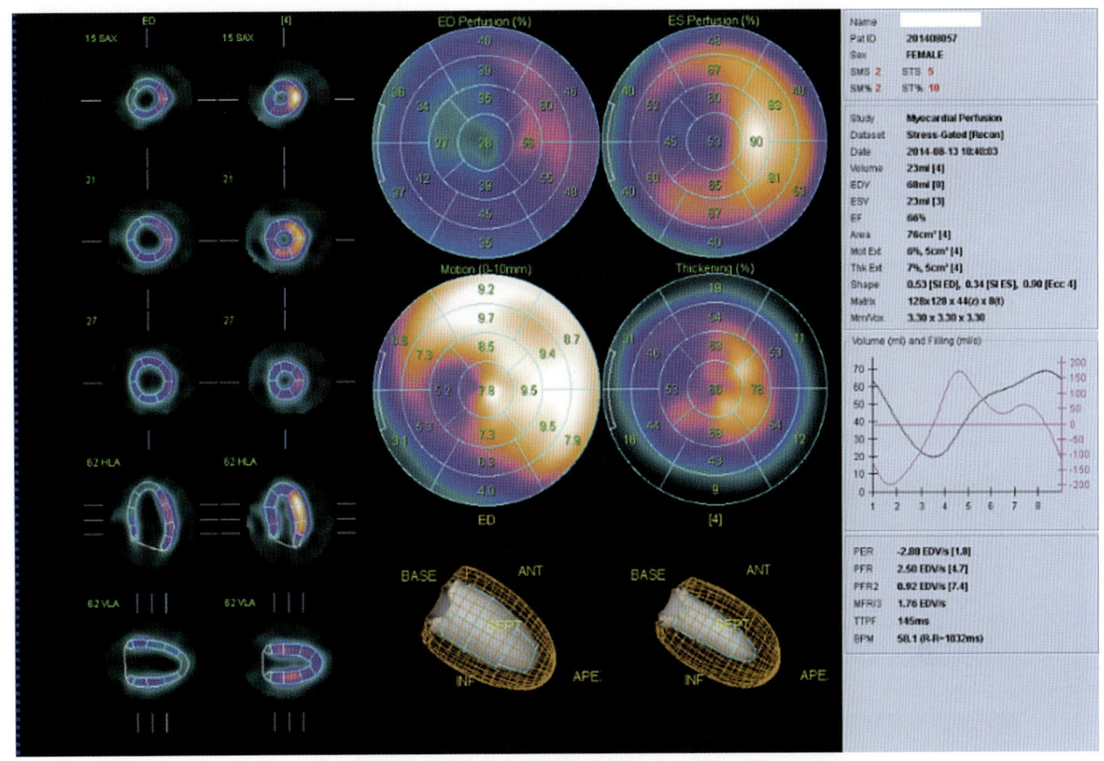

C

彩图 10-5　心肌灌注显像图像以及定量分析

A. 负荷心肌灌注显像示左心室前壁、心尖及部分间壁见显像剂稀疏区，静息显像示上述心肌节段见显像剂充填，提示可逆性心肌缺血；B. Cedars QPS 软件分析示负荷显像靶心图中左心室前壁、心尖及部分间壁心肌血流灌注减低，静息显像靶心图中上述心肌节段血流灌注恢复正常，可逆性灌注靶心图显示左室心肌缺血的部位及范围（如箭头所示），负荷总积分（SSS）、静息总积分（SRS）和两者的差值积分（SDS）分别为 9、0、9，心肌缺血的范围占左室面积的 18%，根据缺血部位提示“罪犯血管”可能为左前降支（LAD）；C. 负荷门控心肌灌注显像（Cedars QGS 软件分析）可获得左心室室壁运动及室壁增厚率，并获得心功能定量指标：左室射血分数（EF 值）为 66%，舒张末期容积（EDV）为 68ml，收缩末期容积（ESV）为 23ml，高峰充盈率（PFR）为 2.5EDV/s，提示该受检者具有正常的左室收缩和舒张功能

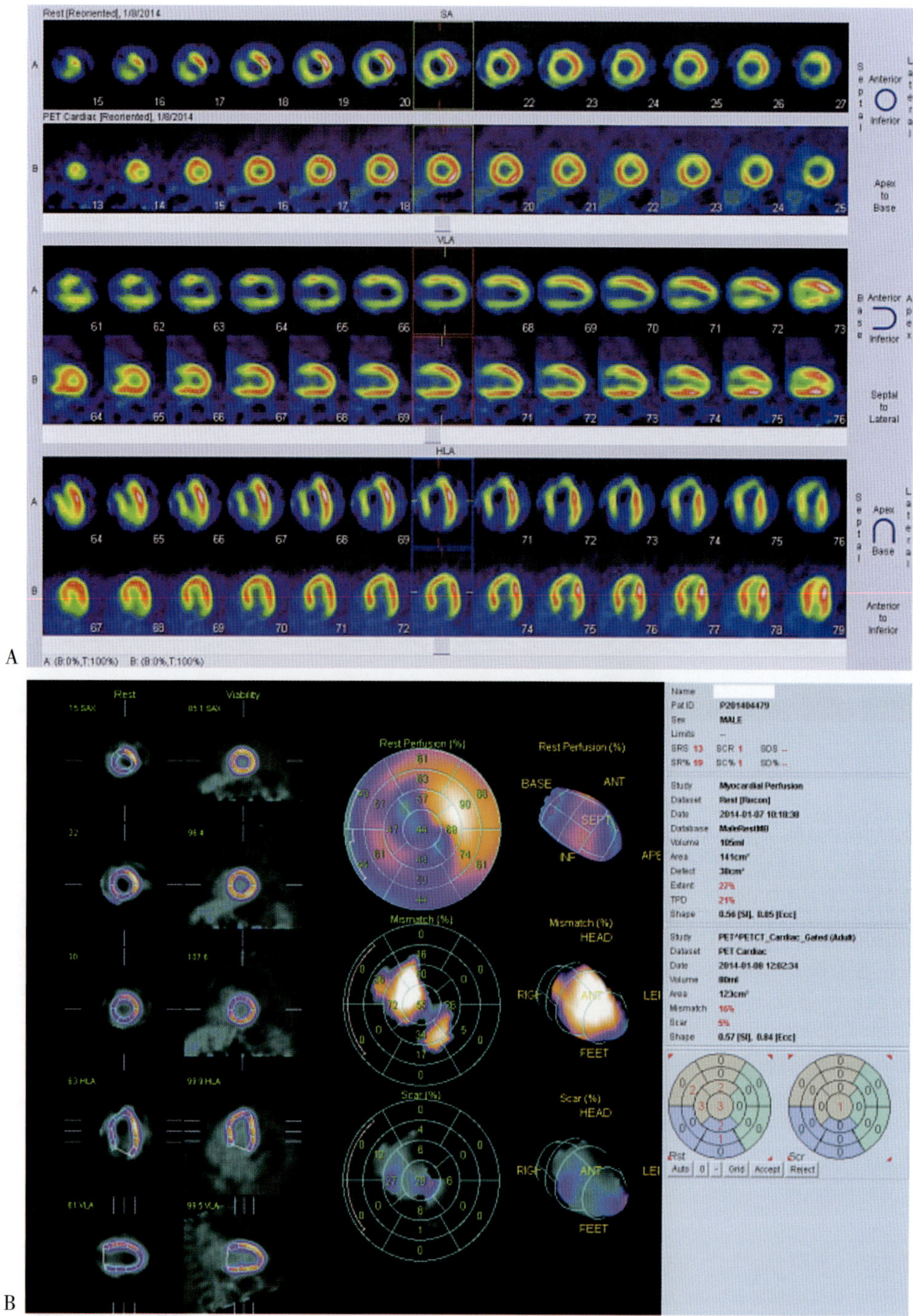

彩图 10-6　存活心肌定性和定量评估，冠状动脉旁路移植术前后疗效评价

A. 由上自下，1、3、5 排分别为 ^{99m}Tc-MIBI 静息心肌灌注显像短轴、垂直长轴和水平长轴心肌图像，2、4、6 排分别为 ^{18}F-FDG PET 心肌代谢显像短轴、垂直长轴和水平长轴心肌图像。^{99m}Tc-MIBI 灌注显像图像显示左室部分前壁、心尖、间壁及部分下壁见显像剂稀疏 / 缺损区，^{18}F-FDG 代谢显像表现为上述异常灌注心肌节段具有明显显像剂摄取，呈“灌注 - 代谢不匹配”，提示上述部位心肌具有活力（冬眠心肌）；B. 静息灌注靶心图示总的灌注缺损（TPD）心肌占左心室心肌的 21%，其中“灌注 - 代谢不匹配”心肌（存活心肌 / 冬眠心肌）占 16%，“灌注 - 代谢匹配”心肌（瘢痕心肌）占 5%

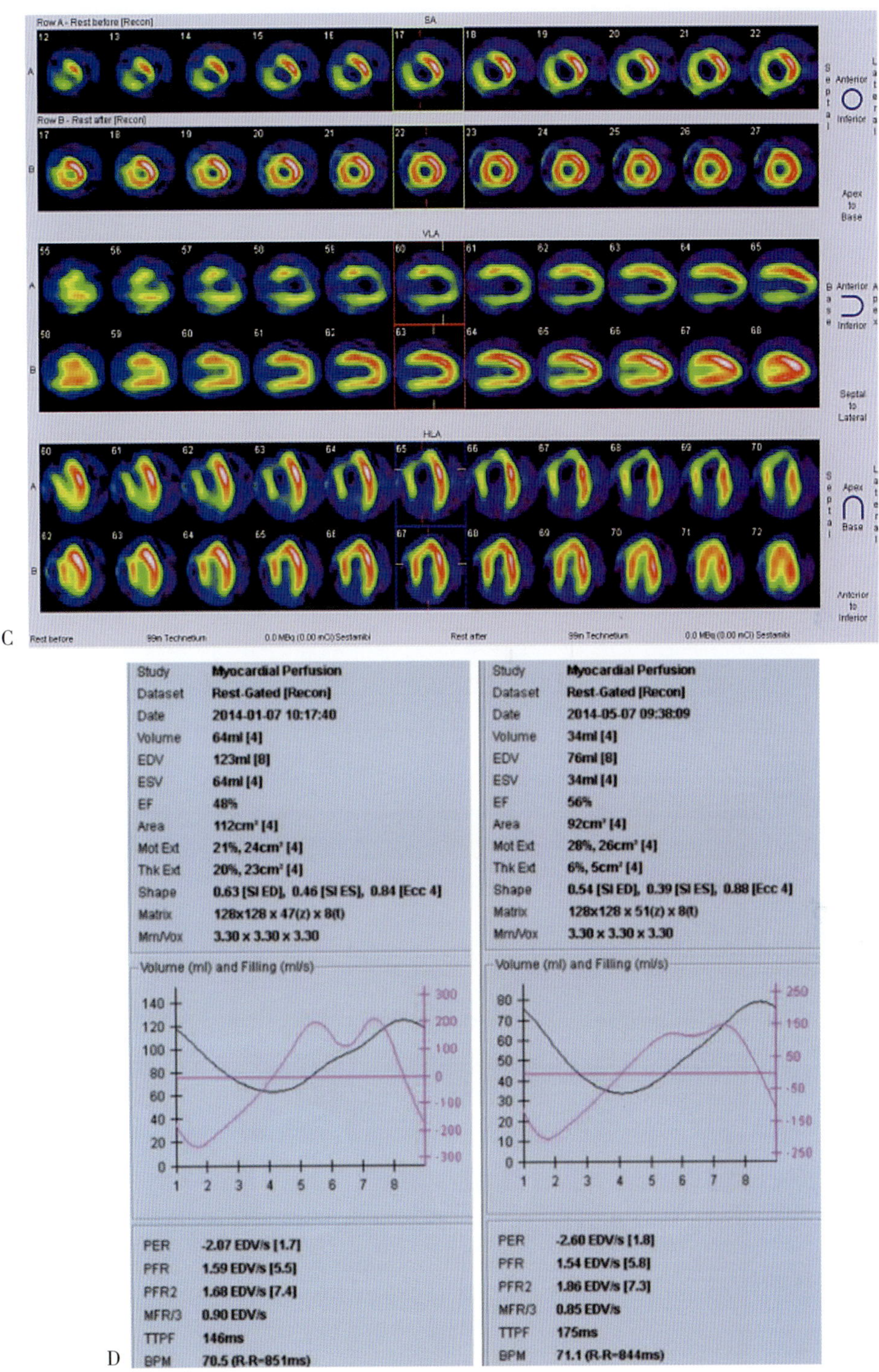

彩图 10-6(续)

C. 由上自下,1、3、5 排分别为 CABG 术前 ^{99m}Tc-MIBI 静息心肌灌注显像短轴、垂直长轴和水平长轴心肌图像,2、4、6 排分别为 CABG 术后 ^{99m}Tc-MIBI 静息心肌灌注显像短轴、垂直长轴和水平长轴心肌图像。通过对比,提示术前左心室心肌血流灌注减低区术后心肌血流灌注恢复;D. 门控心肌灌注显像(Cedars QGS 定量分析),显示术后 LVEF 由术前 48%(左图)增加至术后 56%(右图),EDV 由术前 123ml(左图)减小至术后 76ml(右图),ESV 由术前 64ml(左图)减小至术后 34ml(右图)

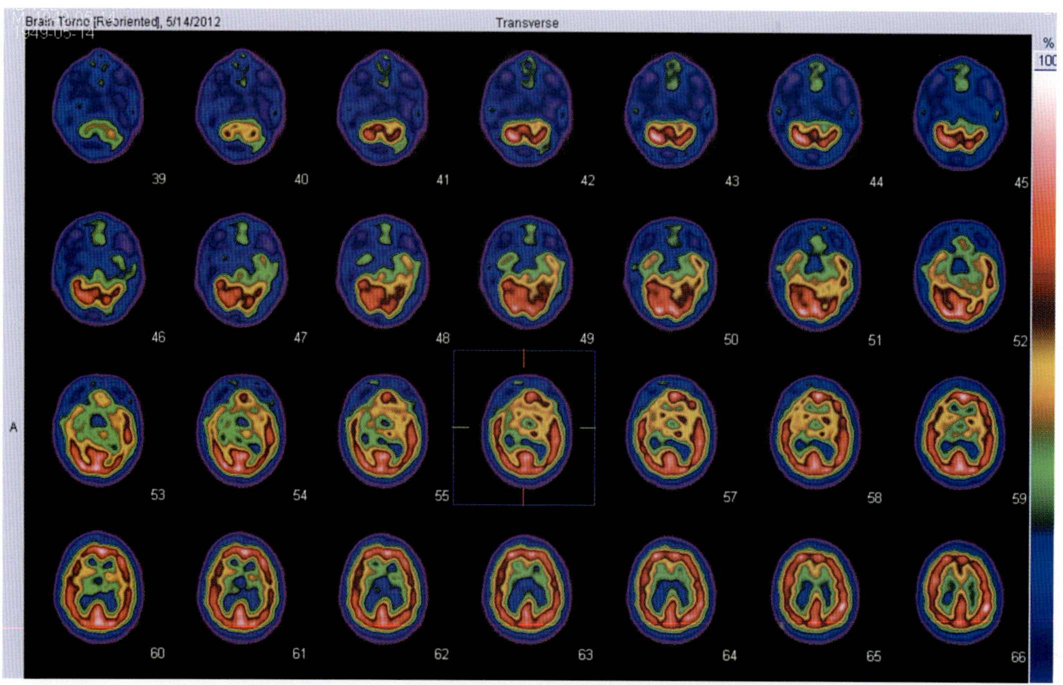

彩图 11-6 ^{99m}Tc-ECD SPECT 脑血流灌注显像横断面图像

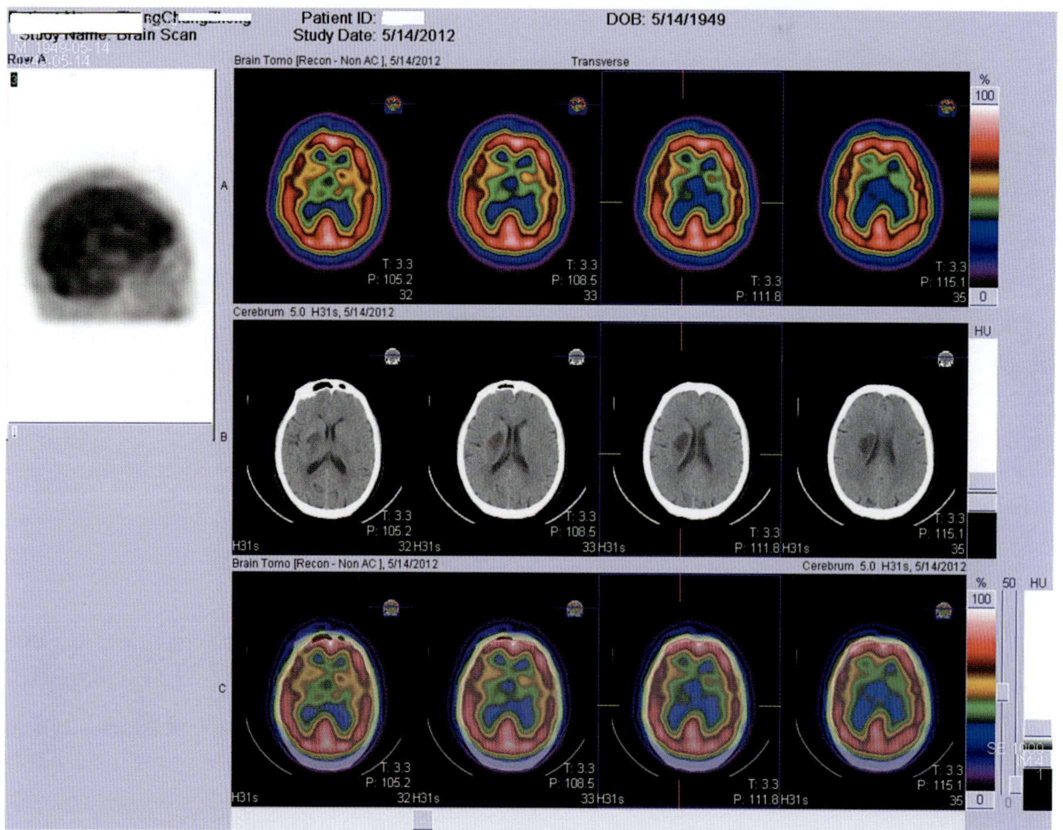

彩图 11-7 脑血流灌注显像 SPECT/CT 同机融合图像

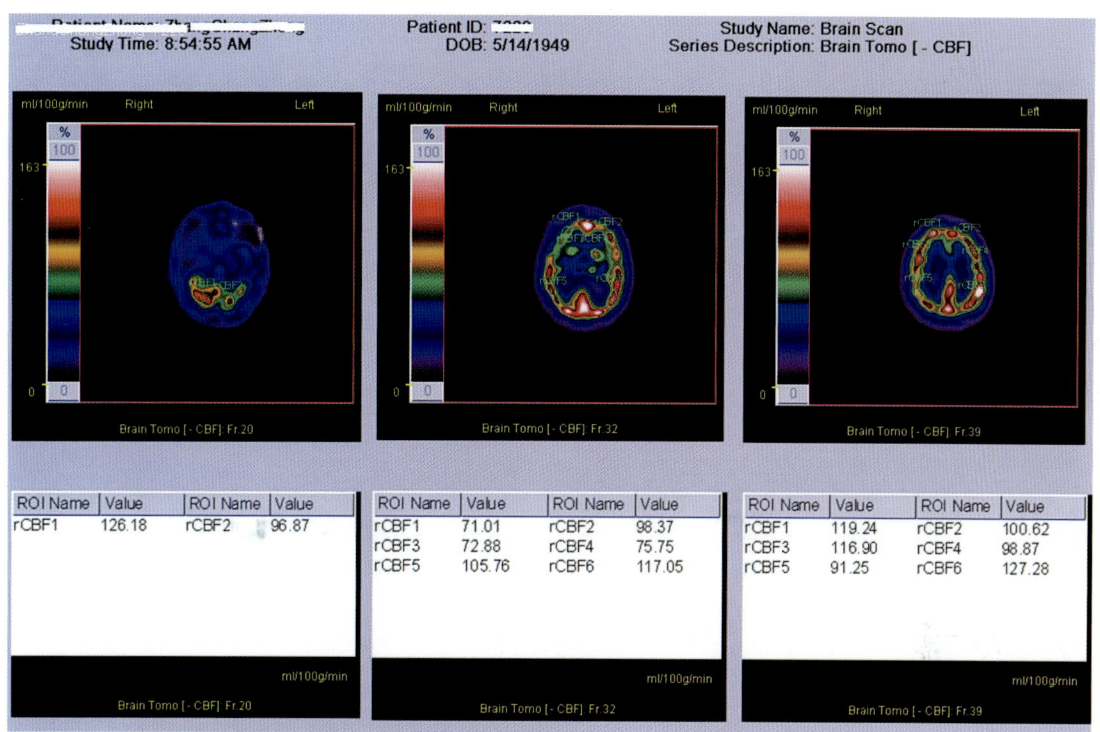

彩图 11-8　脑血流灌注显像 SPECT/CT rCBF 定量测定图像

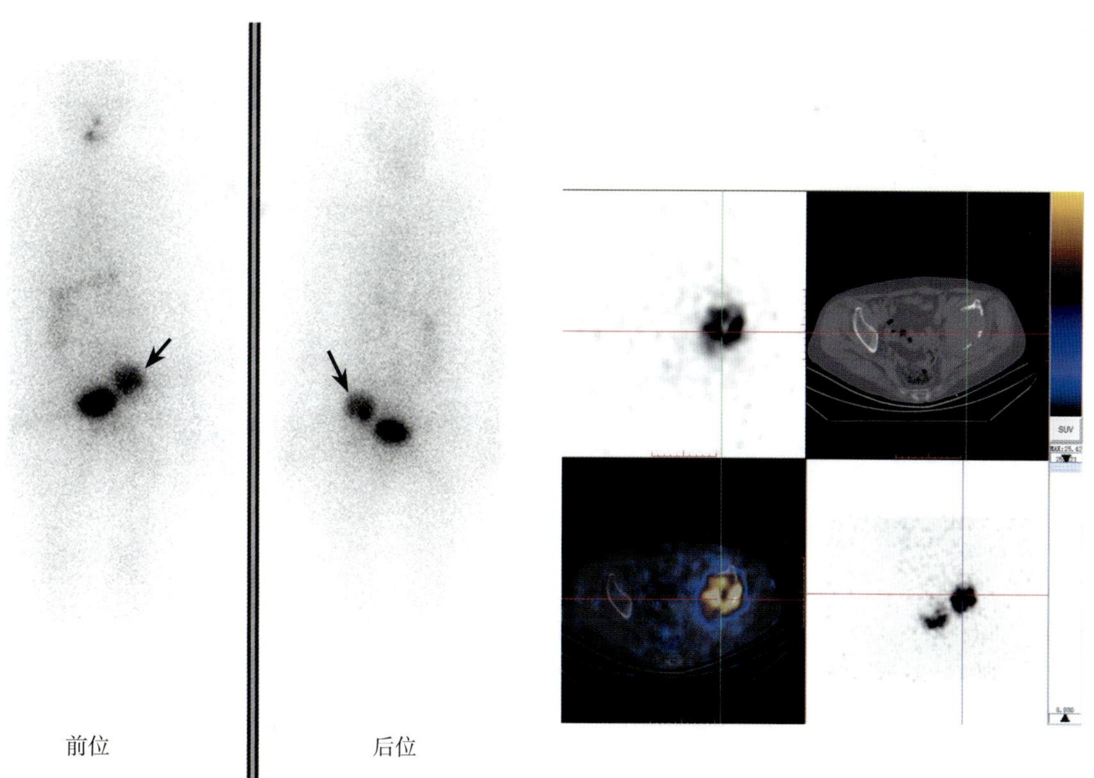

彩图 13-6　甲状腺乳头状癌根治术后左髂骨转移灶

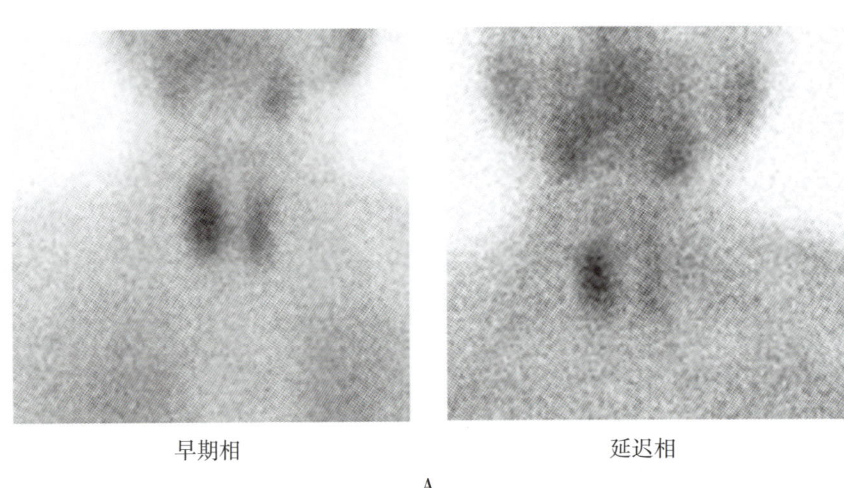

A

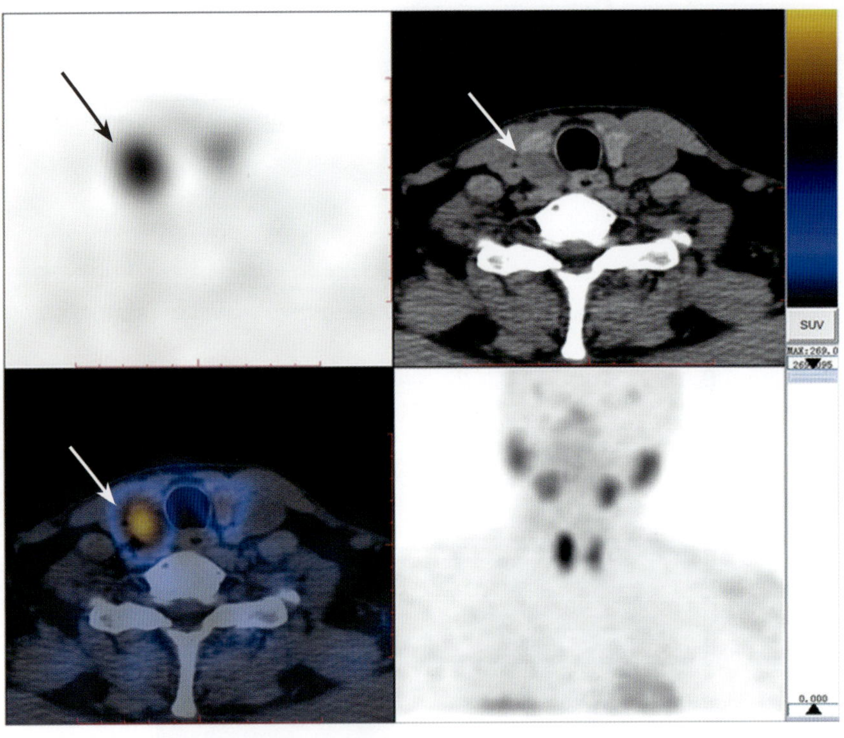

B

彩图 13-7　右侧甲状旁腺腺瘤

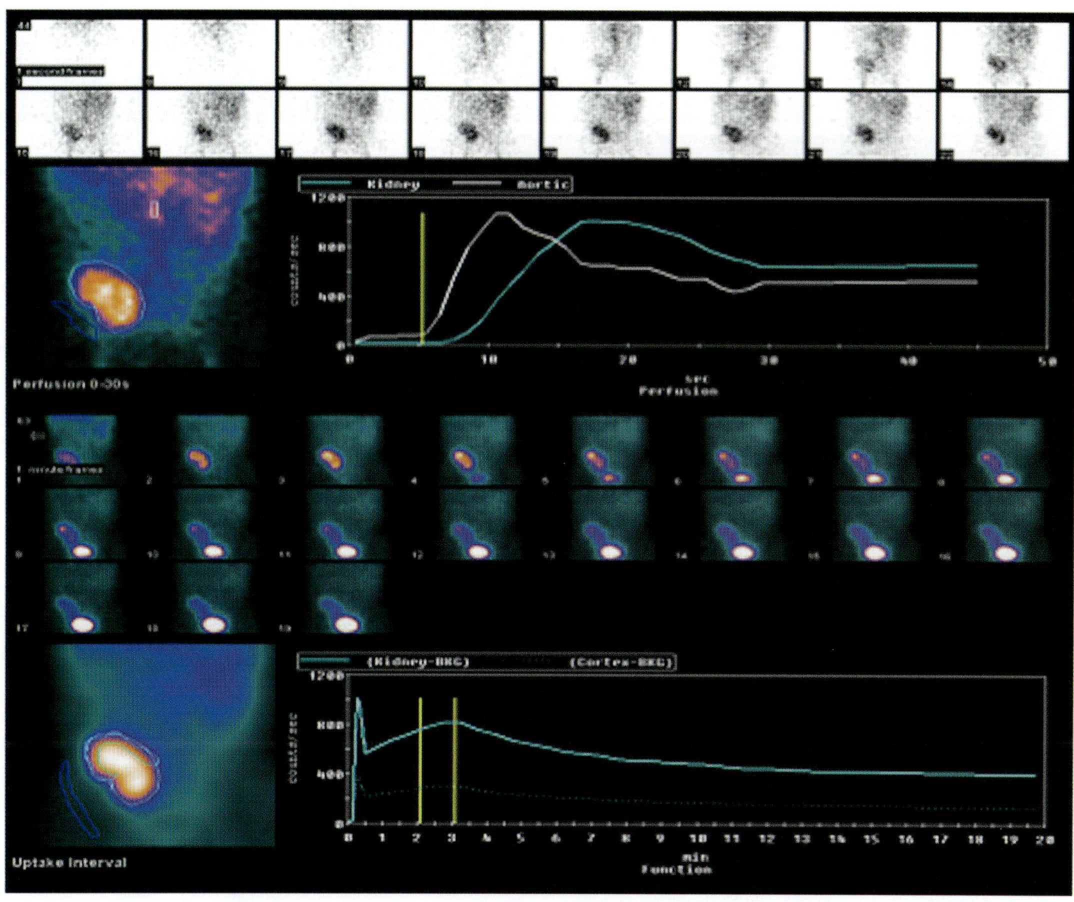

彩图 14-1 ^{99m}Tc-DTPA 显像示右侧移植肾摄取和清除功能正常

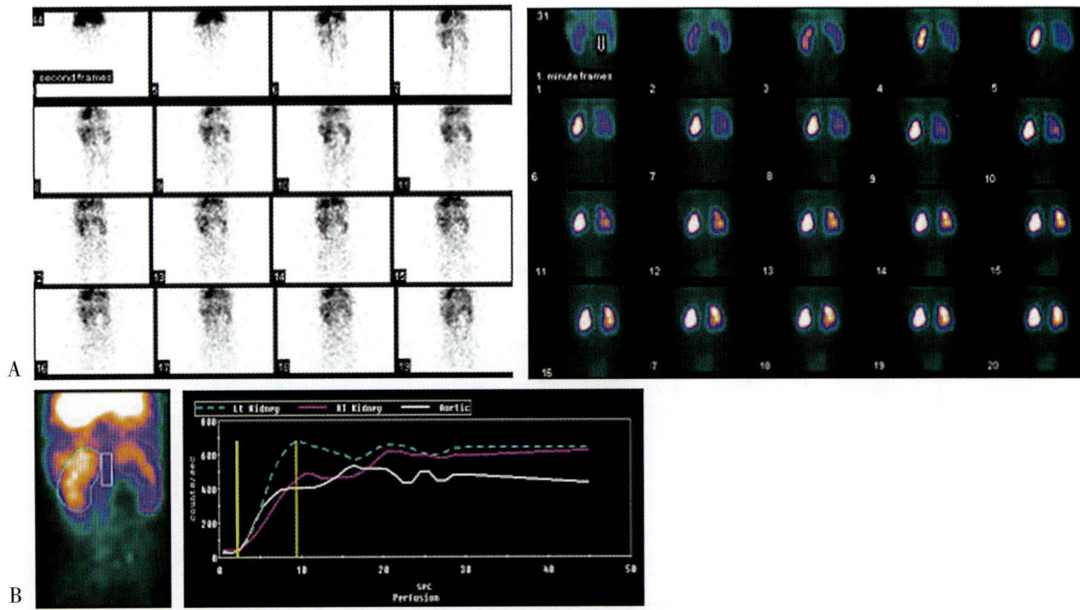

彩图 14-2 ^{99m}Tc-DTPA 肾动态显像

A. 异常影像，双肾肾区显像初期可见空白区，随显像时间延长双侧均可见大量显像剂填充—双肾肾积水，左侧尤为显著；B. 肾图，可见双肾肾图未见下降的 c 段，呈持续缓慢上升

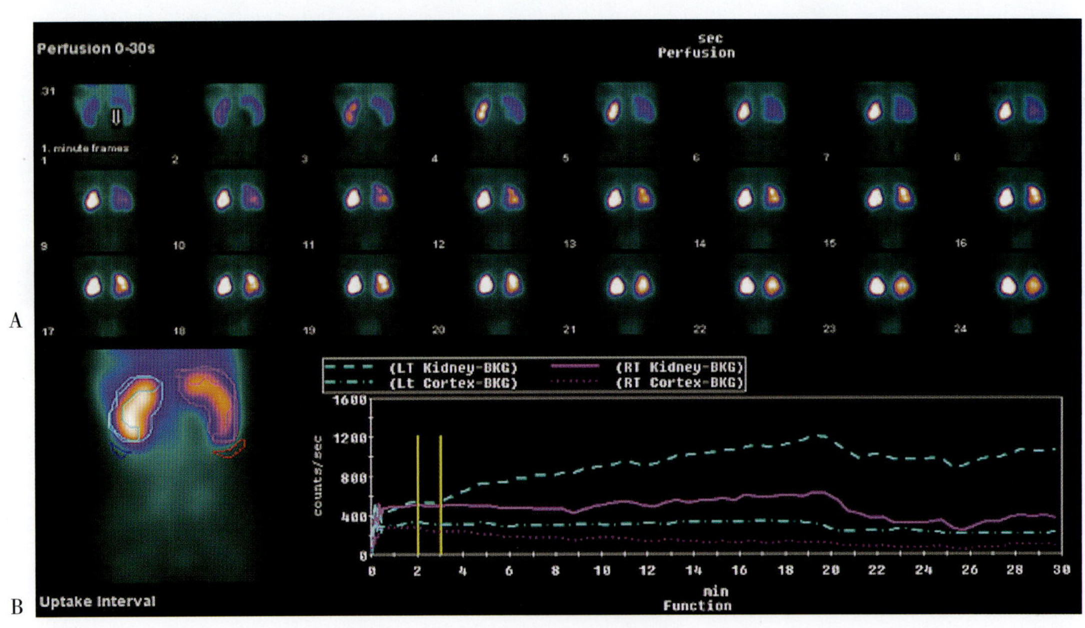

彩图 14-3 ^{99m}Tc-DTPA 利尿肾动态显像

A. 影像(非机械性尿路梗阻)，20 分钟时注射利尿剂，双肾可见明显排泄过程，右肾尤为显著；B. 肾图注射利尿剂后原持续上升的双肾肾图陡然下降

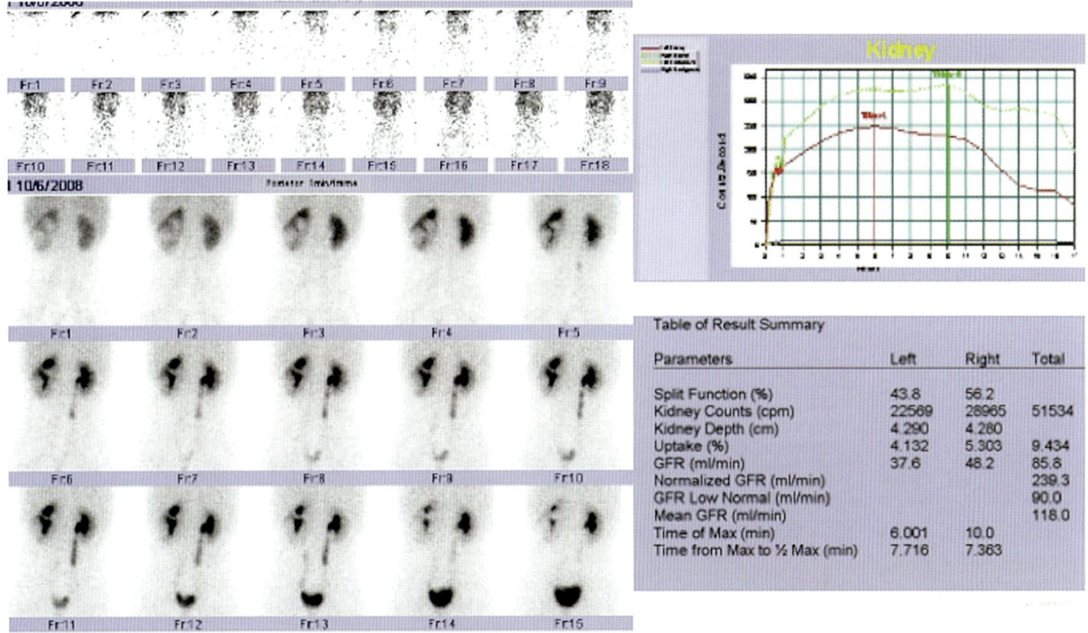

彩图 14-6　^{99m}Tc-DTPA 肾动态显像

图像显示患儿左肾多囊肾，肾图达峰时间延长

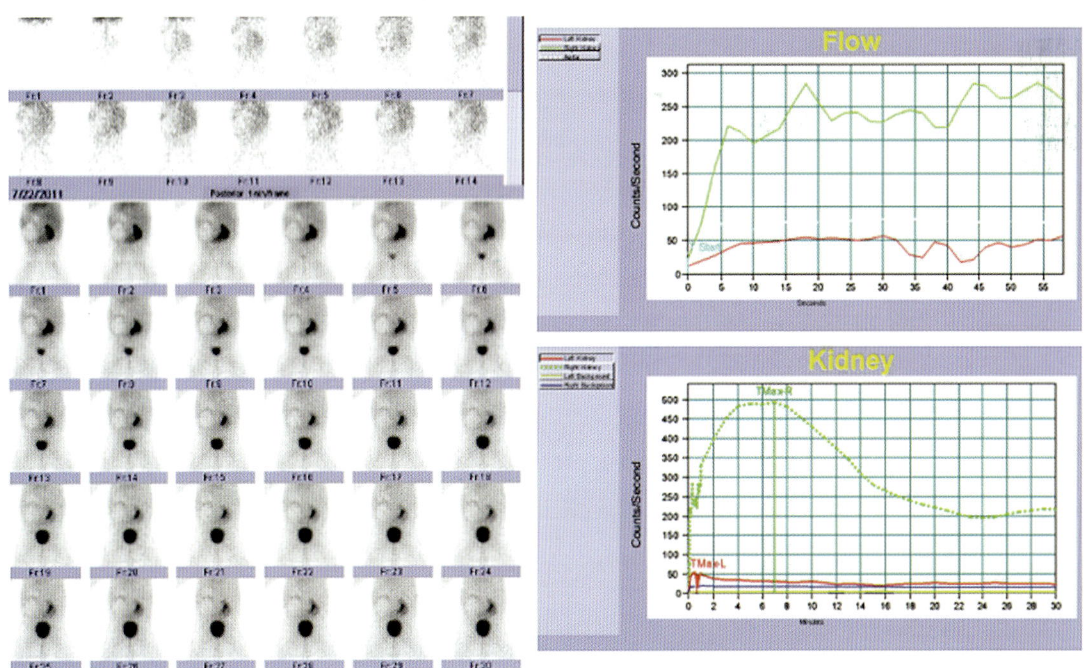

彩图 14-7　^{99m}Tc-DTPA 肾动态显像

显像显示患儿左肾积水，内见巨大的放射性减低区。肾图结果显示，左肾呈低水平延长线型，GFR 为 6.0ml/min

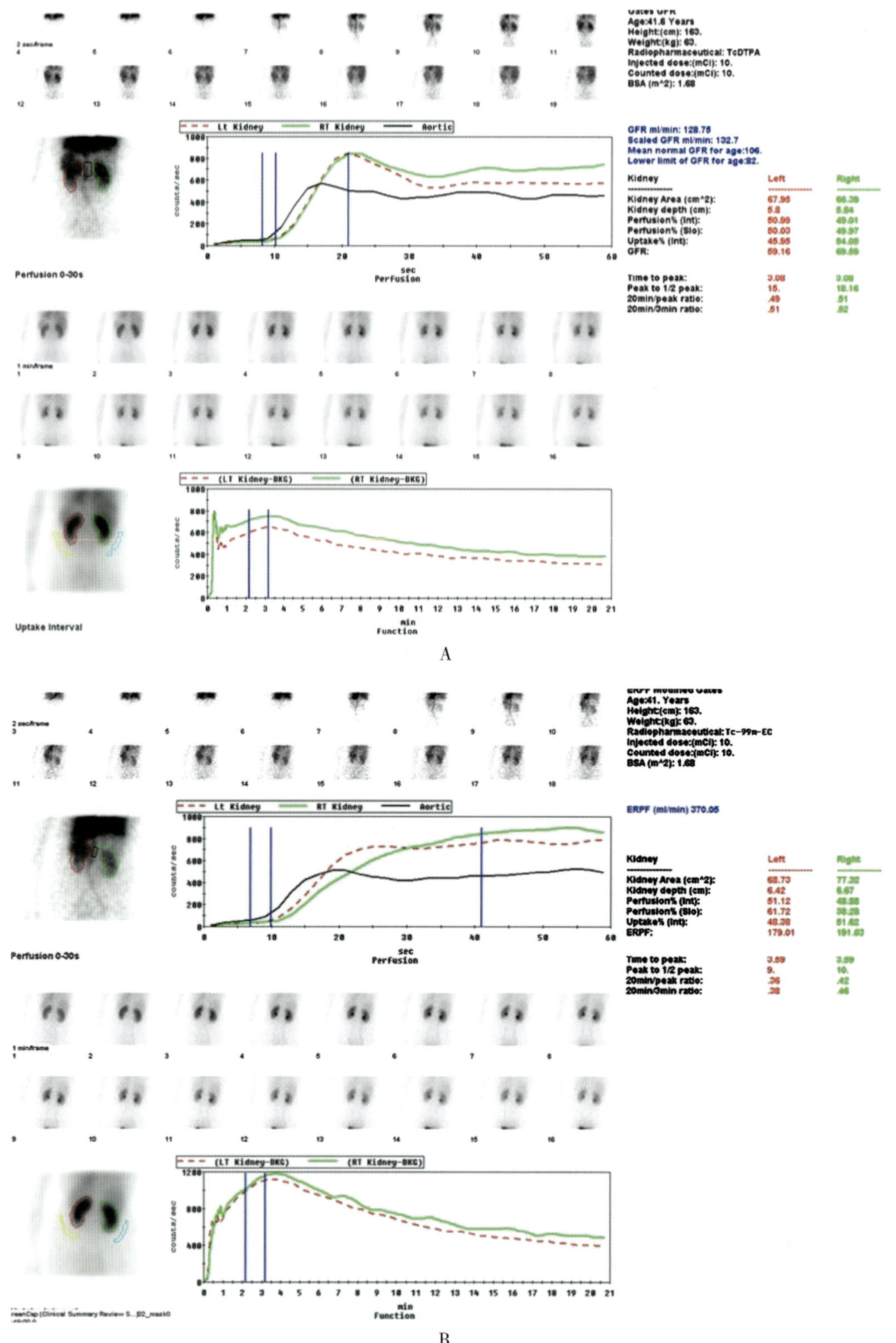

彩图 14-8　两种显像剂肾动态显像

A：^{99m}Tc-DTPA 显像显示该患者双肾血流灌注佳，达峰时间约为 3min，双肾血流灌注及滤过功能均正常。总 GFR 为 128.7ml/min；B：^{99m}Tc-EC 显像肾图结果显示 c 段下降速度较快，总 ERPF 为 370.1ml/min，略低于正常水平

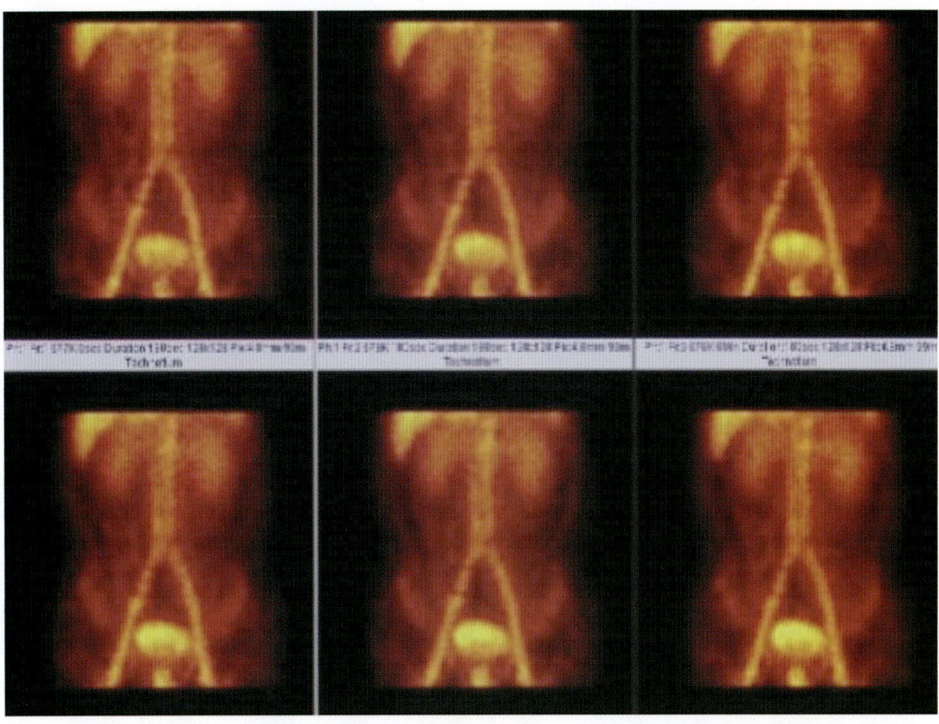

彩图 15-6 ^{99m}Tc-RBC 下消化道出血显像，肠道未见异常放射性浓聚

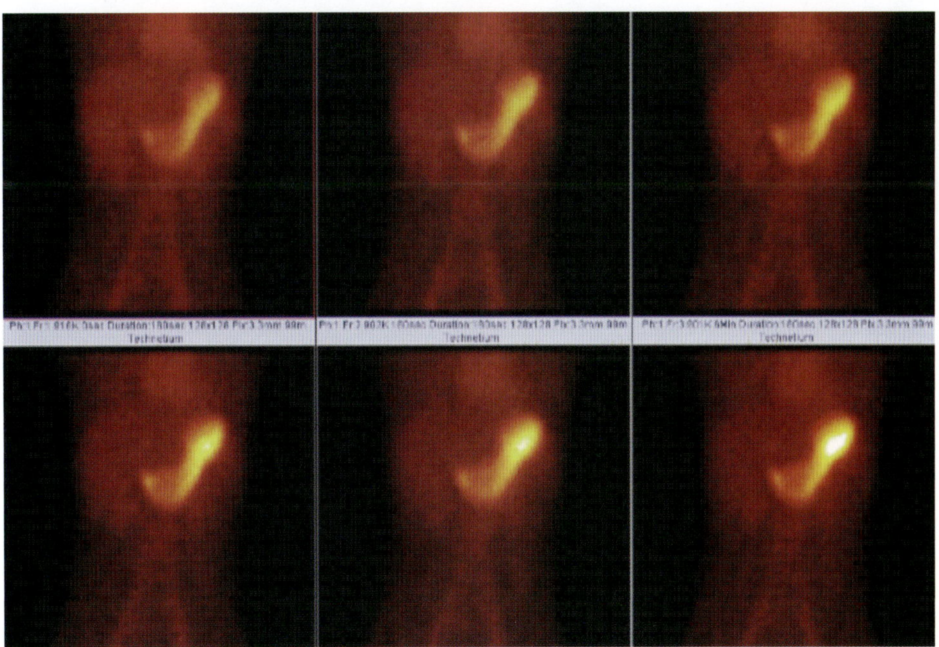

彩图 15-8 异位胃黏膜阴性

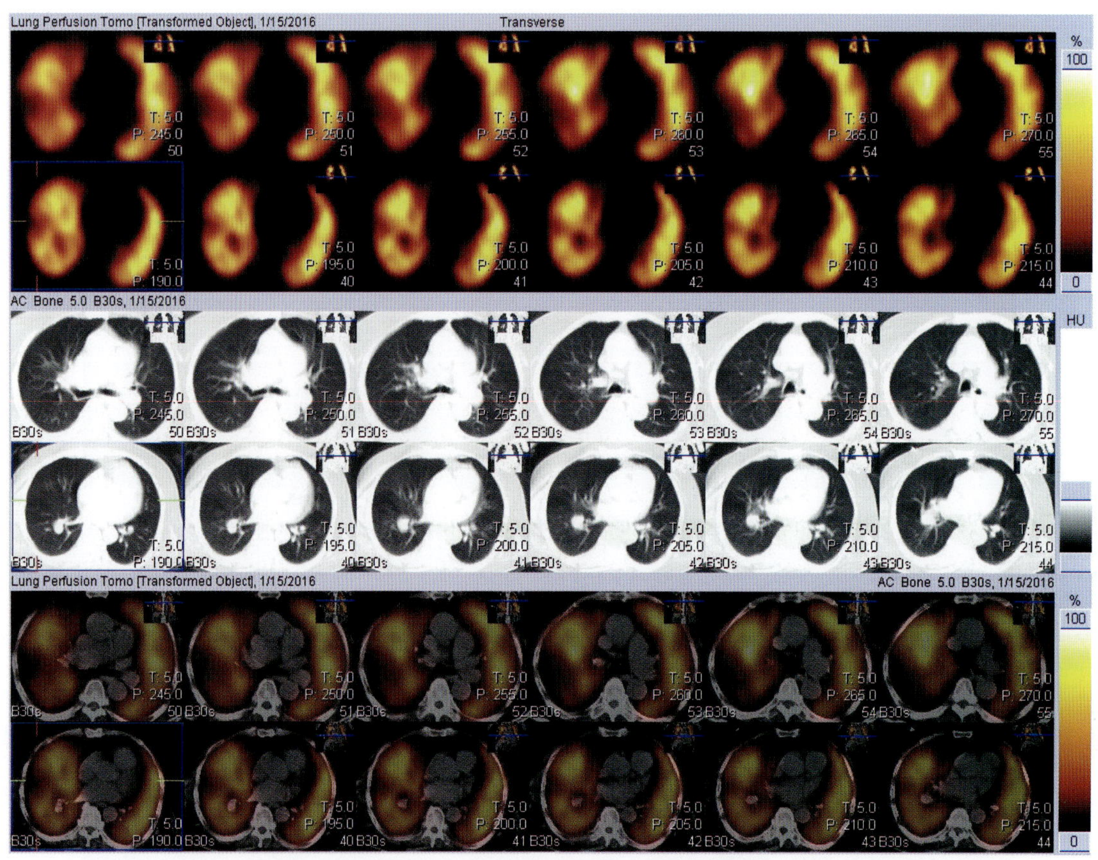

彩图 16-1　患者的 SPECT/CT 肺灌注显像

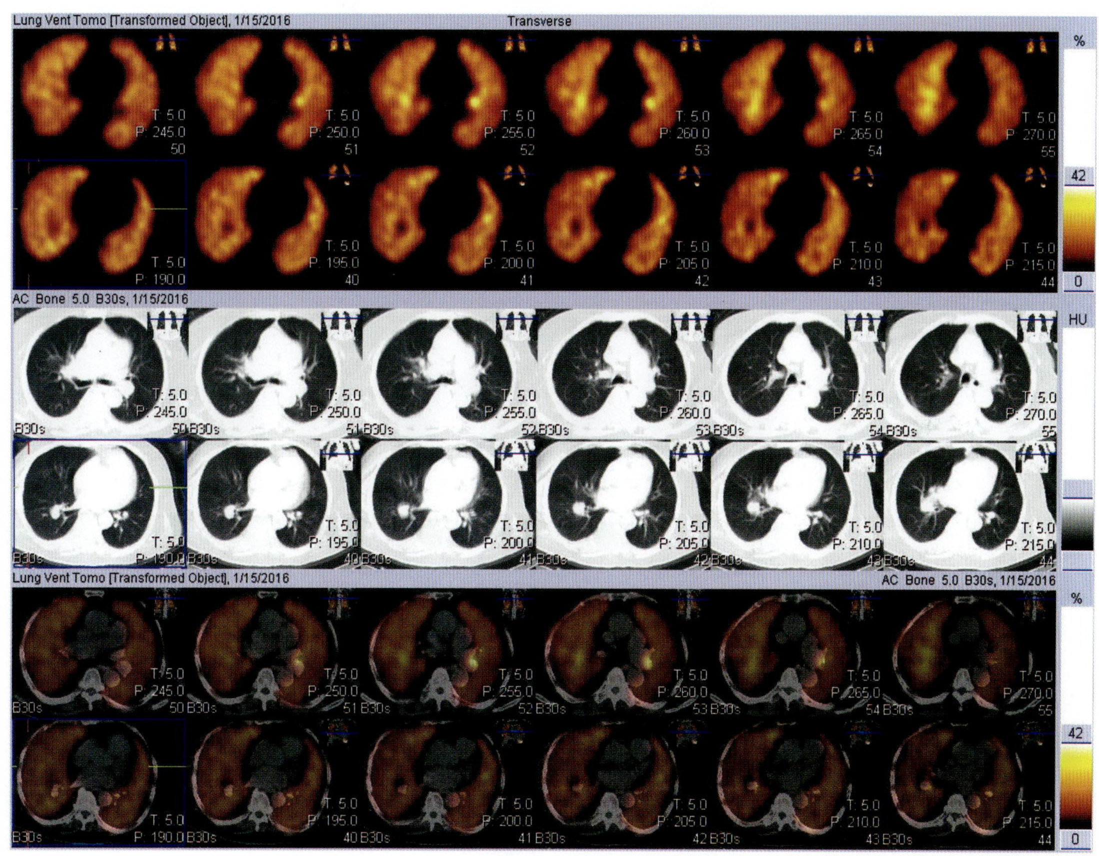

彩图 16-2 患者的 SPECT/CT 肺通气显像

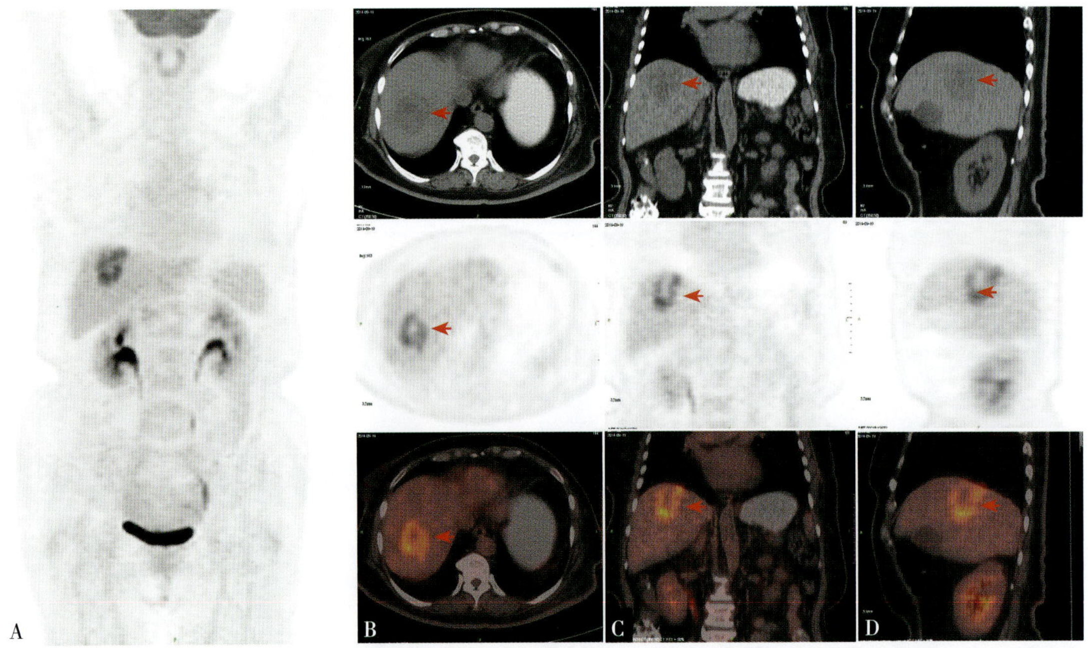

彩图 18-1　肝脓肿的 ^{18}F-FDG PET/CT 显像

A. 为 PET MIP 图；B. 为该病灶的 CT、PET 和 PET/CT 轴位图像；C. 为病灶的冠状位图像；D. 为病灶的矢状位图像。箭头所指为病灶所在

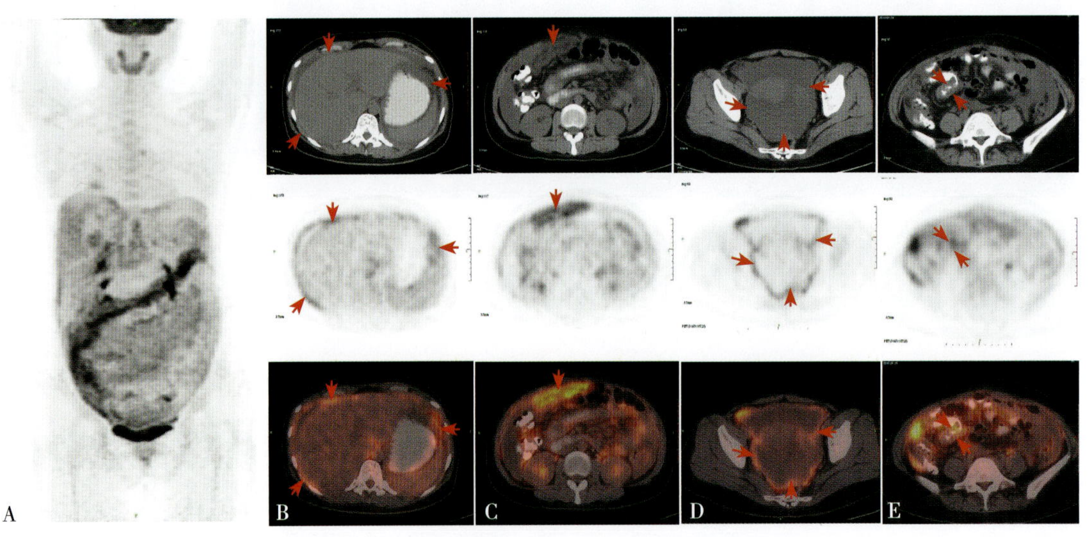

彩图 18-3　结核性腹膜炎的 ^{18}F-FDG PET/CT 显像

A. 为 PET MIP 图；B. 肝周腹膜、左侧膈下大网膜增厚，代谢增高；C. 大网膜明显增厚，呈网膜饼，代谢增高；D. 盆腔腹膜弥漫均匀性增厚，代谢增高；E. 回肠末端肠壁均匀性增厚，代谢增高。箭头所指为病灶所在

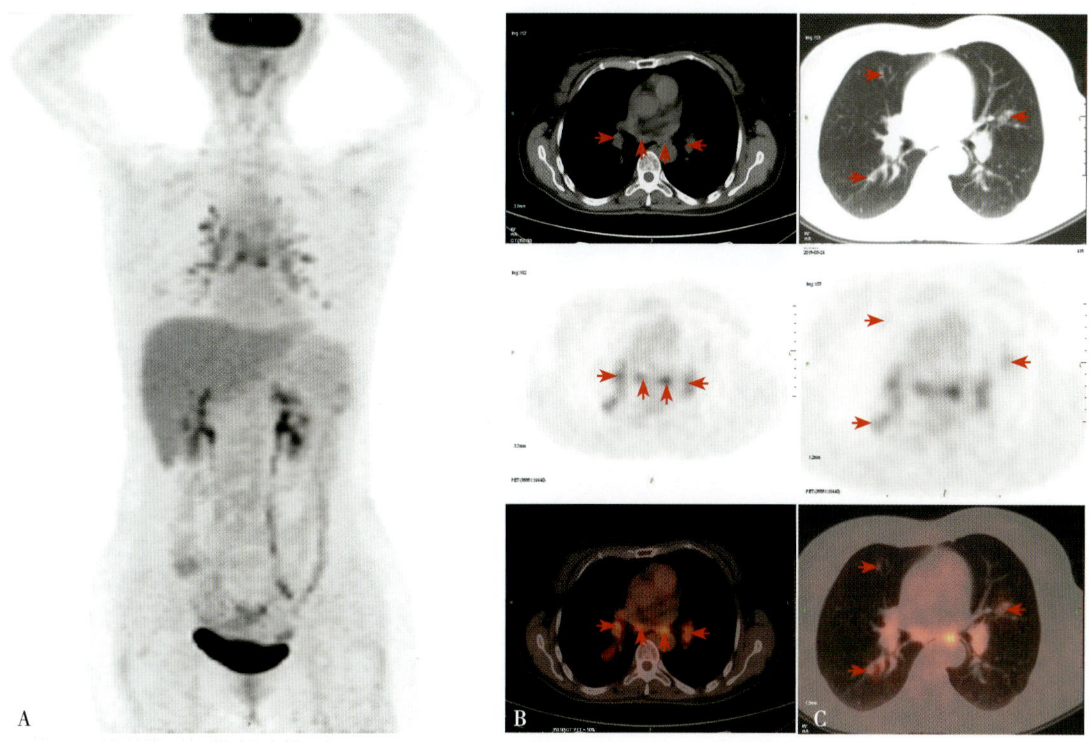

彩图 18-4　结节病的 ^{18}F-FDG PET/CT 显像

A. 为 PET MIP 图；B. 双肺门及纵隔增大淋巴结，对称性代谢增高；C. 双肺多个软组织密度结节，代谢增高。箭头所指为病灶所在

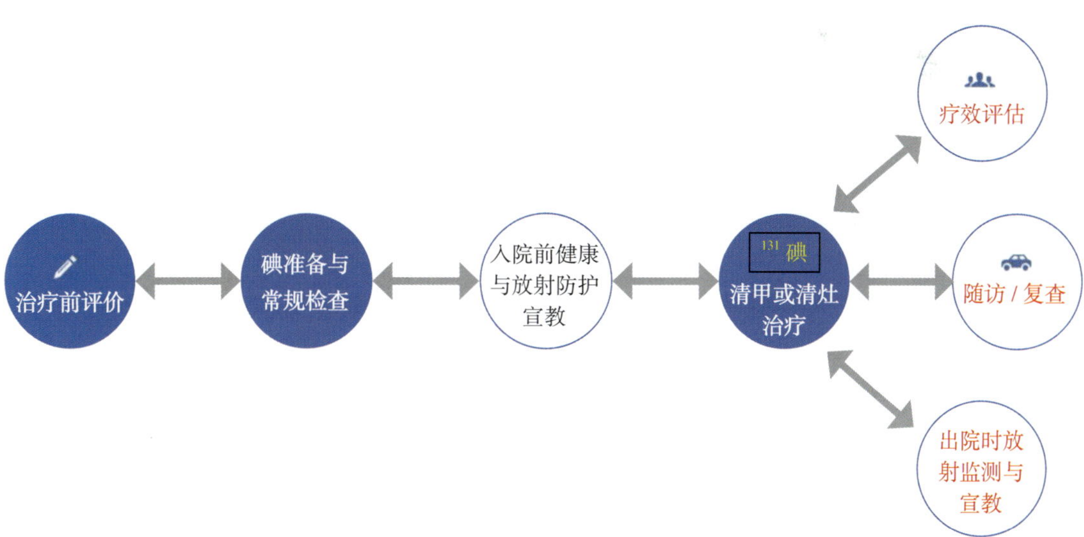

彩图 20-1　分化型甲状腺癌术后 ^{131}I 治疗过程

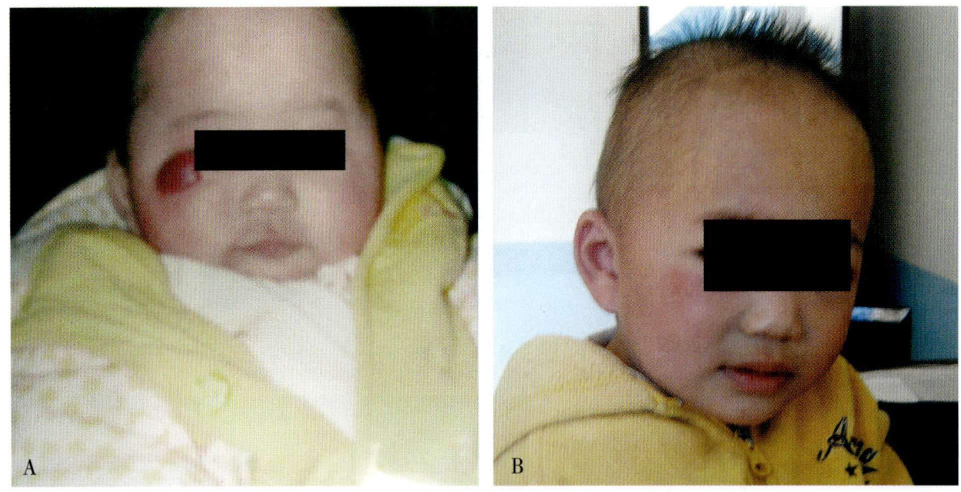

彩图 23-1　右侧面部毛细血管瘤患儿

A. ^{90}Sr-^{90}Y 敷贴治疗前，右侧面部病灶为鲜红色、柔软肿块，高出皮表约 0.2cm；B. ^{90}Sr-^{90}Y 敷贴治疗后，病灶颜色如常，肿块消失

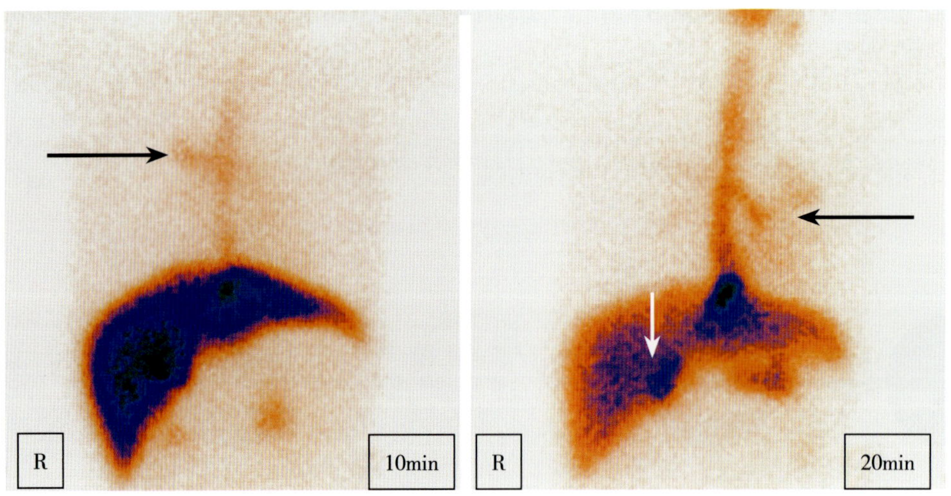

彩图 24-7　胆道支气管瘘

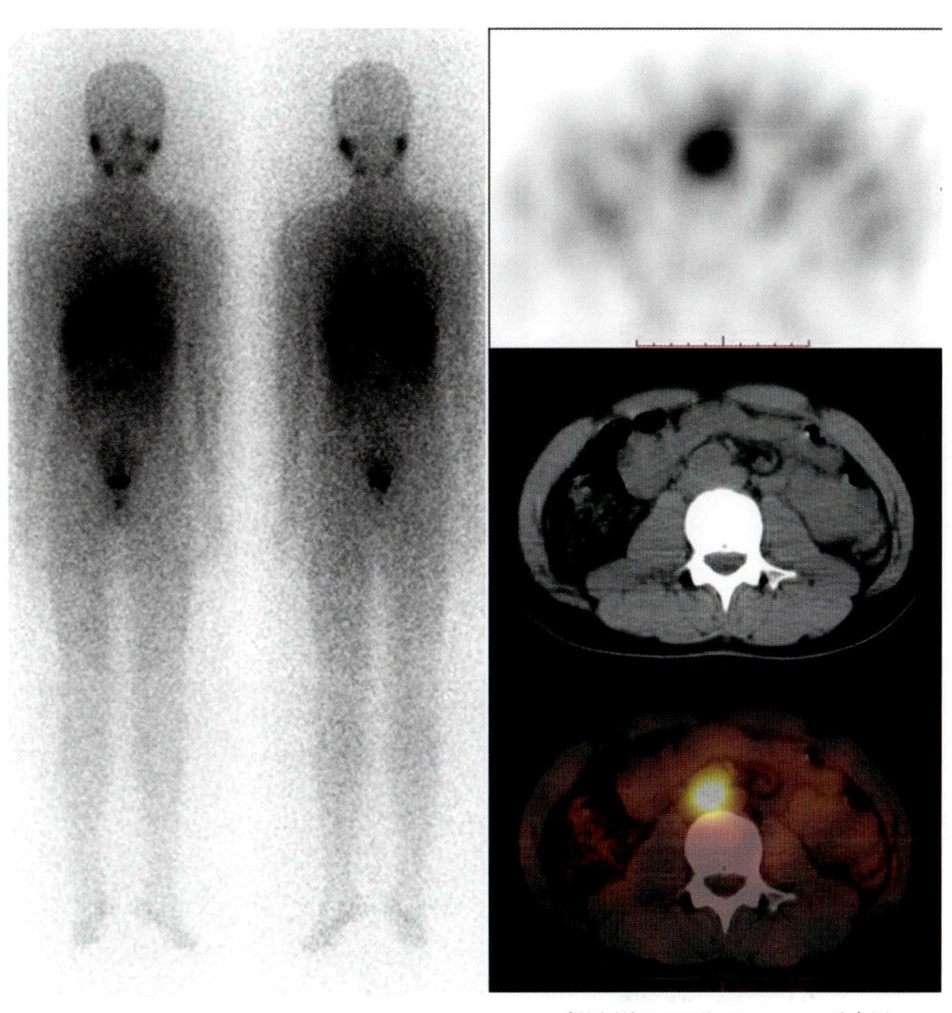

彩图 24-11　腹主动脉旁单发嗜铬细胞瘤 MIBG 显像

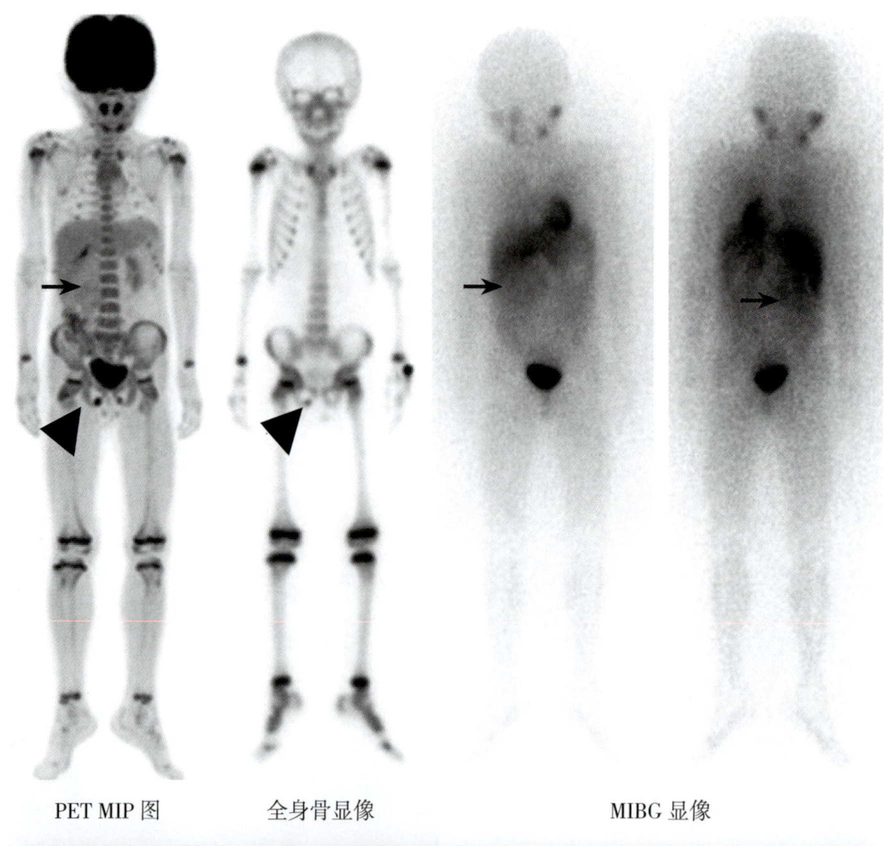

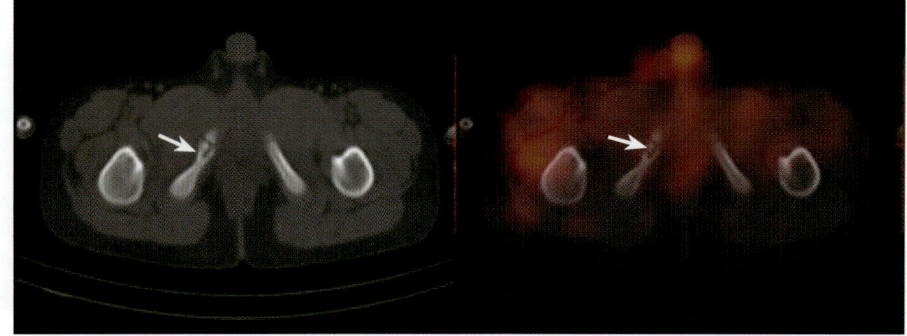

彩图 24-16 神经母细胞瘤患儿 FDG PET、MDP 骨显像和 MIBG 显像